薄荷实验

Think As The Natives

UØ133312

特殊待遇

SPECIAL TREATMENT

Student Doctors at the All India Institute of Medical Sciences

Anna Ruddock

〔英〕安娜·鲁多克 著

于茗骞 译

来自亚洲一流医院的医学生

华东师范大学出版社
·上海·

图书在版编目（CIP）数据

特殊待遇：来自亚洲一流医院的医学生 /（英）安娜·鲁多克著；
于茗骞译.—上海：华东师范大学出版社，2024
ISBN 978-7-5760-4715-8

Ⅰ.①特… Ⅱ.①安… ②于… Ⅲ.①全印医学科学研究院—概况
Ⅳ.① R199.351

中国国家版本馆 CIP 数据核字（2024）第 033832 号

特殊待遇：来自亚洲一流医院的医学生

著　　者	〔英〕安娜·鲁多克
译　　者	于茗骞
责任编辑	顾晓清
审读编辑	陈锦文　韩　鸽
责任校对	时东明　姜　峰
封面设计	周伟伟

出版发行	华东师范大学出版社
社　　址	上海市中山北路 3663 号　邮编　200062
网　　店	http://hdsdcbs.tmall.com/
客服电话	021 — 62865537

印 刷 者	苏州工业园区美柯乐制版印务有限责任公司
开　　本	890×1240　32 开
印　　张	11.875
版面字数	280 千字
版　　次	2024 年 7 月第 1 版
印　　次	2024 年 7 月第 1 次
书　　号	ISBN 978-7-5760-4715-8
定　　价	79.00 元

出 版 人	王　焰

（如发现本版图书有印订质量问题，请寄回本社市场部调换或电话 021—62865537 联系）

目 录

"AIIMS就是AIIMS"

全印度医学科学研究所（后文简称为 AIIMS）[1] 位于新德里南部。繁忙的奥罗宾多主干道横跨城市南部，研究所的正门紧挨着这条大道上的地铁站。三月下旬的一个早晨，我第一次来到这里。那时气温还很宜人，夏天的热浪还未袭来。那个卖印花塑料病历夹的年轻人还在大门外的老地方。我从他身边经过，在一棵树旁左转。数千人在 AIIMS 等上几个小时，其中一些人就在这棵树下的阴凉处等待——等待看病，等待测试，等待结果，等待被告知下一步该何去何从。一条道路环绕着研究所校园的边缘，一条警戒线将行人与那些绿色的灌木和黄色电动三轮车以及来往的车流隔开。当车辆之间出现间隙时，我跨过磨烂的红绳，穿过从主门诊大楼延伸出来的大厅。一小群人坐在地板上，许多人坐在鲜艳的红绿蓝编织袋做成的被单上。太阳越来越火辣，人们不断地挤进那些屋顶和墙壁下的阴影。有时一眼就能看出谁是病人——伤口上的敷料，地板上的引流袋，还有一旁虚弱的身体——但也并非总是如此明显。不能一眼就识别出患

① 译者注：All India Institute of Medical Sciences，全印度医学科学研究所，简称 AIIMS，也称为全印度医学院。

者，这使得痛苦共同体的事实变得显而易见——疾病和寻求治疗已经超越个人体肤之限，涵盖到周围人所形成的网络。

对面，正在施工的候车大厅外，一些妇女将洗过的衣服放在栏杆上晾晒。我看到一名保安冲着她们喊叫，并用他的木制警棍朝衣服咄咄逼人地比画着。女人们不情愿地将衣服从栏杆上拉下来。（几个小时后我走回来的时候，同样的位置上又晾上了不同的衣服。）在我左边的儿科门诊外排队的人已经逐渐消失了——那些没有排到的人明天会重新来排队。在仿制药药房外，只有在下午晚些时候卷帘门降下时，排队的人才会散去。

在AIIMS的这一区域，很难发现医学院学生的身影。但正是这里每天来来往往的上万名患者共同造就了这些印度最受尊敬的年轻医生。

右转，我走进了这里的行政和教育整合中心。这是AIIMS的临床和学术世界之间的分割线——一边是医院，一边是学校。令人惊讶的是，患者和家属突然不见了，因为他们不被准许聚集在这里。如果他们在穿过医院迷宫的过程中迷失了方向而到了这里，就会被警卫带离这个避风港。在这个巨大的四方庭院里，翡翠绿的草坪被修剪得平平整整，四周有棕榈树和满是玫瑰花的花坛，石质路缘涂着警示条纹以表明请勿坐下。紧挨在一起的建筑物似乎可以阻隔声音，这使得两种环境的感觉更加不同。这里岁月静好，学生和教职员工穿梭于宿舍、图书馆、办公室和诊室。与外面的世界不同，慌张与不安在这里被掩饰了起来。

我绕过四方庭院过马路，走进学生生活的中心地带。男生宿舍位于一条栽满了树的道路的一侧（女生宿舍在校园的另一侧）。另一边是复印店、文具店、杂货店和户外咖啡厅。突然间到处都是学生，他们成群结队地聊着天，或者径直向医院走去，身着白大褂或灰大褂，脖子上挂着听诊器。从媒体和医疗机构处，我们了解到，这些都是印度"最优秀的"年轻人——最有天赋、最敬业、最有前途的医学生。而有时，尽管我想要做的正是去揭露这种描述背后的复杂性及其所蕴含的警示，但我发现自己看着这些年轻人，就好像他们真的有所不同——甚至可以说，有些特别。

那是 2016 年，我回到 AIIMS 拜访了两个学生，普鲁什和苏希尔。我第一次见到他们时，他们在读临床医学学士学位（后文简称为 MBBS）的最后一年。他们以及其他人的经历为这本书提供了信息。现在，他们正在准备竞争激烈的研究生入学考试，这关乎他们可以选择的专科。我们讨论了他们喜欢的课程和学院。苏希尔承认，在其他地方学习可能会给他带来更广阔的视野。然后他停下来看着我。"但 AIIMS 就是 AIIMS。"他笑着说。简而言之，接下来我们要探讨的，正是这种特殊论意味着什么——对于 AIIMS 的学生，对于他们将会成为的医生、他们将要治疗的患者，以及对于这所机构大门之外的极度不平等之象。

有关 AIIMS

全印度医学科学研究所创办于 1956 年，但正如我将在第二章中描述的，这所机构的种子在印度仍是英国殖民地的时候就已播下。AIIMS 以美国著名的约翰斯·霍普金斯大学为蓝本，它的建设体现出科技在独立后的印度的发展项目中的首要地位。这所机构旨在为印度生物医学研究和实践树立新标准，同时培训新一代，以治疗一个庞大而贫困的新兴国家的病痛。[1] 如今，AIIMS 是一个庞大且仍在不断扩大的受政府资助的教学医院。在印度的公共医疗体系内，这极不寻常——聘用这个国家最受尊敬的医生，让患者以极少的花费得到高标准的照护，而这些长途跋涉前来寻求帮助的患者大部分来自贫困和边缘化群体。

表 1　AIIMS 2016—2017 年概况

教职员工人数	701
非教职员工人数	9625
教学部门 / 中心人数	55
本科生人数	
MBBS、护理、辅助医疗人数	818
自 1961 年以来的 MBBS 人数	3059
研究生人数	1844
门诊患者总数（除去分部）	350 万（约每天 10000 人）
住院人数	234000
手术人数	177000
床位数	2300（其中私人床位数为 265）
年度预算（2017—2018 年）	240 亿卢比

数据来源：AIIMS 2016—2017 年度报告，https://www.aiims.edu/images/pdf/annual_reports/Annual%20Report_Web_16_17.pdf。

1956 年的 AIIMS 法案宣布，AIIMS 为具有国家级重要性的机构。它的三个创始目标是：制定本科和研究生教育的国家标准；建设最高标准的设施，为"所有与健康相关的重要行业"提供培训；实现研究生教育的自给自足[2]——同时为国内一些极为贫困的患者提供照护。伴随这一宏大使命的是持续不断的艰巨挑战。从表 1 可见这所机构标志性的规模，想要维持其正常运作所面临的压力也可见一斑。[3]

熟悉印度医疗系统的人通常对 AIIMS 有某种看法，尤其是在印度北部，在德里的话就更是如此。AIIMS 不只是一个具体的地标，它还是一种社会景观。如果有人说认识在 AIIMS 接受过治疗的人，或者在社交圈中认识某个人，而这个人认识的另一个人的亲戚是或曾经是 AIIMS 的医生，那么这不足为奇。不过，光是常年来来往往于这座现代主义的建筑群，望着那块向这座城市宣示自己存在的霓虹灯招牌，人们也会形成对于 AIIMS 的独有印象。这些印象也来自当车堵在医院门口时，瞥见那些因无处可去而睡在人行道上的病人和家属，或来自那些帮助人们建立起对 AIIMS 的认知的媒体——先不论印象好坏[4]。近来，这些媒体在报道全国各地正在建立下一代全印度医学院的消息[5]。即使 AIIMS 对个人来说意义不大，在德里的许多地方，也不难通过无处不在的指向于此的路标重新定位自己。AIIMS 就在**那里**，镶嵌于德里的景观以及城市内外的想象中。

虽然针对全球南方医疗机构的民族志研究仍然比较少，但其关注点往往集中。其所关注的通常是在资源稀缺的情况下，生物医学在不同地区体现出来的不稳定性和偶然性，即需要医疗专业人员和患者共同随机应变，以在艰难条件下实现某种治疗效果。[6] 而对 AIIMS 的患者和医生来说，相比于明显缺乏的机构资源，时间和空间的局限性给他们带来了更多的困难，尽管资源匮乏所带来的压力也不小。AIIMS 所面临的资源压力，往往只会更加体现出其大门之外更严重的资源缺乏——患者之所以不断拥入门诊，是因为他们无法在别处得到相应的护理[7]。然而，AIIMS 并不拥有一个美学意义上的疗愈环境，无论是对病人还是医生来说。这里拥挤、混乱、令人不悦，连干净都不总能保证。有时，与其说这里是在追求健康，倒不如说是在为避免腐朽而不断努力。[8]

政府的专项预算确保了 AIIMS 的设备、人员和维护达到一个对印度公共医疗机构来说的超高标准。原则上，1956 年 AIIMS 法案保证了研究所的独立性和自主性。然而，在实践中，AIIMS 从来都是一个政治机构，经常受到直接干预，有时甚至与其成为同谋。当时，印度中央政府卫生和家庭福利部部长同时也是 AIIMS 的院长和主席。由 18 名成员组成的管理会的一半以及理事会成员的将近半数，是议会成员和公务员。[9] 众所周知，AIIMS 的院长职位是一项政治任命，几位资深教员苦笑着告诉我，他们永远不会成为这个职位的候选人，因为他们与当权者的关系不够好。一位退休的教员告诉我，从 20 世纪 80 年代起，政治干预才成为常规——自从 1984 年英迪拉·甘地（Indira Gandhi）被枪杀，AIIMS 成为政治家的首选医院之后。[10] 然而，马丹（T. N. Madan）引述了一位受访人在 20 世纪 70 年代对他讲的话："政府伸出的长臂在研究所的运作方式中显而易见。"[11] 在过去的几年里，AIIMS 新分支机构的选址问题再次凸显了它的政治属性。

在 AIIMS 里，常常能听到与 AIIMS 相关的"腐败言论"——从一些患者利用熟人（jaan-pechaan）或个人关系获得诊治，到指控校外病理学实验室的回扣，声讨存在于学生和教职员工之间的种姓歧视，再到对制度漏洞的指责。在接下来的章节中，我不会将腐败作为一个独立的问题去进行分析，或质疑这些指控的真实性或虚假性。相反，在腐败言论出现之处，我将就此讨论 AIIMS 如何反映出其所承载的更广阔的社会价值观和实践。[12]

按官方的说法，AIIMS 是一所高等教育机构，而对印度缺乏分层的公共医疗保健系统来说，AIIMS 实际上相当于是作为独立的机构而存在的，大量的自我转诊就说明了这一点。对大多数没有特权，无法通过个人关系找到医生而被送来医院的病人来说，被"转诊"到 AIIMS，并不像这一术语的字面含义所指，并不涉及医疗系统的内部沟通。相反，应该叫被"打发"——印地语"bhej dena"能更好地反映这种处境——当一些医生已经无能为力，或者不再愿意治疗那些疑难杂症或慢性病时，他们就会告诉患者去 AIIMS 进一步治疗。[13] 一些患者被告知预约特定科室，而没有人告诉他们预约系统如何操作，以及怎样才能避免在这个庞大的医院－校园里迷路。还有人只是被告知"去 AIIMS"——在人们的印象里，这里几乎成了传奇般的救命稻草。但是，在到达目的地后，这段治疗之旅往往要从头再来。

正如我将在第五章和第六章中说明的那样，这种断裂的系统影响着 AIIMS 的患者和医生，也影响着这所机构中的学生的形象——这里不仅是著名的公立医院，而且在印度医学教育的等级制度中，也占据着似乎不可动摇的地位。

近年来，通过刊登在新闻杂志《今日印度》（*India Today*）上的年度大学排名榜，AIIMS 作为全国最顶尖的医学院的形象已经深入人心。我在做调研的时候，看到研究所学术教务长办公室的墙上挂着装裱起来的杂志封面，这种霸主地位显而易见。在世界大学排名中，AIIMS 也是排名前 1000 的学位授予机构中唯一的一所印度医学院。2018 年，印度人力资源发展部在其国家机构排名框架（NIRF）中新增了一个医学院类别。在一组 25 所大学中，新德里 AIIMS 独占鳌头，甚至远超位列前 5 名的其他学校：昌迪加尔医学教育与研究生院、韦洛尔基督教医学院、马尼帕尔的卡斯图巴医学院和勒克瑙的乔治国王医科大学。与所有排名一样，该排名框架所采用的指标需要仔细核查并且可以再解读。[14] 然而，就本书而言，最有趣的是该排名框架中包含一个"主观看法"评分，结合了来自雇主、研究资助者、学术同行和公众对大学的看法，以及每年从"顶尖机构"录取的研究生人数。AIIMS 在医学院校类别中是独一无二的，其主观看法评分为 100。对一所医学院来说，这种不容置疑的"最好"——对它所培养的医生和他们将要面对的社会来说，意味着什么？

研究 AIIMS

在提及开展"公共民族志"（public ethnography）的挑战和回报时，迪杰·法桑指出，虽然民族志必须关注未被充分研究的社会场所，但对于"共识意义已经饱和"了的空间，民族志也有重要的意义。[15] 在第一种情况下，他写道，民族志"照亮未知；在第二种情况下，民族志审视那些习以为常"。这两个标准都适用于对 AIIMS 的研究。不难发现，有关它的研究不足，这一点构成了法桑术语中的"民族志黑洞"[16]。然而，作为一所在全国不同民众的想象中都占有独特地位的国家知名机构，AIIMS 也载满了先入为主的预设。这些预设很少被社会科学家解释清楚。[17] 在关于寻求治疗的研究中，AIIMS 以其在医疗领域内扮演的角色定期出现，而这通常是为了强调资源供给的规模和质量上的参差不齐。[18] 在这些情境下，AIIMS 的地位特殊并且疏离，通常仅作为公立医院里的异类被提及。在本书中，我试图说明 AIIMS 并不是特例，无论是对想象还是对实践来说，它都有着更广泛的影响，甚至会影响到那些没有机会到该研究所的患者和实习医生。在考虑这种更广泛的影响时，我旨在以这个研究作为隐含的例证，以证明去研究那些表面看上去与它们所处的更广阔的环境脱节的机构非常重要并且值得。[19]

本书是对新德里 AIIMS 作为医学本科教育提供者的人类学研究，材料基于我在 2014 年 1 月至 2015 年 5 月期间进行的民族志研究。[20] 本书的一个核心论点是，虽然通过为贫困患者提供高质量的治疗，AIIMS 实现了可贵的公共价值，但它提供医学教育的方式使其成为再现不平等的同谋，正是这些不平等定义了社会和医疗领域——AIIMS 发挥其效用之处。社会不平等，例如以种姓、阶级和性别等级制度为体现，再加上对公共医疗保健的忽视，促成了患者对这里的诊疗服务的巨大需求。而这所机构同样也加剧了权力的不平等，并且这里的教学往往忽视了医学可以带来的变革性的社会力量。AIIMS 教育以追求"卓越"著称，而这种"卓越"的定义极为狭窄，取决于其毕业生所继续追求的职业。总的来说，正如我将在接下来的章节中阐明的那样，AIIMS 讲述的是中产阶级学生向贫困和边缘化患者学习，以最终治疗富有和有特权的患者的故事。在此过程中，研究所一贯卓越的声誉得以维护。

正如我将在一系列章节中展示的，维持这种秩序所必需的社会阶级在本科医学课程或 MBBS 中得以再生产：从凭借排他性竞争考入 AIIMS 从而获得的声望，到高种姓专属的"才能"叙事——形塑了边缘种姓和表列群体的实习医生对自身经历的解读，再到 MBBS 期间的遗留问题——AIIMS 医院里医生和患者之间的权力差异，最后到毕业时，学生如何按照在受教育期间就已经固化的医疗行业等级选择自己的未来。

鉴于 AIIMS 在公众想象中的地位，及其为印度医学教育制定标准的使命，我认为将如此狭隘的卓越观念灌输给这里的实习医生，会对印度的医学界产生更广泛的影响。因此，从广义上来讲，本书更加关注的是医学教育与健康和社会的不平等再生产之间的关系。

印度的卫生系统："为了不同的目的"

要想理解 AIIMS 所扮演的角色和它的象征性意义，关键在于理解这所医疗和教学机构大门外的社会景观。[21] 健康不平等使得印度四分五裂。产生这种不平等的原因有很多，包括种姓、阶级、性别、宗教和地理，以及它们与社会决定因素的交集，例如能否获得清洁水、食物和教育。[22] 出生在阿迪瓦西（Adivasi）或表列部落的 5 岁以下儿童的死亡率比全国平均水平高 15%，农村和城市地区的总体婴儿死亡率相差 17 个百分点。[23] 在性别方面，2011 年的一项研究发现，1 至 5 岁女孩死亡的风险比男孩高 75%。在地区差异方面，出生在恰蒂斯加尔邦或中央邦的女孩在出生后第一年死亡的可能性是出生在喀拉拉邦的女孩的 5 倍。印度脆弱的公共医疗系统加剧了这些差异。[24]

自 2005 年印度全国农村健康计划成立以来的几年里，公共医疗保健基础设施得到了改善，但仍然严重不足。[25] 同样，不平均的分布加剧了健康不平等。虽然印度 68% 的人口生活在农村地区，但 73% 的公立医院病床位于城市中心。在果阿，每 614 人有一张病床；在比哈尔邦，每 8789 人有一张病床。在全国范围内，通常来看，农村地区缺少的初级卫生中心占所需的 22%。[26] 比哈尔邦和北方邦一直被认为是设施短缺最严重的两个邦——AIIMS 的患者中有大量来自这两个邦的患者。而在有设施的情况下，人手不足加上低质量的医疗服务也可能会导致患者绕过当地卫生中心并在其他地方寻求医疗服务。[27] 基础医疗服务的不健全和不可靠的一个后果是，公共三级护理机构被迫通过提供初级保健来进行补偿。[28] 正如我将在接下来的章节中展示的，这正是 AIIMS 的情况。

尽管政府对公共医疗的远大谋略体现在政策和承诺中[29]，但在公共医疗方面的支出仍然很低，2018 年占国内生产总值的 1.2%，而中国和英国分别为 3.1% 和 7.6%。[30] 不出所料，印度在提供和发展医疗服务方面基本上按照私营企业模式——实际上一直如此。[31] 公共医疗服务在印度殖民时期被英国政权忽视，在 1947 年印度独立后也没有得到政府的重视。[32] 殖民地时期留下的薄弱基础设施无疑阻碍了印度独立后卫生政策的制定。不过，这并没有解释为什么公共医疗的理念从来没有成为政治上的优先项，或者为什么即使在经济高速增长时期这一点也一直没有被提上日程。[33]

1946—1950 年间，新独立的印度在议会辩论中几乎没有认真讨论过医疗健康领域。[34] 在辩论记录中出现"健康"时，最常与其挂钩的是"政治体的健康"或健康与不健康的国民情绪。在宪法的最终草案中，健康从属于指导原则，属于"社会转型计划"的一部分……将会最终实现，而没有与规定生命权的第二十一条一起阐明。[35] 尽管资源有限，但为什么新独立的政府没有优先考虑推广平等的公共医疗服务，这依然是个谜题。

在这些有关卫生和教育等基本人类服务的政策问题上缺乏公开审议，反映并促成了这样一种看法，即这些问题在很大程度上并不影响选举政治。这并不是因为最需要这些公共服务的人未参与投票，因为印度的贫困人群**确实**投票了，而且数量显著。[36]然而，选民通常不会围绕教育或医疗保健进行动员，而且政客们也没有看到围绕健康开展竞选活动能获得足够的短期收益。[37]普拉塔普·巴努·梅塔（Pratap Bhanu Mehta）认为，这种情况的出现，部分原因在于印度政府很少"秉持公共哲学的原则；相反，这是种高风险性或者可以说是竞技性游戏，个人或团体在排他性的路线上寻求优势"。他声称，"国家的两个重要支撑"——"公共"或"民众"——在印度已经变得非常薄弱。[38]然而，从健康的角度来看，我们不得不问这些支撑曾经有多么重要，以及——从本书的角度来看——这种分离带给医学教育的后果是什么。

医疗服务的私有化带来了规模上的变化。自 20 世纪 90 年代初印度经济自由重组以来，免税、土地分配补贴和医疗设备[39]进口关税的降低，给城市中的大型商业连锁型"超级专科"医院增添了收益机会。[40]2002—2010 年，私人医院贡献了全国医院增加的病床总数的 70%。[41]不过，私立医疗并不等同于高标准医疗——不受监管且性质悬殊的私营部门导致照护标准的参差不齐且难以预测。[42]从表面上看，在印度城市地区不难获得医疗服务，但其质量通常不高，而且费用可能会极其高昂。[43]

收入的增加使一些人不必再依赖不可靠的公共服务，在这个过程中，他们对医疗的选择很明显变成一种消费，并且取决于他们的相对财富和社会地位。[44]但在印度，在许多情况下，寻求私人医疗不是一种生活方式的选择，而是唯一的选择。人们用"自掏腰包"的方式来弥补公共医疗的不足。医疗费用通常被描述为"灾难性支出"，这些费用加剧了贫困：2011—2012

年，约有5500万印度人因医疗支出而跌落到贫困线以下。[45] 关于德里贫困地区的人们对这种零散、不可信赖、让人返贫的医疗系统的体验，达斯总结说，在这种情况下，疾病给穷人的生活带来了不稳定的"动荡"感。[46] 德里地方政府最近开始营建的社区诊所（Mohalla）能否为生活在这种不稳定环境中的人们带来缓解，还有待观察。[47]

医学教育是卫生系统的一部分

彭特科斯特（Pentecost）和卡曾斯（Cousins）在他们关于南非医学教育的工作中写道："对医生社会形象的理解，取决于怎样考量那些塑造医学培训和实践的历史与政治背景。"[48] 在上一部分中，我简要介绍了印度千疮百孔的医疗系统，以此说明需要更多地关注通过医学培训建立起的规范和准则，特别是在这样一所受政府资助的精英机构——这里打造出的"最优秀"医生形象会进而影响更广阔的医学领域。在印度，这些有志从医的年轻人的梦想由一个卓越的机构塑造和统领着，这也正是这个机构存在的目的。在通往社会认可的卓越医学之路上，第一关便是在AIIMS中赢得一席之地。

在AIIMS，门诊每天会有1万多名病人，人们对这里医疗服务的需求可见一斑。然而，与AIIMS相关最出名的数字不是这个，而是为了进入为期五年半的MBBS课程的竞争人数。从拿到录取通知书的那一刻起，AIIMS的学生就注定与他们的同龄人不同，他们有自己独特的俱乐部——当然许多人都渴望加人，但只有极少数的申请者能做到。正如我将在第三章中讨论的，在我进行研究的时候，大约 8 万名申请者参加年度入学考试，最终只有 72 人成功，其成功率不到 0.1%。[49] 本书中的大多数学生是在 2016 年和 2017 年毕业的，他们加入了一个 AIIMS MBBS 学生组织，从 1961 年第一批学生毕业开始算，这个联盟的成员还没有超过 3000 人。虽然近年来新德里 AIIMS 将其每年的 MBBS 招生人数增加到 100 人，与新的全印度医学院保持一致，但它的声誉依旧未变，部分原因在于坚持控制学生人数，以及因此导致的严苛的入学竞争。

正如我将在第六章讨论的那样，AIIMS 在国民想象中的地位远远超过了它对国家医疗行业（尤其是公共部门）实际贡献的医生数量，尤其是在考虑到移民的情况下。据世界卫生组织的建议，医生与病人的比例应为 1∶1000，而印度的比例为 0.7∶1000。[50] 然而，由于缺乏可靠和连贯的数据，难以评估医疗专业人员的确切数量，甚至世界卫生组织发布的《2016 年印度卫生劳动力报告》依靠的也是 2001 年人口普查的信息。[51] 印度政府宣布，理想的医患比是每 10 万人有 85 名医生。即使按照目前最好的情况估算，印度仍需要该行业在现有劳动力基础上增加 49% 才能达到这一比例。

这一比例的衡量标准几乎没有考虑到各地区和各部门的医生密度以及他们的资质。[52] 例如，在印度，68% 的人口生活在农村地区，而全国只有 33% 的医生能为他们服务。2014 年，只有 11.3% 的生物医学背景的医生在公共部门工作，其中仅 3.3% 在农村地区就业。[53] 因此，并不是所有人都认同培训更多的医生是改善印度人民健康状况和不平等现象的首要任务。还有人对印度最需要的医生的具体类型也持有不同意见。在印度北部和东北部许多邦的农村地区，社区卫生中心面临着 80% 以上的专科医生短缺问题。[54] 对一些人来说，这是最重要的优先项；而另一些人则认为，最迫切需要的是训练有素的全科医生。[55] 正如我将在第六章中讨论的，在上述这种优先级讨论中，AIIMS扮演了一个隐藏的角色。因为在 AIIMS，毕业生所追求的往往是那条窄而精的精细化专科道路。然而，与此同时，要想解释北部各邦 80% 的专科医生缺口，就不得不考虑到马哈拉施特拉邦和安得拉邦、卡纳塔克邦、喀拉拉邦、泰米尔纳德邦这四个南部邦占了印度医学院总名额的 50% 以上这一事实。

在我写这本书的时候，印度有 542 所由印度医学委员会（MCI）认可的医学院，总共提供了近 77000 个 MBBS 名额，让印度真正成为世界上最大的医生生产国。这一数字还在继续增加。有 279 所学院为政府所拥有并由政府资助，反映出政府最近对促进医学教育公共化的承诺。其余的是私立机构，其中许多位于较富裕的南部各邦。

不同的医学院传统上有不同的入学途径。直到 2016 年，全国412 所医学院有大约 35 个独立的入学考试。全印度医学预科考试决定了全印度范围内的邦立学院 15% 的名额——2015 年，超过60 万名学生竞争 3700 个 MBBS 名额。私立学校往往举办单独的入学考试。[56]AIIMS 和位于昌迪加尔的医学教育与研究研究生院以及位于朋迪榭里的贾瓦哈拉尔医学教育与研究研究生院被免除在这一政策之外，并继续举办自己的入学考试，它们的这些考试也一直被认为是难度最高的。

正如我将在第六章中讨论的，MBBS 学位在印度已经贬值，以至于很少有未经任何深造的本科毕业生直接从业。研究生院的名额也很紧张。虽然政府已经宣布扩大医学院，打算提供 40000 个名额，但在我调研期间，全国各地的医学院每年只有 18000 个名额。这种情况的后果之一是医生的流失，有人认为这是满足公共医疗服务需求的主要障碍。[57]印度全科医生协会主席拉曼·库马尔（Raman Kumar）博士估计，大约有 30 万名 MBBS 毕业生没有全职从业，因为他们在不断地寻求深造机会。[58]这种竞争也对 MBBS 教育产生了直接影响，因为大多数学生把准备研究生入学考试当作实习期首要任务，而不是首先考虑增加临床经验，这也加剧了全科医生的贬值。

长期以来，寻租和腐败行为一直是印度医学委员会和医学教育的代名词，[59]最广为人知的是考试行贿舞弊，如在中央邦著名的"维亚帕姆丑闻"（Vyapam scam）中被曝光的作弊行为。[60]2015 年路透社的一项调查发现，自 2010 年以来，每六所医学院中就有一所，即大约 70 所，被指控有欺诈行为，无论是贿赂医学委员会官员以通过检查，还是用健康的当地人冒充病人以说服检查人员学生已经有足够的临床经验，或是按患者人头收费，又或者操纵考试。[61]另一份报告显示，在过去十年中，几乎 60% 的印度医疗机构未能发表任何研究论文。而在其他那些机构发表的论文中，40% 的论文来自排名全国前 25 名的机构，其中 AIIMS 教职员工发表的论文是最多的。[62]

帕特尔（Vikram Patel）及其同事指出："医学课程的重点

是医学的临床应用，而私立医疗专科机构充满诱惑的职业前景，再加上公共卫生部门的基础设施和机会的限制，导致许多医学毕业生选择从事专科并为私立机构工作。"[63] 这些都是显而易见的事实。但在这本书中，我也探讨了一些对学生职业志向来说不那么显而易见的影响，以及那些阻碍他们选择其他可能性的障碍——并不是所有人都想走上传统的精英之路，最后成为（高度）专科化医生。不过，高度专科化正是大多数医学生的愿望，不仅限于 AIIMS 的学生。正因如此，我质疑这所印度最负盛名的医学院对实习医生起到的作用，特别是在制定标准和预期方面。我认为从这个角度来看，这里共同塑造了其门外不平等的景观。

青春、梦想和不平等的再生产

在本书中，我重点关注一个特殊的机构如何为一个特殊的行业培养学生。不过，我的兴趣不在于某些临床知识和技能的传授，以及这一传授过程本身对于医疗实践的影响，已有其他研究对此进行了说明。[64] 确切地说，我的动机来源于对这所精英机构的兴趣，及其对从医学生到医生这一过程的影响。正因如此，这本书也反映了社会科学家对当代印度社会中"年轻人"这一身份的多重含义日益增长的兴趣。[65] 从多种角度来看，本书有关青春，以及那些与青春有关、让人头脑发热的梦想与畏惧、自信与怀疑、理想主义与在磕撞中领悟到的实用主义的交织。这可能适用于世界任何地方的年轻人，但对一个 56% 的人口（意味着超过 7 亿人口）都不到 25 岁的国家来说，更复杂细致的理解也就显得极为重要。[66]

在很大程度上，这些印度年轻人的故事，也是不断兴起壮大的中产阶级的叙事——无论反映的是新一代微弱的社会流动性，还是那些察觉到自己的历史特权受到新加入者威胁的人的焦虑，特别是在种姓制度的框架下。2008 年，根据政府对社会弱势群体学生的优惠政策，AIIMS 把每年的 MBBS 名额从 50 个增加到 72 个。正如我之前提到的，2016 年 9 月，新德里的 AIIMS 宣布，从 2017 年起，每年的 MBBS 录取人数将增加到 100 人，与新近成立的分支机构保持一致。在我做研究的时候，这 72 个名额被分为四类。印度高等教育中的平权政策在其中的三类中均有体现，俗称"配额"：表列部落（Scheduled Tribes，简称 ST）5 个名额，表列种姓（Scheduled Castes，简称 SC）11 个名额，其他落后阶层（Other Backward Classes，简称 OBC）19 个名额。其余 37 个名额为所谓的普通类别。高种姓的学生占据了这一类别——他们在社会经济上的优势掩盖了他们在数量上不占绝对优势的事实，正如我将在第四章中展示的，这一点既模糊又肯定了种姓在校园中的作用。[67]

2006 年，AIIMS 被卷入一场反对平权政策的风波——医学兄弟会的高种姓成员反对扩招其他落后阶层的学生。[68]与那个时期的公开暴力形成鲜明对比，在如今的 AIIMS，基于种姓的歧视似乎比在其他一些医学院更微妙，但它仍然贻害无穷，弱势学生的自杀即是可耻的现实。在第四章中，我展示了基于配额差异的社会动态如何切实地影响了学生的经历，以及他们如何看待谁有权利且有能力凭借 AIIMS 的身份资格去行医。

AIIMS 入学考试排名系统只关注到整数，而掩盖了相同数字背后的微小差异，就像印度所有最具竞争力的大学一样。表面上看，这使得最高分者的概念变得毫无意义，尽管如此，头等生这一头衔仍然熠熠生辉。相反，排名也可以被拿来当作意识形态叙事中的武器，用来反对因为平权政策为边缘化种姓和部落群体保留名额而缩减招收"贤能之才"。[69] 然而，正如我在第三章中对 2018 年 MBBS 入学考试成绩的分析，374000 名考生中前 3000 名的成绩都高于 99% 的人——问题并不是录取了能力较差的学生，而是印度缺乏吸收这些年轻人的机构，同时缺少为他们创造更好的生活机会的能力。数亿即将成年的年轻人，每个人都有不同的个人叙事，不过与此同时都身处同样的境地——国家没有能力给这些积极的年轻人兑现美好未来的承诺。[70] 暂且不讨论教育和生活的质量，仅仅是要容纳不断增多的合格学生，就需要在 2022 年前新建大概 1000 所大学和 50000 所学院。[71]

对那些迈入高等教育大门的年轻人来说，这种殊荣往往并不牢靠。基础设施、行政管理、课程和教学千差万别，如此一来教育变成了传送带，学生被配予一张张质量欠佳的文凭，然后毕业后再被输送到一个几乎没有可持续就业机会的市场。[72] 对那些有幸入读名校的学生来说，当前的政治风向也有影响，因为执政的印度人民党将印度教民族主义纲领加给国家机构，并奖励私人捐助者，以巩固印度治理核心的资本－政治纽带。[73]

套用社会学家皮埃尔·布迪厄的著名概念，AIIMS 汇集了印度医学教育中最多的社会和文化资本，并且这种资本可以直接转化为经济保障。[74] 因此，大多数（但不是全部）AIIMS 学生都不会担心他们的文凭缺少含金量，无法担保他们的职业前景或人生机会。也就是说，对这所中产阶级占主导的机构中的大多数学生来说，资本在入学时被授予，并在毕业时得到确认。这一过程加强了现有的优势，而正是这些优势使他们能够进入 AIIMS，并在此期间得到进一步巩固。因此，虽然直接来看，AIIMS MBBS 学位的一个宝贵之处在于对其未来的保障，但首先进入这一机构所需的特权就已经显示出这一学位的与众不同。然而，成为 AIIMS 学生之后，这一直接的身份转变也带来了压力，后续如何维持与之相配的成就，也需要学生在临近毕业时去面对和探索。

对印度的人类学来说，有关精英机构和相对有特权的年轻人（尽管有些人比其他人更有特权）的研究，仍然是一个较新的领域。这就意味着要首先关注向上流动的年轻医生的经验，而不是人类学和发展话语中传统的"受难主体"，正如乔斯琳·蔡（Jocelyn Chua）在她关于喀拉拉邦中产阶级年轻人的研究中注意到的。[75] 在这本书中，我更关注成为精英医生的过程，而不是那些成就了他们的边缘化的病人。但是，如果不关注这些，我们就无法深入了解除了临床知识，医学生对于自己作为社会行动者的角色和责任的理解。在他们将要治疗的病人眼中，在他们所处的更宽广的社会里，他们都被赋予了地位和权力。

这本书的主人公是一群处于人生过渡阶段的年轻人。在进入 AIIMS 时，他们所拥有的社会背景和经验就已经决定了他们医学生涯的走向，但这种走向也有中断和被重新解释的可能。[76]
许多学生将"自由"描述为他们在 AIIMS 的经历中不可或缺的
部分，于此有不同的体现形式。但因为这所机构没有能力，甚
至有时不愿意提供支持给那些需要帮助的学生，"自由"的这一
含义就显得格外复杂。我把研究聚焦到这些 MBBS 学生的部分
原因是他们正值敏感的年纪。当然，在 AIIMS 的不同部门还有
许多其他的学生，包括护理和辅助医疗的学生、做生物医学研
究的博士生，以及许多攻读专业资格的研究生。

按官方说法，AIIMS 是一个提供专科治疗的三级机构，但
是，正如我们将看到的，由于缺乏配套的初级和二级基础设施，
在大量的病人诉求下，这所三级机构显得名不副实。同样，尽
管 AIIMS 是为了培训专科医生而建立的，但它同时兼有制定本
科医学教育标准的根本任务。体现出 AIIMS 神话般光环的是
MBBS 新生——他们的名字见诸报端，是竞争激烈的录取过程
的幸存者。这些学生是机构里最易受影响的：MBBS 是他们的第
一次高等教育经历，对许多人来说，这是他们第一次离家生活。
关于未来，这些学生还有很多的决定要做，而这些决定在很大
程度上将受到他们在 AIIMS 的五年半时间里正式和非正式学习
的影响。

正是在 MBBS 期间，学生们形成了医学领域内的卓越
观，同时形成的还有对 AIIMS 身份的认知和理想中的医生形
象。尽管在研究生群体中可能已经有了某种共识，但对本科生
来说，当下的过渡身份允许对这种习以为常的卓越提出批判性
的质疑（或者是确认）。因此，虽然这本书写的是一所精英医学

院——一个明确为培养医生而打造的环境，但更广泛来讲，它也与高等教育的可能性有关。本书中的许多主题和观察无疑适用于任何印度医学院，在某些情况下，也适用于任何高等教育机构。然而，AIIMS 的与众不同之处在于它的地位，以及它同时作为一种结构和一种理念的运作方式。或者，借用萨拉·平托（Sarah Pinto）关于印度北部农村的健康和医学的研究，它如何既是一种想象，又是一种实践。[77] 对病人和未来的医生来说，对医院门外的路人或正在读媒体对其最新丑闻报道的民众来说，AIIMS 既代表了印度当下的医疗实践和教育，也代表了它们未来**可以**成为的样子。

我展现出许多 AIIMS 医生的令人敬佩之处——在时间和空间不足的压力下为弱势病人提供了优秀的治疗。然而，我认为，作为一个教育机构，AIIMS 所依赖的声誉建立在狭隘的卓越观之上——由考试成绩和职业前景决定；AIIMS 的快速发展基于高等教育需求和容纳能力之间惊人的不对等。因此，对于这所机构建立之初的任务——教授作为一种社会奉献的医学，则往往由于缺少动机而被遗留在讨论之外。在这个过程中，AIIMS 放弃了直面复杂的权力等级和社会结构的机构责任，正是这些权力等级和社会结构决定了健康的不平等、病人的经历以及 AIIMS 学生本身的经历。

结构

本书大体上按照时间顺序安排结构。在第二章中，我讲述了 AIIMS 的创建过程，参考了历史资料和对学院第一批学生和教师的采访。我说明了这所学院如何既是印度殖民时期医学教育的政治产物，同时又是一种回应，并讨论了这所学院的使命中固有的紧张关系，即既要体现国际标准的生物医学水平，又要满足一个主要由贫困和农村人口构成的新独立国家的需求。在第三章中，我追溯了被 AIIMS 录取为 MBBS 学生的漫长过程，想证明拥有社会和经济资本不仅是赢得录取的必要条件，甚至是真正渴望参加入学考试的必要条件。借鉴有关印度教育的历史和人类学，我概述了这种依赖背诵或"填鸭式教育"的传统，并试图理解这些教学取向是如何影响招生过程的。基于对数千名考生百分位成绩之间的微小差异的反思，我引入了"传记数字"（biographical numbers）的概念，以此来探讨考试排名的社会功能和主观含义，并且我认为录取数据揭示的主要问题是印度院校无力承受对高等教育的巨大需求，这对年轻人和他们的未来产生了深远的影响。

在第四章中，我们跨入 AIIMS 的大门，进入学生生活之中。我常常听这里的学生讲起"自由"，结合这一点，我将 MBBS 诠释为学生生活的一个转折阶段，包含了转型的可能性，但也有着自身的局限性。这条线索延伸到对 AIIMS 的平权行动的讨论，以及种姓和才能（merit）在这里被谈论的方式，这也是学生们看待自己和彼此作为公民与未来医生的方式。

在第五章中，我讨论了"病人劳动力"（patient labor）现象，即在学生眼中，AIIMS 的病人的数量和多样性变成了一种教育资产，然而学生在这里被培养成（高度）专科化的医生，并无法给来这里就诊的病人提供亟需的一线照护。通过在病房和门诊中收集到的民族志材料，我说明了这种隐性课程如何将临床中的结构不平等自然化，向学生们灌输好医生以及对自己负责的病人的概念。[78] 我认为，将其他方式（例如人文学科的学习）整合到医学的学习之中将会为思考医生所扮演的社会角色留下空间，并且会为解决不平等问题提供新的可能性，而不是重复已有的差距。

一位前院长告诉我："AIIMS 扼杀了全科医生。"我在第六章中探讨了这一说法对学生的志向和印度医疗的影响。我考察了医疗实践如何被差异化衡量并合理化，以及这如何塑造了学生的理想和抱负。我讨论了从 AIIMS 毕业本身既是一项社会成就，同时又对未来有影响，对学生个人和他们所处的社会网络都有影响。[79] 我进而讨论了引导 AIIMS 的学生走向城市、走向高度专科化的职业道路的复杂论调，这也是国内"最好的"年轻医生被默认的职业道路。最后，我以两个女学生的小故事作结。她们对未来抱有另种设想，走上了与传统智慧相悖的道路。但在社会以及性别角色的期待下，她们早就被排除在那些 AIIMS 毕业生视之为体面的路径之外。

在本书的最后，我反思了 AIIMS 在想象和实践中的存在与经验，以及这所机构理解并推广成就和卓越观的方式的影响。[80] 本书写作于这个大流行的时代，我认为在这个特殊的时刻，需要对印度公共卫生系统的真实情况做出政治性总结，并重新评估国家对医学教育的需求，特别是对于这样一个被委以制定国家标准的机构。我认为，将人文学科纳入 MBBS 课程，将会提供重新审视社会不平等的空间，而不会让其被视作理所当然，并且有助于学生反思自己在社会中所扮演的医生角色。通过重新塑造医学教育，AIIMS 可以发挥高等教育激发和促进社会变革的潜力，并在此过程中赢得卓越的声誉。我的结论是，除非真正如此，否则印度的社会和健康不平等的不人道现象很难发生改变。

开始

AIIMS建立之初

如果不考虑一所机构的历史而谈论它的现在，那是几乎不可能的，至少可以说是不明智的。对 AIIMS 这样的后殖民机构来说，这一点甚至更为关键：它的构想起源于印度刚从英国统治下独立出来的转折点，并以西方著名机构为模板进行创建，它既要作为印度医学教育和研究领域的排头兵，同时又要兼顾大部分贫困人口的需求。在下面几页中，我将回顾德里的全印度医学院从构想到落成的故事，追溯如今还在影响着 AIIMS 的那些复杂性和压力。

　　每年，AIIMS 的学生都会组织一个为期一周的大型文化节，名为"脉搏"（Pulse）。这个活动吸引了来自全国各地院校的医学生。我利用参加这个活动的机会问了一些参与者他们对 AIIMS 的看法。他们的回答清楚地说明了新德里 AIIMS 无可匹敌的地位。

　　　毫无疑问，它是我们梦想中的大学。我们都想进这所大学。

——拉贾斯坦邦科塔政府医学院

MBBS 二年级学生

它在所有方面都是最好的……最好的医生都在这里。

——恰蒂斯加尔邦 CM 医学院

MBBS 二年级学生

印度第一，南亚第一。……教育质量、生活方式、思想等，都是最好的。

——阿萨姆医学院 MBBS 三年级学生

AIIMS，我们称之为东方的医学圣地……在参加医学考试的辅导时，我们都梦想在 AIIMS 学习，但没能做到。

——北阿坎德邦哈德瓦尼政府医学院

MBBS 二年级学生

当我问这些来访的学生是什么使 AIIMS 成为最好的学校时，他们谈到了医生的质量和他们的医疗实践，资源和技术，多样化的病人和疾病，以及它吸引了全国排名最靠前的学生——这一点也在不断被证实。一些人还提到了该学院的历史渊源。一位来自查谟政府医学院的 MBBS 学生告诉我，AIIMS 是印度的第一所医学院，这也是它比其他学校设备更好的原因之一。

AIIMS 的构想起源于殖民时期的调查，作为一所独特的机构，它的建成借鉴了全球经验，并最终在国际捐助者的支持下，展示了独立后的印度在科学和发展方面的雄心。但它并不是印度的第一所医学院。在 1947 年独立时，印度有 22 所医学院，到 1961 年 AIIMS 的第一批 MBBS 学生毕业时，已经增加到了 57 所。[1]但是这个学生的错误认识说明了几个问题：医学课程中缺少历史，AIIMS 在当代人想象中的地位，以及价值与历史的联系。对这个学生来说，认为 AIIMS 是印度的第一所医学院，是那个后来的机构都在努力模仿的楷模，这样的想法也合理。

殖民地时期印度的医学教育政治

到 19 世纪中期，印度已经以不同形式受英国统治超过 200 年。此时，印度的各种医学院都在教授西方医学，包括马德拉斯医学院和加尔各答医学院（均于 1835 年成立）、孟买的格兰特医学院（1845 年成立）和拉合尔医学院（1860 年成立）。[2] 20 世纪初，德里的哈丁格夫人医学院以及巴特那、勒克瑙、孟买和维沙卡帕特南的其他医学院也相继成立。[3]

一些先前存在的机构采用西方和本土医学的混合教学模式。例如，在加尔各答的本土医疗机构，学生们使用的是翻译成当地语言的欧洲医学课本，他们还学习尤那尼和阿育吠陀这类本土医疗体系的课程。这种安排映射出当时的政治环境，即殖民政府默许西方和印度知识体系的平行存在以及偶尔的融合，这也受到了那个时代的"东方主义者"的明确推动。不过，1833 年，孟加拉总督威廉·本廷克要求上交医学教育报告。1835 年，托马斯·麦考利发布臭名昭著的《印度教育纪要》，主张以纯英语授课课程来推广西方科学和文学。自此以后，教育风向就发生了转变。[4]

加尔各答医学院成立于 1835 年，取代了原有的本土医疗机构。它是印度第一个完全用英语教授西方医学的机构，使命是"严格按照欧洲的模式教授医学的原理和实践"[5]。西方医学高于本土医学的理念在这种官僚主义的巩固下一直延续到20世纪——用罗杰·杰弗瑞（Roger Jeffery）的话说，医学教育"被夹在民族主义和迅速变化、日益科学化的欧洲医学的冲突之间"[6]。按照1912年至1919年间通过的《医学注册法》和《医学学位法》，本土医疗从业者不再享有"医生"称号。然而，1919年蒙塔古-切姆斯福德改革（Montagu-Chelmsford Reforms）允许印度民族主义政客不顾英国医学顾问的反对而制定政策，印度国民大会也通过表决支持本土医学。这两种立场在党内从未完全调和：自称是现代主义者的贾瓦哈拉尔·尼赫鲁（后来成为印度第一任总理）支持扩大西医，而新的地区立法委员会则基于民族主义和经济理由支持本土医学。[7]

在1860年之前，除了我提到的那些学院，印度的医学教育通常效仿英国，采取学徒制的形式。然而，从1860年到1914年，印度医疗协会（后文简称为IMS）决定并掌控了医学教育的等级，并且这所殖民机构设置了入学考试。[8] 医学专科学校（medical schools）① 可提供短期课程，帮助学员就职于辅助

① 译者注：在殖民时期的印度，medical college 授予毕业生"内外全科医学学士学位"（MBBS），而 medical school 授予学生医疗从业资格证（LMP/LM&C），持有这一证书的毕业生不能独立行医，只能从事辅助性医疗服务。1938年，殖民政府决定关闭所有的医学专科学校，便不再有医学院和医学专科学校的区分。与欧美国家不同，如今印度的医学院一般称为"medical college"，而欧美国家通称"medical school"，两者无等级上的差异（虽授予的学位或有所不同），其毕业生均具备独立行医资质。

医疗服务机构。医学专科学校的地位要低于医学院（medical colleges）。学生从医学院毕业后会拥有大学文凭，可以参加 IMS 考试。并且从 1892 年起，这类学位被伦敦的英国医学总委员会（GMC）承认。为了强调印度和英国院校之间的平等性，印度的大学定期提高入学要求，对那些不符合大学入学资格的考生来说，医学专科学校成了新的选择。[9]

在 19 世纪和 20 世纪初，医学院、医学专科学校以及学生的数量增幅较小，尽管通过最终考试的人数掩盖了医学教育的更广泛的影响。例如，1916—1917 年，在医学院校招收的 2511 名学生中，只有 512 人参加了最后的考试，其中 329 人通过。[10] 然而，由于缺乏规范的医疗市场，那些没有获得正式资格就离开学校的学生反而有很多机会进入私人诊所，或在印度许多不受英国直接管辖的土邦中任职。[11] 从功能性的视角看，这对殖民政府来说是一种悖论性的结果。但是，那些认为殖民主义是在为英国统治下的人们传播启蒙科学的人似乎并不那么担心，正如 1885 年孟加拉政府的这份报告所表明的那样："[医学教育] 的目的不仅在于培养医务人员，确保人力充足，也在于提高医学的标准，提倡在规范的科学原则基础上行医和手术。令人满意的结果是，拥有足够资质的私人执业医生能够与公共医疗慈善机构竞争成功。"[12]

不出所料，当印度医生威胁到英国 IMS 成员的私人诊所时，反对声更加刺耳。作为回应，IMS 坚决阻止印度人在大医院获得主治医生和教师这样有声望的职位。20 世纪初，随着英国医学总委员会开始对印度医学教育进行更严格的审查，IMS

的控制变得更加严格。1930 年，英国医学总委员会撤销了对印度学位的承认，直到印度医学委员会成立。正如杰弗瑞所说："当时的说法是，希望在英国执业的印度毕业生符合英国的标准，但其影响却是改变了此后印度的医学教育模式。"[13]

印度医学委员会成立于 1933 年，为改变印度医学教育体系的"两级化"，他们将医学专科学校排除在外。若条件允许，医学专科学校将被提升为医学院；否则，它们将被关闭。这项政策在印度得到了广泛的支持：在医学专科学校接受教育的医生希望得到大学毕业生的好处，这项政策也颇受民族主义者欢迎，他们认为这样就不会再有人觉得医学专科学校是二流机构，从而招致国际社会对印度文凭的不信任。1938 年，殖民政府决定关闭全部的医学专科学校。[14]

"一个严重的道德问题"

20 世纪初，印度的医学教育政治由印度和英国的医生及医学生争取 IMS 录用以得到最知名医学院抢手职位的争斗所主导。直到 19 世纪 50 年代，医生这一职业并不需要任何官方资格。1800 年之前，只有 6% 的医生念过医学院，至少有一半的医生没有任何资质。然而，到了 1860 年，越来越多的 IMS 新成员拥有伦敦皇家外科医学院或苏格兰皇家医学院的文凭。[15] IMS 选拔考试于 1855 年首次举行，理论上对印度人开放，不过，考试中心设在伦敦，因此，实际上直到 1913 年，入选的印度人只有 55 人，占协会成员的 5%。到 1921 年，这一比例上升到 6%。[16] 早期有不少成员在加入后不久便辞职了，理由是受到英国职员的歧视。在 20 世纪二三十年代，这种控诉更加常见。[17]

为了应对 IMS 的垄断，印度医生成立了自己的组织，如 1883 年成立的孟买医学联盟和 1906 年成立的加尔各答医学联盟。在民族主义情绪高涨的时候，孟买医学联盟与民族主义政客联合，要求将更多的印度医生纳入 IMS，并要求为 IMS 以外的印度医学毕业生提供更多进入政府医学院的机会。[18] 1913 年，孟买医学联盟写信给印度公共服务皇家委员会，要求在英国和印度同时举办 IMS 考试。他们指出，在伦敦举办的 IMS 考试表面上声称"开放"，实际上则是想把大多数印度人都拒之门外。[19] 不过，殖民地难逃英国政府的掌控。英国医学会向同一委员会提交了自己的文件，警示印度医疗服务出现的"印度化"，并提出，在"我们的学院"里培训的这些印度人，对印度的未来福祉，特别是对医学教育的标准构成了一个"严重的道德问题"：

> 首当其冲的肯定是印度政府和它管辖的数百万人，既包括那些欧洲人，也包括那些印度人。渐渐地，但毫无疑问地，教育标准将会下降，从而对人民的健康造成持久的伤害。最后，重要的一点是，这是一个严重的道德问题，而印度希望我们在所有方面都起到最好的带头作用。那些最了解印度人且极有眼光地钦佩印度专业人才的优秀素质的人，都不能无视这样一个事实——与其英国兄弟相比，印度自己的水平还相差甚远。[20]

正如我将在第四章中讨论的那样，占主导地位的社会群体以宣称维护科学标准的方式来保护自己的特权。近一百年后，上层种姓在抗议通过扩大平权行动为来自贫困群体的学生保留更多名额时，也采用了这种策略。早在 1913 年，皇家公共服务委员会针对孟买医学联盟的请愿做出了一些让步，并建议高级职位的招聘在英国和印度同时进行，但它拒绝了在英国和印度同时举行选拔考试的主要诉求。[21] 代表在英国学习的印度学生的印度学生协会向该委员会提交了一份声明，要求提高印度医学院的教学标准。它认为，尽管课程设置得与英国的类似，但糟糕的教学使印度学生在与英国学生竞争 IMS 考试时不占优势。[22]

1909—1915 年间，印度学生协会的主席是吉夫拉吉·梅塔（Jivraj Mehta）博士，他当时是一名医学生，后来积极参加了印度独立运动，并担任了新成立的古吉拉特邦的第一任首席部长，以及印度驻英国的高级专员。[23] 梅塔于 1915 年回到印度，很快便投入到民族主义的医学教育建设中。在第一次世界大战后人力和财政资源紧张的情况下，英国政府积极支持在印度建立私营医疗机构。1926 年，由企业家塞思·戈尔丹达斯资助的爱德华国王纪念医院和塞思·戈尔丹达斯·森德达斯医学院在孟买成立。梅塔成为这所联合机构的第一任院长，并根据印度民族主义纲领制定其医学教育的原则。这标志着第一批几乎完全由非政府职员的印度医生（间接地意味着在 IMS 之外）组成的印度医学院。这一政策不可避免地招致了英国医生和 IMS 官员的指责，他们声称这是 1919—1920 年由印度国民大会领导的反对帝国统治的不合作运动引发的"一场反政府的政治性运动"。在孟买这两个机构的背后，是一个新兴国家的雄心壮志及其争取独立自治的艰辛。这也预示着 30 年后，在这个国家刚刚独立之时，全印度医学科学研究所的建立。[24]

"一个在印度建立的印度学院，由印度人培养印度人"

1943 年 10 月，卫生调查和发展委员会成立，随后被称为博尔委员会，得名于其主席高级官员约瑟夫·博尔爵士（Sir Joseph Bhore）。这一委员会的部分功能是彰显对国家福利的关注，以此来稳定印度精英阶层，特别是在当时的"退出印度"运动之后，但它也预示着战后西方国家从自由放任政策到大规模国家干预的宏观转变。[25] 它有两个方面的任务：对"英属印度的人民健康情况和医疗服务机构现状进行大面积调查"，并为"未来发展提供建议"。[26]

1946 年，四卷"博尔报告"发布，含蓄地批评了殖民时期被忽视的印度公共卫生，以及行政部门在面对如此重要的任务时消极懈怠的态度。这一报告主张预防和治疗相辅相成，提出的意见包括医疗、教育和管理。[27] 少数成员主张快速扩增各级医学教育，但该报告最终建议印度将其有限的资源集中在"训练有素的医生，我们称之为'初级医生'"[28]。

1943 年，也就是博尔委员会成立的那一年，殖民地政府邀请伦敦皇家学会秘书希尔（A. V. Hill）教授和一个代表团访问印度，并"就发展背景下，科学研究的未来提供建议"[29]。他们的报告主要关注教育：

要改变这一切，最有效的方法是有意识地培养新型的教师和研究人员，这些人将毕生完全投身于在印度推动艺术、科学和医学。为此，应该建立一个伟大的全印度医学中心，一个"印度的约翰斯·霍普金斯"，所有部门均聘请最优秀的人，不限地域，设立全职岗位并匹配恰当的薪酬。全印度医学中心的学生应该是经过严格挑选的，最好是已经具有文科或理科优秀学位的学生——由于大部分的理想学生无法负担长期医学培训的开销，所有需要帮助的人都应该以奖学金或助学金的形式得到帮助。全印度医学中心的目的是培养印度医学和公共卫生的未来领导者、教师和研究人员。[30]

在访问期间，希尔与博尔委员会的成员进行了仔细的讨论，商讨一个能够反映这种进一步整合需求的机构，该计划被简称为"希尔教授计划"。[31] 潘迪特（C. G. Pandit），一位在伦敦受训的病毒学家、马德拉斯国王预防医学研究所的所长，被派去陪同 IMS 的总干事汉斯（J. B. Hance）到英国、美国和加拿大进行研究访问，"为研究和汇报现代医学教育和研究的趋势"。此行重点考察了约翰斯·霍普金斯大学，这也正是希尔所推荐的"全印度医学中心"的模板。[32] 考察的范围包括："主要应该关注对建立医学培训和研究中心的计划有价值的信息，该中心的目的是人员的培训，他们最终将成为医学界的领导者，特别是教师和研究工作者。**应该记住，这样一个机构的主要目标不是促进**

科学发展，而是培训学生。"[33] 在英国，为调查英国医学教育所需的改变而成立的古迪纳夫委员会于 1944 年发表报告，建议"重组医学教育和研究"，特别是为了构建一个全面的英国国家医疗服务体系。[34] 汉斯和潘迪特带领的战时代表团在自己的报告中指出："整个英语世界正在开展一场卫生服务和教育的伟大复兴计划，战事结束后，卫生事务方面将出现历史上前所未有的进展。"[35] 这种改革的热情渗透到了协商期的讨论中，特别是牛津大学，他们正在筹划在本科医学院开展创新教学计划。[36]

在与利物浦大学医学院商讨后，莫兰（R. A. Morlan）教授给委员会写了一封信，敦促在新学院的建设过程中对印度的本土特点和国际模式给予同等考虑。他说，印度为预防医学和研究提供了机会，这些全部都可以被规划在新的医学专业培养方案当中：

> 在教学和研究方面，可以按照与印度的相关性决定优先次序。我的意思不是直接功利性的相关，而是广泛意义上的相关……与疾病相关的地理问题提供了一个长期研究计划的实例，个人可以为此做出贡献，而研究所可以作为组织机构，建立自己独特的威望、团队精神和连贯性……可以这样说，医学人类学在印度比在世界上任何其他地方都更能得到发展。同样，全世界范围内，预防医学的发展都落后一拍，但在教育和医学交叉领域，我们恰好可以把印度作为一个独特的实验室来研究。我希望这么说能解释清楚我

为什么说把相关性作为战略目标。研究所**本身**应该就是印度的，而不是一个翻版的约翰斯·霍普金斯或弗农山庄①。³⁷

两年后，"博尔报告"中提出了建立"全印度医学研究所"的建议：

> 　　研究所的目标应该是：（1）在同一个地方汇集最高水平的教育设施，以培养各种更加重要的医疗人员，并凸显卫生领域的不同专业教育分支之间所存在的紧密关系；（2）促进最高水平的研究；（3）协调培训和研究；（4）在促进真正的科学前景和主动精神的氛围中提供高级性质的研究生培训；（5）无论是本科生还是研究生，对培养的所有人来说，用他们所属专业的崇高理想来激励他们；（6）增进他们的社区观和文化属性，以便他们在任何被要求服务的领域都可以成为代表进步精神的积极使徒。³⁸

据潘迪特说，由于财政拮据，该计划被搁置了一段时间，被批准的临时措施是改造现有医学院的某些部门，"只要有合适的领导"³⁹。然而，新独立的印度政府在其第一个五年计划（1951—

---

① 译者注：弗农山庄（Mount Vernon）是美国国父乔治·华盛顿的故居，位于美国弗吉尼亚州北部的费尔法克斯县。此处暗指美国模式。

1956 年）中提到了建立这所理想中的机构的意图。在科伦坡
计划的支持下，新西兰政府拨款 125 万美元，使该项目得以启
动。[40]1952 年，新西兰工业和商业部部长为全印度医学科学研
究所奠基。1956 年，研究所正式成立。

贾瓦哈拉尔·尼赫鲁和作为发展的科学

> 印度的诞生和存在，离不开科学的权威，及其作
> 为自由和启蒙、权力和进步的象征。
> ——吉安·普拉卡什（Gyan Prakash），
> 《另一个原因》（*Another Reason*）

AIIMS 的根基体现着把科学和技术作为这个后殖民国家
发展核心的决心。[41] 沃伦·安德森（Warren Anderson）提醒我
们，后殖民的概念不意味着单纯"庆祝殖民主义的结束"，相
反，"它标志着一种批判性的参与，即几个世纪以来'欧洲扩
张'对前殖民地及殖民者的思想和社会影响"[42]。戴维·阿诺德
（David Arnold）特别提到了印度："字面上，后殖民科学可能会
被认为就是这样：在殖民主义之后出现的科学。但印度的独立
早在预料之中，并且在 20 世纪 30 年代，印度的科学就已经成
熟——机构建设、个人成就和国际认可——这让人们对殖民政
策被废除之后会发生什么充满期待。1947 年印度独立，而在此
十多年前，[尼赫鲁科学]就开始了它的'后殖民'阶段，就像
在独立后很长一段时间内，它也在继续努力解决殖民统治的遗

留问题及其持续的影响一样。"[43] AIIMS 最初在受英国殖民政府委托的一份报告中被构想出来，最终在独立后的印度政府的主持下，在国际资金的支持下建成并投入使用。与其说这是科学话语中的一次认知论层面上的断裂，倒不如说是一个机会，通过一种强有力的叙述，将新国家面临的挑战与作为补救希望的科学结合起来，在吉夫拉吉·梅塔和其他人留下的工作上更进一步。贾纳维·法基（Jahnavi Phalkey）在提到印度第一任总理贾瓦哈拉尔·尼赫鲁时，将这种发展论述描述为"尼赫鲁式的乐观主义"[44]。

戴维·阿诺德认为，尼赫鲁对科学的理解不仅是技术性的，而且是"哲学和文学性的"，这使他决心书写"科学在印度民族自传中的中心地位"。[45] 科学将服务于国家利益，并帮助解决包括疾病和贫困在内的社会弊病。AIIMS 代表了这一决心，同时也是新政府坚定地迈向以科学为代表的跨国标准下的现代性的象征。[46] 尽管潘迪特声称 AIIMS 是"一个在印度建立的印度学院，由印度人培养印度人"，但这所学院的使命不仅限于此。当 AIIMS 规划委员会主席马达利尔（A. L. Mudaliar）在 1953 年中央卫生委员会的第一次会议上发言时，他认为 AIIMS 的本科教育应该"依照国际上公认的最现代化的路线"："我们必须认识到，我们必须着眼于国际标准，这一点非常重要。当涉及治疗病人，以及社区的综合福利问题时，不能忘记国际标准或将标准降低到国际水平以下。如果不这样做的话，我们就会成为反面教材。"[47]

在德里期间，我采访了几位最早在 AIIMS 工作的教职员工和求学的学生。S 医生于 1957 年加入解剖学系。她的叙述说明了 AIIMS 要效仿西方最著名的医学院的决心：

　　到处都在宣传——这将成为最好的学院。有人告诉我说，一个代表团走遍了世界，在英国和美国的不同医学院中，挑选并采访一些杰出的印度人。解剖学教授他们挑选的是凯斯瓦尼（N. H. Keswani），他非常厉害，他被梅奥诊所授予杰出成就奖。因此，在那个年代，听到梅奥诊所的名字，还有这些非常西化的人，这些年轻人，不是那种"好的，先生""对不起，先生"的旧文化，让我产生了很大兴趣。所以当我收到这份工作聘书时，我接受了。在这之前，我一直埋头于科研……在早期的日子里，研究所的氛围非常好，就像一个家庭。那些学生，你不会把他们当作学生，所有人都相互认识……我的第一批学生，我的婚礼他们一定都来参加了。你心里知道，他们一定都在那儿！这就是为什么我开始喜欢这里并继续留在这儿工作。这个地方当然非常融洽，它不像任何其他地方。

　　学生对教师的意见反馈［行政部门要求的］，以及其他方面，所有的一切，都是非常现代的做法。［他们］引入了一门非常非常优秀的课程，一门详细的课程，有关神经解剖学。在那时候，几乎没有任何地方教授神经解剖学……每个人都在抱怨，为什么这么做——是想让每个人都成为神经外科医生还是怎么样？……但现在来看，神经解剖学在哪里都很重要。因此，这所学院对医学教育的影响是巨大的。有很多来自其他机构的阻力——说这个在教书的家伙，是个美国人，话很多，而且什么都不会，而那个牛津大学来的女教员，心高气傲，诸如此类的事情。但最后，全国都接受了这套基础科学的考试和教学方法。然后，大量的研究生不断毕业，去往各处，而每批学生遵照的都是同样的教学和研究方法。

据 S 博士回忆，不仅教学方法和课程是从美国和英国引进的，一些教师本身也是经过精挑细选的，他们被鼓励回到印度加入新学院。同时，S 博士和 V 博士的经历都说明了 AIIMS 是如何体现出德里的政治精英的特点的：

> 我从哈丁格夫人医学院获得学位。当时，那是德里唯一的医学院。之后，我去了欧文医院（Irwin Hospital），因为我想专攻外科。结束实习后，我打算像其他人一样去英国，准备考皇家外科医师学会会员。由于许多原因，我不能立即去。因为这个学院即将成立，而我的母亲从政……我与那时候的政坛精英们非常熟。全印度医学科学研究所已经规划好了，拉吉库玛瑞·阿姆莉特·考尔（Rajkumari Amrit Kaur）担任该学院的主席。她告诉我母亲，如果我们的孩子去国外，谁会在这里学习？（我不应该说我是政治受

害者，但当时我觉得就是这样）所以我被迫留在这里想办法找工作。当时没有任何临床部门，才刚刚开始办基础科学。由于我想成为一名外科医生，我申请了一份解剖学的工作。面试安排在一个星期天，非常不正式，我被选中担任他们所说的导师，即解剖学系最初级的教师。我记得我是在 1957 年 2 月 2 日加入全印度医学科学研究所的。

——S 博士

　　我是在 1960 年加入 AIIMS 的。1959 年，医院刚成立，所以我算是临床教职中较早加入的那一批。你看，在那个时候，是拉吉库玛瑞·阿姆莉特·考尔和尼赫鲁。比如，她拿起电话说："我想要这个。"他就会说："好的，你会有的。"这中间没有任何官僚主义。我可以举我自己的例子。我当时在哈丁格夫人医学院工作，当 AIIMS 教职招聘的广告出来时，我被选中了。这是很正常的事情。当要离开哈丁格加入 AIIMS 时，校长说："我不能放你走，我没有其他人了。什么时候有替代者来，我就让你走。"

　　那我能怎么办呢？我不断收到 AIIMS 的信，问："你什么时候入职？你什么时候入职？"我就回信说："我不能离开，除非我被允许离开。"于是我又收到一封信说："如果你不在这个日期前加入，就会被视作放弃。"那现在我怎么办呢？我陷入了两难的境地。于是我左思右想，我怎么能去见拉吉库玛瑞·阿姆莉特·考尔，向她解释我的困境呢？没有其他办法能解决这个问题了。于是，我找到一个朋友，他给她打电话，说有一个愁容满面的姑娘。于是拉吉库玛瑞对我说："这么说吧，我也没办法让你现在就能离开哈丁格，除非有其他人来。但我可以告诉 AIIMS 的院长，你会尽快加入，然后不要再给你寄这些信了。"所以，这样的话就可以绕开这些规则。[如果没有她的介入]我可能永远没法加入 AIIMS。

——V 博士

C 医生是首批进入 AIIMS 的 MBBS 学生之一，与德里政治的个人联系是他来到这个新机构的关键因素。这里也是他的职业生涯的起点：

那时候，德里没有自己的邦立医学院。因此，往往是从德里选出 5 名学生到印度的不同机构学习。我已经被瓜廖尔录取了。阿格拉是我的居住地，所以我也在那里参加了考试，并且通过了。最后是AIIMS——结果在最后才出来。我必须承认，有一位卫生部的官员和我们有点关系，和我父亲有点关系。他和我说："你是怎么想的，这将会是全国最大的机构，而你还在考虑阿格拉和瓜廖尔这些地方，简直是胡闹。你应该等 [AIIMS 的] 结果，如果你通过，就成功了。"所以，就这样，我来到了 AIIMS，接着在这里度过了我生命中的 47 年。我想这已经超过了我生命的一半。我见证了 AIIMS 一砖一瓦的建造过程。

1956 年 2 月 18 日，卫生部部长拉吉库玛瑞·阿姆莉特·考尔向议会提交《全印度医学科学研究所法案》，她的发言明确地表达了新机构所要肩负的多重责任。这篇演讲强调了全印度医学科学研究所的所有独特之处，但在其使命中，也包含了那些无法克服的矛盾，这些矛盾对该机构内外的医疗实践已然产生了影响。在演讲的开头，考尔主张：

> 医学教育，首先来说，必须考虑到国家的特殊需要，从为人民提供健康保护的角度……［由于］各种各样可以预防的疾病和苦难仍在持续不断，这让我们需要特别强调，用我的话来说，预防方面的医疗服务。此外，还要关注［医生］在多大程度上有了社区观念和为人民服务的心愿。此外，医学教育在世界上所有进步的国家都受到了相当大的关注。我最近有幸看到美国、苏联、斯堪的纳维亚甚至英国正在做什么，来使医学教育更加贴近当今的需要，并更好地实现培训未来医生的目标，使他们为社区做出最大贡献。世界其他地方正在开展这种广泛而稳定的发展计划，印度不能与其脱轨。[48]

与几十年前孟买的戈尔丹达斯·森德达斯医学院的策略正相反，这场演讲的下半部分提到了禁止 AIIMS 医生私人从业，作为回报，他们会得到更高的薪水，以确保他们只专心于学校内的工作。同时，本着印度传统教育的精神，校园内的住宿保证了一种师生或者说师徒之间的紧密关系。

V 博士记得，在早期，这种关系正是这所机构的优势之一。不过她注意到，缺少一种战略或模式来确保毕业生在其他邦也同样复制 AIIMS 的新教学方法：

> AIIMS 的创始人所做的最对的事情是在校园内建造宿舍。因此，当医院成立时，每个人都可以随时待命……这样教职员工们就可以全心全意地教学和工作。大家想的是，如果只有 50 名学生，那么就可以试验教学方法；而在较大的医学院，有 100 名学生，150 名学生，人数太多，无法进行教学模式的试验。这就是我们的想法。但很遗憾，实际情况不像想的这么容易。根本创造不了新模式。因为我们没有这样一个地方，可以把人请过来并留下来。明白了吧？我们要为那些来到这儿的人提供这些服务，我们将培训他们，然后他们可以回到各个邦去教书。这种模式没有准备好。因此，教育模式确实不是由 AIIMS 定下的，但对入选的 50 名学生来说，AIIMS 就是典范。

学生们将有"足够多的机会参与到城市和农村的卫生工作当

中"，课程将促进"社区观念，并促进主动性和观察力，以及总结经验的能力"。学院将"被赋予大学的权力和职能，因为——如我所设想的——这所学院能够在课程和教学模式方面做出革命性的改变"，并且它将"享有很大程度的自主权，以便能够实现这些目标"。虽然政府将为该学院的运作提供主要资金支持，但考尔希望"慈善事业，也会像往常一样对这类机构提供帮助。因为毕竟，这种为遭受病痛和苦难折磨的同胞进行人道服务的事业总是能吸引那些愿意捐赠的人"。

在讲话的最后，她强调，这所机构的未来掌握在其成员的手中：

> 我相信，正是他们对职业的献身精神、事业上的进取心和利他主义精神，激励着他们为完成既定的目标先放下个人需要，就像我心目中崇高的医疗事业一样，这所学院的这种独一无二的氛围也正由此而来。因此，我希望在今天这个法案提交后，在议会审理采纳后，能有相应法律架构来促进这所学院的医学教育，并且通过它所产生的影响，全国卫生领域不同种类的专业培训标准都会提高。[49]

这所新学院宣称的宗旨令人望而却步。[50] AIIMS 旨在改变国家医学教育和实践的性质，同时特意控制学生人数，以确保独特的教学经验。学生们要树立社区观念，致力于在农村以及城市中为国家服务，并以预防为导向（这也是对"博尔报告"的回应）。要在模仿西方的"进步"的同时，满足印度的需求，与此同时，更重要的目的是聚焦于研究生的专业化以及教师的培训。在 1973 年出版的《医学与社会》中，亨利·米勒将此描述为"印度的困境"，是"特有的、能够理解的。除非政府培养出一批医疗精英，否则将无法对预防医学进行实际研究，而这正是印度当下的关键。此外，它还会打击医学界的士气，对他们来说，参与到高技术含量的医疗服务中才是国家骄傲，即便从实际角度来看并不一定解释得通"。[51]

AIIMS 的荆棘之路

到 1956 年，即 AIIMS 成立的第一年，在尼赫鲁的演讲中，"技术"已经超过"科学"，成为一个新的关键词。他经常谈到需要"从技术角度"考虑国家进展的需要。[52] 20 世纪 50 年代，国家投入大量的心血建设印度理工学院（IITs），这一系列机构比 AIIMS 范围更广，其培养出的毕业生被寄希望于塑造国家的未来。事实上，尼赫鲁在 1951 年印度理工学院卡拉格普尔分校的毕业典礼上说道，虽然行政人员在国家治理和发展中仍然很重要，但"现在，工程师比其他任何角色都重要"[53]。阿诺德认为，"医学和公共卫生在尼赫鲁心目中的地位从来没有很高"，不像对技术的追求那样。[54] 然而，在阿诺德引用的演讲中，引人注目的不是尼赫鲁对医学和公共卫生的不尊重，而是他在努力解决两个独立但相关联的挑战。首先，对公共卫生来说，技术不是灵丹妙药，也不能带来魔法；其次，如何调和医学教育中质大于量的原则和训练有素的医护人员的明显缺口之间的矛盾。这些矛盾一直是 AIIMS 固有的，现在也是如此。

尽管尼赫鲁致力于将技术作为国家发展的主要工具，但在 20 世纪 50 年代，他清楚地意识到仅仅将高科技作为公共卫生问题解决方案的不足。对于这种个体化、治疗性和主要处于城市环境中的医学，他已经预见到了不良的后果。无论是受"博尔报告"的影响，还是尼赫鲁自己观察的结果，或者两者兼而有之，他都坚持自己的信念，即社会医学和预防医学应该优先，即便正如他所见，相反的趋势在变得根深蒂固。"医生的日常工作应该越来越偏向预防性质，而不是实际治疗，尽管后者很重要。建立大医院不可避免，必须有一些综合性的大医院，但我们不可能在全印度各地都建立这些大医院，甚至哪怕大规模地建小一点的医院，也不是很可行。我们应该多想出一些为村民提供医疗服务的方式，我一直在思考如何为他们服务。"[55]在 1964 年 AIIMS 的第二次会议上，尼赫鲁阐述了他对数量与质量、技术化的治疗医学与预防性公共保健、城市与农村医疗实践的持续关注，此时他还强调不应遗忘印度本土医学和学习的传统。与他 1951 年在印度理工学院卡拉格普尔分校进行毕业生演讲时振奋人心的号召相比，尼赫鲁在 1964 年的讲话中显得格外冷静，甚至可以说有点疲惫，因为他面对的，是国家努力改善人民健康过程中仍然面临的分歧。[56]他注意到并称赞了 AIIMS 对预防和社会医学的研究，并表示这"在现代特别重要"[57]。尼赫鲁说，重点应该是"学院的主要功能和从这所学院走出的人，因为社会医学可以预防那些未来需要治疗之病。我希望人们对医学的社会方面给予足够的关注"[58]。

这一挑战呼应了阿姆莉特·考尔 1956 年的议会演讲，演讲指出 AIIMS 的任务是既要成为尖端研究和技术中心，又要成为医生的摇篮，将社会和预防医学推广到印度其他地区。"令人欣慰的是，"尼赫鲁接着说，"我发现相较于数量，这所学院更在意质量。对于领军者，我们必须要有高标准，因为这些标准将在很大程度上决定其他学院的工作质量。"[59] 在讨论了对农村医生的需求后，他承认这个难题牵涉面极大，对于解决办法他自己也不确定：

> 让我烦恼的是，尽管有像这样的优秀机构，但这个国家还有很多不同的地区……现代医学的好处还没有遍及，有时这个问题让我们感到颇为棘手。那里缺少各式各样的人——合格的医生、外科医生，以及配备基本设施的机构——而我们现有的太少了。很明显，这样的机构当然不可或缺，但不管这样的机构有多好，只有当它能够触及村庄，让成千上万的村庄都受惠，这样人们才会感到满意。我不知道我们该如何培养大量人才去到那里；我建议你们——在这些特别机构里培养出的人才，应该始终牢记生活在乡村的印度人的需要。因为在数量和其他方面，他们才是印度真正的人民，除非我们了解他们，否则我们的国家无法正常运作。然后，如何面对这一如此庞大的群体，以及需要多长时间这些地方才能等到足够多的人手，也

是个难题。是否可以在这些村庄设立机构，为社区提供某种形式上的援助，把真问题提交给专家，又或是应该怎样处理，这些其实我也没有答案。但是，采取行动是必要的，要让现代医学惠及我们国家的绝大多数人。[60]

从一位日渐虚弱的政治家口中说出的这些话有种回首往事时的辛酸。他曾经经常说自己的健康状况很好，很少看医生，但除了含糊其辞的希望，他也无法对困扰大量人口的疾病和死亡问题给出答案。尼赫鲁在 AIIMS 发表演讲后不到两个月就去世了，享年 74 岁。

不难料到，AIIMS 复杂的使命使得直接参与 AIIMS 建设的人，对这所机构应该如何从想象转化为实践也有不同意见。1969 年至 1979 年担任 AIIMS 院长的拉马林斯瓦米（V. Ramalingaswami）博士在 1975 年的贾瓦哈拉尔·尼赫鲁纪念演讲中表达了他的担忧：

> 现行体制的扭曲和不协调之处有很多：过度强调医生和专家，重视个人的住院化医疗服务，从而忽略了大部分人的一线初级医疗，重视治疗服务而忽略了预防层面，侧重城市导向而忽略了农村群众，将有限的资源耗费在为相对较少的人口提供高级医疗服务上……扭曲的卫生人力结构与需求不相匹配。最后，现代医学的发展还是不能满足人民的期望。发展中国

家的医生在培训过程中，反而与自己的人民疏远了。最有能力的男女青年并没有在解决最尖锐和困难的问题。[61]

在同一时期，社会学家马丹发现 AIIMS 的医生有一种身份危机感。一些教职员工认为需要对这所学院的目标进行"彻底的重新定义"，以反映其在教育方面的成功和其对社区医学以及国家发展的关注。一些成员则不同意，他们认为当务之急应该是重新强调其三级医疗专科服务的定位，并在全国范围内复制这一模式。[62]

在现在的 AIIMS 教职员工中，这种不安的感觉也一直存在，他们知道这个机构的内部张力：既要在全球科学进程中体现出印度同等的实力，同时也要使临床精英们体察到他们最弱势的同胞的需求。V 博士向我解释说，由于缺乏支持性的基础设施，AIIMS 无法成为一个纯粹的三级机构，因为有大量的病人在这里寻求初级和二级护理，而现在这一问题愈发严重。对这所机构（以及印度各地许多表面上的三级医院）来说，这也是当下的真实写照。

透过 AIIMS 这所机构，可以感受到国家极有感染力的雄心壮志，以及其所要面对的大范围的严峻形势。AIIMS 的使命是成为印度首屈一指的医疗机构，建设最好的研究和医疗设施，同时高质量地培训新一代印度医生。它还计划将社会医学应用于解决这个国家现有的问题，解决大多数人的健康保障问题，并且其中很多问题都与贫困和歧视相互关联，无论过去还是现在。这种复杂的使命无疑让 AIIMS 被困在以科学和技术为重点的社会发展阶段、决定健康的更广泛的社会因素，以及这个新独立的国家大范围缺乏医疗基础设施这三者之间。基础设施的缺失直接威胁到这所三级医疗机构的使命，同时也无法确保 AIIMS 的毕业生愿意并能够在家乡建立事业，而不是离开这个国家，像他们中的许多人做的那样。直至今日，依然还有很多矛盾存在。[63]

1970 年，在潘迪特的调研考察之旅 25 年后，他应邀在 AIIMS 的年度庆典上发言。他在回忆录中写道："在我看来，年度庆典是一个做总结的日子。"他在回忆录中记录了他讲话的结语部分：

> 我看着这个美丽的校园、优美的草坪，观察到同在这风景线之上的学生和员工，惊叹于高科技的实验室和临床科室，难免回想起你们所做的一切和取得的成就。这时，我感到你们在这里创造了一个"卓越之岛"。但是，它将永远是一个孤独的岛，或者像有些人说的那样，是一座象牙塔吗？或者，想象另一种可能，你们能否帮助这个国家成为一个群岛，让其中包含许许多多的卓越之岛？卓越不能被孤立在岛屿上，必须汇集到国家生活的主流。这不正是学院规划者最初的梦想吗？[64]

AIIMS 是印度殖民时期医疗权力政治和知识的产物与回应，

也是一个新独立国家的象征和面临的挑战。本书将继续探讨 AIIMS 作为"卓越之岛"的意义，以及——用潘迪特的话说——它对"国家生活的主流"的影响，联结起学院创始人高规格的设想与当今印度复杂的教育、健康和医学现实。

录取

成为最优秀的人

鉴于 AIIMS 的传统和声望，许多有志从医的年轻人将这里作为大学的首选并不奇怪。在这一章中，我介绍了本书中出现的学生，并追寻他们的脚步，看他们如何从把医生当作梦想的孩子，到在这所别人梦寐以求的医学院中赢得一席之地，从而变成媒体上光鲜亮丽的预备医生。与此同时，我特别关注 AIIMS MBBS 入学考试这一社会现象，以及它显现和巩固不平等的方式。同时，通过"普通类别"，入学考试让成就和"才能"与上层种姓叙事密不可分。我特别关注考试排名的作用，提出了"传记数字"的概念，以此来探索排名对学生的自我意识和潜在未来的主观影响。

为什么学医？

彭特科斯特和卡曾斯在他们关于南非医学生的文章中，回顾了艾森伯格和凯博文的研究，即成为病人是一种"社会决定"。[1]艾森伯格和凯博文认为，这一决定通常是在与他人的协商中做出的，在"各种价值因素作用之下，包括阶级和文化"。彭特科斯特和卡曾斯认为，"成为一名医生也是如此"。在本节中，我将举例说明，我在 AIIMS 认识的这些医学生是如何做出这种社会决定的。

在刚刚独立后的印度，医学和工程相关的职业既能够提供经济保障和社会地位，又被视作国家发展的宏伟蓝图中必不可少的组成部分。加上公务员，这三者一起构成了印度中产阶级的三大威望来源，几乎历来如此。[2] 在以前，对许多学生、他们的家人和老师来说，医学和工程学被认为是可以互换的职业选择。用布迪厄的话说，它们会持续带来所有三种形式的资本：经济资本、社会资本和文化资本。[3] 然而，自从印度信息技术产业建立并发展，以及软件工程职业机会增加，更为传统的土木工程被取代，每种选择的附加意义已经开始发生变化。在对喀拉拉邦的医生进行研究时，威尔逊（Caroline Wilson）发现，人们对于医生生活的想象与实际情况之间的脱节越来越大：现实里，医生往往面对的是低工资、严峻的工作环境（在公共服务部门和私立机构都是如此），早些年的时候，还要再加上需要去不断竞争研究生名额。[4] 在许多情况下，让这一行业吸引力不减的是医学的**文化资本**——通过婚姻市场上的社会地位和价值反映出来。不过，与 IT、金融或创业相比，即使是这种文化资本在如今也会受到影响。所有这些职业在当代国家发展的主旋律中，以及对印度在世界上的地位来说都扮演着重要角色，而且所有这些行业都在诱惑这些年轻人，声称能够带给他们越来越丰厚的物质回报和安全感，尽管这些承诺并不一定能兑现。[5]

然而，对年轻气盛的中产阶级出身的学生来说，医学和工程依旧地位对等。在印度的教育体系中，学术能力仍然是通过数学和科学的成绩量化出来的——计算能力就是一切。在 15—16 岁时，大多数学生在十年级考试后被分流，数学和科学最被看重（与之相对的是被模糊地称为"文科"或"商科"的学科）。正如我们将看到的，在我采访的 AIIMS 学生中，每个人都在数学（指向工程本科）和科学（指向医学本科）之间做出了选择，偶尔也有像安佳丽这样的学生继续兼顾这两者。包括人文科学在内的"文科"在印度医科学生当中没有地位。我的研究发现，这种缺失对学生如何理解医学、病人和他们自己作为年轻一代医生的影响变得很明显，我会在下面的章节中重点展开。

AIIMS 的大多数病人来自印度北部，少数人从更远的地方来寻求专科治疗。我在医院采访的几乎所有病人和他们的陪同者都来自德里及其周边，以及北部的比哈尔邦和北方邦，这也是印度公共医疗基础设施最欠缺的两个邦。然而，AIIMS 的学生来自全国各地，这也正是 AIIMS 全国性的体现。正如我在第四章中所描述的那样，这种区域上的多样性加上相似的中产阶级背景，影响着学生们的社会动态。

我在哈里亚纳邦巴拉布格尔（Ballabhgarh）的 AIIMS 农村健康项目中第一次见到塔希时，他是一名 MBBS 四年级学生。他是少数来自印度东北部的学生之一，来自阿迪瓦西 / 表列部落，不过他从小就在一所著名的私立寄宿学校上学。在与我交谈的所有学生中，塔希最为清楚地阐述了医学和工程之间的等价关系，也间接谈到印度最著名的教育机构之间的关系。当我第一次问他为什么选择学医时，他说："我觉得我学不了工程！"

后来了解到，他曾在印度理工学院短暂地学习过工程，这一学院与 AIIMS 类似，有着独有的激烈的入学选拔考试：

> 在我读十二年级的时候，我参加了入学考试，我知道我要去印度理工学院。所以我就去了，然后发现我可能真的学不了这个，我就离开了，来到了这里。这就是为什么我在这里学医。没有什么动机……不是兴趣那些。

如此来看，想要在印度最著名的医学院赢得一个席位，"兴趣那些"并不是一个先决条件，很有可能擅长做多项选择题才是。在 AIIMS 时，由于对医学缺乏兴趣，塔希决定从事公务员工作，在我们见面时，他已经开始准备另一个非常难的考试。如果这次也成功了，那么这将为他的精英履历再添上光彩的一笔，至于这是否会给他带来成就感，则是另外的问题。

在我和苏希尔见面时，他是一名实习生，在读 MBBS 最后一年。他来自印度北部，从中学毕业后也学过工程课程，尽管他觉得那所大学"不怎么样"。他的母亲，据他所说是文盲，建议他向他以前学校的老师寻求指导：

> 我去找了我的老师。她告诉我："你应该去学医，因为你的分数已经很高了。"我是学校里的第一名。所以她告诉我："你应该去看下医学分数线。"我说："好吧，我看看"。于是我去了科塔那里 [参加考试辅导]，

然后被录取了。

其他学生主动选择了医学，但除此之外，其他待选项往往只有工程。阿扎姆是一名来自喀拉拉邦的四年级学生。他的父亲希望他成为一名工程师，但他选择了医学。他说，他在童年时遇到的医生启发了他。这些童年经历继续影响着他对医学的态度，使他立志成为一名儿科医生。

来自拉贾斯坦邦的迪利普也在读四年级，他觉得自己做的是一个不太常规的选择，即选择了学习医学而不是工程。"大多数人选择工程，"他说，"因为他们不想花超过四年或五年的时间在大学里学习。"迪利普学医的理由表明了他对在自己选择的专业领域内能够长远发展充满信心，这不仅反映出他在录取上的潜在优势，也证实了 AIIMS 学生所拥有的可转换的社会和文化资本：

> ［在医学领域］你可能会有更多出名的机会，人们因为你的工作而认识你，然后你可能会达到……远比在工程领域高的职业高度。

普里亚是一名实习生，也来自拉贾斯坦邦。她同意迪利普的说法，即医学是一门比工程学要求更高的课程，她还强调了医生的社会地位，即这个职业可以让人过上体面的生活。她认为，鉴于做工程的流动性质，从事工程相关的工作会更辛苦，[6]然而，

> 在医学领域，你往往能很好地安排自己的生活，无论私人执业，还是其他别的方式，都能让你得到很多尊重。我很喜欢这一点。我喜欢与人交流，所以……这就是我做出这个选择的原因。后来我发现还不错，我对这个选择很满意。

普里亚花了不少时间才对自己的决定感到满意，因为她在学校最喜欢的科目是数学，所以她更想学习工程。然而，她也很喜欢生物学，最关键的一点是，她认为医生的职业"更好，适合女孩"。[7]

来自恰蒂斯加尔邦 CM 医学院的一群学生也提出了性别在职业决策中的作用，我在他们参加 AIIMS 的"脉搏"活动时与他们进行了交谈。一位学生告诉我，医学是"最适合女孩的职业"。她的朋友们表示同意，并解释说，从医能保证经济和事业独立，这使得它对女性来说极具吸引力。有关父母对女儿教育策略的考量，人类学家已经写过，考虑因素包括对家务劳动的需求和孩子的婚姻前景。[8]威尔逊发现，在喀拉拉邦，医学所附带的资本中，一个重要方面是它在婚姻市场上的功能。虽然线上婚恋网站有专门的医生板块，但也存在像 DoctorShaadi 这样专门针对医学人士的婚恋网站。[9]我第一次见到尼哈是在 2015 年1 月，她是来自旁遮普的四年级学生。和塔希一样，她也在想办法同时应付 MBBS 课程和公务员入学考试。然而，尼哈的理想与婚姻和亲属关系问题纠缠在一起，在我离开德里时，她打算申请美国的医学研究生。来自拉贾斯坦邦的安佳丽，正努力根据自己的兴趣打造一条职业道路，她也逐渐发现很难不把婚姻前景纳入考虑范围。这种考虑并不局限于女生。实习生桑托什对婚姻的前景充满了不祥的预感。像尼哈和塔希一样，他也希望在获得医学学士学位后加入公务员队伍，但他担心他所设想的职业与加诸他的关于家庭生活的期望不相容。他的家人不可能接受他不结婚的选择——不结婚的耻辱就像"罪犯，甚至更严重"，他说。我将在第六章中回到这些故事，并探讨他们加入公务员队伍的决心。

来自喜马偕尔邦的拉胡尔告诉我，他决定学医是因为他母亲年轻时被剥夺了这个机会。她以 11 分之差错失她家乡医学院的入学名额，而被另一个邦的一所牙科学院录取：

> ［但是］当时人们非常保守，附近有一所农业大学，所以我外祖母说，你应该去那里，那里离家很近，只有一公里左右。所以［我母亲］说，等以后自己有一个儿子或女儿，他或者她应该成为一名医生，所以我决定成为一名医生。

来自德里的实习生尚卡尔描述了类似的影响，尽管没有那么直接：

> 我的母亲有一个成为医生的梦想。但她无法成为一名医生，所以我决定成为一名医生。但这并不是……当我决定时，当我们需要做出选择时，在读完

十年级时，那时主要是受职业发展所驱动，我是说就业机会那些。所以这就是主要原因，但不是……当时的我还没有那么多自我意识，不知道自己想做什么。

在所有注意到家庭对自己选择的影响的学生中，来自中央邦的希亚姆和巴拉杰，以及来自安得拉邦的外科二年级高级住院医生拉希姆，最明确地表示了他们的父母对他们选择偏好的影响。[10]希亚姆的爸爸是一名放射治疗师，当我问及这是否对希亚姆学医的选择有所影响时，他说："是的，很大程度的影响。他劝说我，而我被说服了！相比生物，我更喜欢物理，所以是的。"希亚姆听上去并不相信自己的选择是明智的，但他的观点很务实。"没关系，我的意思是，有太多的工程师了。所以我一直都知道工程领域出路很窄。我在一个好的领域，我在一个好的地方，所以我很高兴。"当我们交谈时，他已经开始准备美国医师执照考试，这是一个由多个部分组成的考试，学生必须通过考试才能在美国进行研究生培训。他计划完成培训之后返回印度，开设连锁型诊所，在城市周边和农村地区提供人们负担得起的治疗。

巴拉杰和拉希姆都不是来自医学世家，但他们都把自己的决定归因于父母：

实际上，最初我的父母也希望如此。我家里没有人是医生，所以我不知道什么是医生，什么是医学，他们希望我学习这个。所以这就是我选择它的原因。

但现在我很喜欢学医。

——巴拉杰

坦率地说，这是我父母的愿望。我从来没有过这样的［成为医生的想法］。即使后来进入这个领域，我也从未想过……我只是想，我必须这样做，我必须这样做，一切自然而然就发生了。

——拉希姆

在我们见面时，巴拉杰希望成为一名神经外科医生，他的谈话中洋溢着他对这个领域的热情。拉希姆即将毕业，获得胃肠外科的硕士学位，印度每年仅有 33 人获得该学位，拉希姆将是其中之一。

谈到选择学医职业的过程中"不由自己做主"的经历，D 博士的描述最为生动。他在 20 世纪 70 年代中期曾在 AIIMS 学习。"没有人问我。事实上，在我参加考试之前，我并不了解 AIIMS。因此，是我父亲填写了所有的表格，我只是在什么都不知道的情况下在这些表格上签了名，也不知道都有什么选择。我的职业道路是由我父亲选择的。"[11]

并非所有的父母都支持他们孩子的医学理想。威尔逊的研究发现，喀拉拉邦的父母更喜欢他们的孩子学习医学，而不是工程。不过与威尔逊的研究不同的是，一些学生说他们的父母并不希望他们做医生，因为需要辛辛苦苦学习这么多年。[12] 由于叔叔患有慢性病，见证了这一治疗过程的尼哈因此被医学吸引：

"所以，我想要有所作为。我的父母压根不支持我的决定。他们说，你要花一辈子的时间学习，你会没有其他生活。但我说，不，我就想成为一名医生。"

阿施施的父母都是医生，他们最初反对儿子学医的选择。这无疑动摇了资本会自动在医学家庭中再生产这种假设。他们担心阿施施要全身心投入到学习中很多年才能开始谋生，也可能他们担心的是儿子会不适应持续的学术生产。他告诉我，在MBBS的第一次考试之后，他"失去了方向"（"我基本上都在玩。"他说），他需要重考两门。"我的父母把我狠狠地骂了一顿。"他补充说，他几乎已经回到了正轨。阿施施说服了他的父母，说自己会全力以赴。他向我解释说，他更感兴趣的是作为学术的医学，而不是临床实践。"我想了解更多关于人体的知识，这就是为什么我选择了这条路。"医学与生物科学存在相似性，不过又与科学以学术研究为导向不同。与追求资本相比，这类学医的动机较少受到关注。但在AIIMS这并不罕见——还有几位来参加"脉搏"活动的学生也告诉我，正是对生物学和人体解剖学的兴趣启发了他们的选择，并确保他们能够孜孜不倦地投入高强度的学习生涯。

来自拉贾斯坦邦的实习生普鲁什也被同样的魅力吸引而选择了医学。"人体的奥秘，如何运作，等等。"但他解释说，不仅如此，他还渴望减轻他所见到的"生活中随处可见的绝望——有那么多的苦痛和折磨"。这种社会层面的因素在学生的动机中并不少见，但很少有人称之为选择医学行业的主要原因。

克莱尔·温德兰（Claire Wendland）关于马拉维医学教育

的研究是为数不多的后殖民国家的医学教育研究之一。她写道，对与她交谈过的许多学生来说，社会文化资本和工作保障的结合使得医学成为一个有吸引力的选择。在印度也是如此，可以推测，在世界上其他地方也是一样。然而，根据温德兰的经验，大多数马拉维人"把医学理解为一种天职、一种责任，或者一个'振兴我们国家的机会'"。在基督教的精神支持下，作为"发展的推动者"的医学激励着"治愈马拉维"的使命。[13] 在南非的医学生中，彭特科斯特和卡曾斯看到了卡斯伯（Jennifer Kasper）及其同事写的关于哈佛医学院学生的"反社会和实用主义"态度的例子。[14] "反社会"态度指的是，反对医生扮演类似于社会工作者的角色，而"实用主义"态度则意味着任何超出技术 – 临床范围的知识都被视作不相干。[15] 对南非学生来说，他们还要担心是否掌握了与"全球北方"同龄人同等的专业知识，他们中的许多人计划移民到那里。[16] 在以下章节中，我们会看到这些主题在 AIIMS 学生中的呈现。与温德兰作品中的学生最明显的对比是，大多数谈论"发展"或医疗政治的 AIIMS 学生，都打算在完成 MBBS 后离开医学界，最常见的是去做公务员工作。普鲁什很不寻常：与其他人不同，他告诉我他打算继续从医，以此为手段来改善他周围的"苦痛和折磨"。

对温德兰研究的马拉维的许多学生来说，"学医不像是一种选择，而是一种必然"，因为他们是受过高等教育的一小部分城市精英，而在这个贫穷的小国，基本上没有其他选择。[17] 在 AIIMS，一些学生之所以觉得自己注定要选择这一职业，是因为在医学家庭中长大。[18] 来自哈里亚纳邦的维韦克谈到了交织在一起的各种动机：复杂的诊断和医学创新带来的智识上的挑战，加上多样化的工作形式，同时还拥有帮助有需要的人的能力。然而，他承认，做出这一结论主要是由于他在医生的包围中长大，见过这些机会——尽管他的父母对他的选择并不十分看好，因为这注定是条辛苦的路。

相比之下，来自哈里亚纳邦的实习生米希尔的回答表明，他觉得自己的眼界被父母和其他几个身为医生的家庭成员所限制，以至于他为了追求医学而放弃了对数学的偏爱：

> 我最喜欢的科目一直是数学。我不想去学生物学，但我无法想象自己除了当医生还能做什么。我不得不强迫自己才能去学生物。我觉得是因为我的父母都是医生，而这是我在成长过程中接触到的唯一职业。

安佳丽是家中五代医生中的最新一代，她的成长过程中，这一家族传统明显地影响了她对医学和医疗服务行业的看法：

> 我认识的每一个人都是医生！我都不知道看医生还需要预约，因为我一般只是打电话说："喂，阿姨，我的问题是什么。"真的！可能直到六年级，我发自内心觉得，如果你学习，如果你努力工作，那你就能成为一名医生。就好像没有其他别的选择。这就是我的真实想法。

尽管生在医学世家，但随着她在学校的成长，安佳丽也开始意识到其他可能的选择，而这取决于她所选的科目。[19]她的反思体现了学校教育的困境——结构化的科目设置及其背后不同的价值取向将决定学生的未来，以及为什么 AIIMS 的学生说只需要在数学和科学之间做出选择：

> 是的，在十年级的时候，你要在生物和数学之间做出选择，而文科则是……那时候我 16 岁，当时的观念是，人文学科是为那些无法进入科学领域的人准备的，没有人会真正"选择"人文学科。而选商科的往往是家里有人做生意。所以很自然，理科才是优选。然后还要在生物和数学之间做出选择，于是我这两门都选了，不像我学校里的其他人，这两门我都学习了。然后当做决定的时候，我既可以选择进入工程领域——印度的另一个热门行业，也可以选择成为一名医生。我当时也不太确定，不知道自己更喜欢什么。所以，我说："好吧，医学是个安全的选项，不如就这个吧。"

然而，对来自北方邦农村的尼基尔来说，在这种医学环境中长大无疑是一种激励。他的父亲不是经过专业培训的医生，不过因为受教育的程度高，人们往往向他寻求医疗建议，后来通过一个政府项目，他父亲被选中参加一些急救培训。他的早逝也是促使尼基尔决定学医的一个因素：

　　先前我看着我的父亲做一些治疗，开一些止疼药物的时候……有人因为疼痛来看病，我父亲给了些什么，人家就会说："谢谢你，医生。"这让我很开心。能够治疗他人的病痛，让我感觉很有价值。如果有人叫我医生，我会很有激情。我想以这种方式帮助人们。还有一件事，我父亲患有脑瘤，他在我上七年级的时候去世了。所以在那时，我开始更多考虑医学科学……我决定我一定要在这个领域有所成就，这样我才能让其他孩子都幸福，没有跟我一样的遭遇。就是一些这样的情感。

对尼基尔来说，在医学家庭背景中成长，与米希尔或安佳丽有着不同的意义。不过，可能对 AIIMS 的学生来说，尼基尔的父亲都算不上"正经医生"——他很可能只会被轻蔑地视作"江湖郎中"，但正是早期看到医学在现实中的应用，促使尼基尔成为一名医生。他并没有觉得这是一个非选不可的默认选项。

"烧不起来的数据"[20]：死记硬背简史

　　在印度，我们习惯于将更多的注意力和时间放在书本学习上，而不是放在实践方面。在我们国家，为了通过考试而背诵东西的习惯太常见了。这是一个非常危险的习惯。除了没有学到任何东西，这样做人还会变得呆板，而且可能以后也没有成长的能力。我认

为，在我们所有的科学研究和教育中，必须更多地强
调实践的一面。

——贾瓦哈拉尔·尼赫鲁，医学教育会议上的

讲话，新德里，1955 年

萨布拉是一名来自马尔代夫的学生，现在正在实习。当回
忆起在 AIIMS 的第一年所经历的教学文化冲击时，她笑了起
来。她必须在有限的时间内学习完所有的材料以应对考试："对
我们来说，这些都是填鸭式学习，所以我们都在想，印度人是
怎么做到的？他们太聪明了！这对所有外国人来说都非常难。
我们不断失败。"她记得曾与一位在伦敦帝国理工学院学习医学
的朋友聊天，她说，不同之处在于，AIIMS 的学生整本整本拼
命背的书，是她的朋友用来参考，或者补充课程讲义及研讨会
时用的。"死记硬背"的缺点是她会忘记读过的大量内容。但她
说，从好的方面看，采用"死记硬背"这种一揽子方法意味着，
"我猜，不知不觉中，我们也算是学到了很多东西"。

如同许多事物，当代印度的教育因其形式的多样而引人注
目。从历史、语言、宗教、考试委员会，到它们是由政府、非
政府组织主办还是由私人主办等方面，这些学校都有所不同。
尽管存在这些差异，尽管政府定期进行教育改革，但死记硬背
和考前突击，仍然是许多学生印象深刻的校园回忆。[21] 学生们
参加一轮又一轮竞争激烈的考试，之后会在一个成绩矩阵中被
分配一个数字等级，这产生的决定性后果往往会巩固原有的社
会优势或劣势。[22] 从表面上看，这似乎主要是一个学习机制的

问题，但其形成的历史过程中，包含了对知识的定义和控制，以及传播知识的技术和目的。贯穿当代印度教育的潮流反映了三个相互交织的时代的影响：前殖民时代、后殖民时代，以及可以说是最直观的，殖民时代本身。[23]

1835 年的《英国教育法》标志着殖民主义对印度教育的影响开始系统化，并且与托马斯·麦考利的《印度教育纪要》紧密相关。这一纪要主张以英语取代波斯语① 作为主要教学语言，并主张用以西方科学和文学为基础的课程来开化大众。维多利亚时期的英国出于对道德和科学理性的双重关注，在印度部分地区建立起一套教育系统，用来重现英国的行为价值体系，建立并维持一个忠诚的精英阶层，并向那些在此之前被剥夺了权利的人传授"知识"——同时给帝国的存在提供道德上的理由。[24]

推动教育的普及和系统化，有多方面的殖民动机：建立一个忠诚的精英阶层，传播被认为是启蒙运动之果的理性和科学；让女孩接受教育；用本国语教学——所有这些都通过基督教伦理与"道德提升"交织在一起。然而，随着新教育体系的实施，英国政府对有效知识的形式做出了明确的定义和掌控。这并不是说殖民制度消解了所有其他形式的学习，但随着 1833 年公务员制度向印度人开放，如果想要受雇于政府，并获得相应的薪酬福利，选择殖民制度下的课程就成了既定途径。[25]

这种库马尔所称的"教科书文化"的背后，是固化的教师

---

① 编者注：当时波斯语是印度地区广泛使用的语言。

招聘程序、随之而来的行业贬值、殖民政府的"精密的检查机制",以及越来越深入人心的奖学金和资格证书的考核办法,同时,这些也在不断巩固着这种文化。[26] 教师被置于体制阶梯的底层,沦为低薪的政府公务员,所需要负责的就是帮助学生通过考试。[27] 尽管政策制定者表面上说要强调理解和分析,但教科书很快就成为金科玉律,特别是因为其中有考试要用到的内容。"对学生来说,能从课本中学到什么,取决于考试的紧迫程度。"[28]

由于众所周知的考试激烈程度,对物质条件优渥(那些有能力参加考试的)的印度青少年来说,童年的很大部分时间是在对考试的恐惧中度过的。备受喜爱的作家普列姆昌德(Premchand)在其 1910 年的短篇小说《两兄弟》中提及了对于考试的困惑,这些考试对学生来说,除要通过外,几乎没有任何意义:

> 你还得学习英国历史。记住国王的名字并不容易。光是叫亨利的就有八个——你觉得记住每个人在位期间发生的事会容易吗?如果你写的是亨利八世而不是亨利七世,你就没分了。彻底完蛋。甚至连 0 分都没有……[但]为什么要关心这些考试呢?!只要把书上写的誊出来就行了。他们想要的只是我们不断把文字写到纸上。而他们把这个过程叫作教育。到头来,学习这些荒谬的东西有什么用呢?[29]

相比于对教育的实质内容及其促进批判和思考能力的关注，殖民政府可能更需要的是秩序和掌控。[30] 特别是在大学阶段，库马尔认为，考试成了一种用来建立和维持标准的惯常做法，目的是衡量成就。奖学金、就业和晋升的标准由教育官僚机构制定，以秉持所谓的"原则和公正程序"，从而支撑殖民统治的规则。[31] 有关学术文凭如何生产文化资本，布迪厄的论点完善了这种分析："有了学术文凭，即一种文化适应性的证明，其拥有者被赋予了一种文化上传统的、恒定的、有法律保障的价值，社会炼金术生产出一种文化资本的形式，相对于其拥有者，甚至相对于他在某一时刻实际拥有的文化资本而言，这种形式具有相对的自主性。"[32] 作为殖民时期印度的一种文化资本形式，特定类型的教育成为彰显自我的有效手段，并且现在依旧如此。这种区分通过成绩单、证书和奖章变得有形而客观，在墙上，在柜子里，它们骄傲地宣扬着成就。[33] 虽然现在这些成就的物质表现仍然是文化资本的重要标志，但它们能否实现价值转换，特别是对离校生来说，没有那么理所当然的答案：对一些家庭来说，这种不确定性影响了是否让孩子在超过某一年龄段之后仍继续接受教育的决定。[34]

复杂的教育，成功的机遇

在推广教育普及的运动中，理想是一个重要的关键词。教育能够促进社会流动和发展，振奋人心的证明就是那些说以后要做教师或医生的孩子，他们想要改善周围人的生活。[35] 非政府组织的运动，在具有社会意识的捐助者的支持下，继续确保了理想加上决心将使接受新教育的儿童获得成功。尽管自20世纪40年代以来，穷人的教育与印度国家发展之间一直存在表面上的联系，但直到2009年，《教育权利法》才获得通过。随后，印度的入学率有所提高，特别是就初等教育而言。[36] 然而，入学并不能保证出勤或者毕业，但目前仍没有对这一重要层面开展可靠的考察。同样地，教育质量也没有被考量。

学者们对教育具有固有的、不受环境影响的正向价值这一观点提出了质疑。帕特里夏·杰弗里（Patricia Jeffery）认为："教育**在实践中**的效果是非常模糊的。"[37] 莱文森（Bradley A. Levinson）和霍兰（Dorothy Holland）将教育描述为一种"矛盾的资源"，"在给一些人带来优势和社会流动性的同时，也强化了另一些人的不平等地位"。[38] 印度中产阶级大规模扩张，部分原因是教育机会的增加。虽然这是社会流动性的一个明显表现，但杰弗里和同事认为，目前的分析往往过度强调通过教育机会创造人力资本，而对"权力、社会变革和教育的意义"关注不够。[39]

这更加意味着在这类机制下，学术成就的文化资本不一定会转化为经济机会，并且这可能会随着时间的推移而改变。正如布迪厄所描述的，"因为学术文凭所保证的物质性和符号性利益也取决于它的稀缺性，（时间和精力上的）投资回报可能会比当初预期的要少（学术资本和经济资本之间的转换率已经有了确凿的变化）"[40]。在殖民时期的印度，相对富裕的上层种姓家庭争夺英语教育的机会，以确保在殖民政府管理下，其子女拥有就业所需的"技能、知识和证书"。[41] 当代背景下，英语教育所带来的优势比以往任何时候都更重要，即使水平参差不齐，因为其他形式的资本影响了获得机会的可能性，并且出现了诋毁用当地语言授课的窘境。[42]

除普鲁什和尼基尔外，其他所有与我交谈过的 AIIMS 学生都上过英语授课的学校，并且都接受过私立教育。普鲁什和尼基尔是来自表列种姓的学生，就读的是为来自弱势背景的有学术潜力的儿童开设的选拔性政府学校。我遇到过两名来自著名的精英寄宿学校的学生，但"修道院式"教育——在那些由传教士在整个殖民地印度建立的许多天主教或耶稣会学校上学，则更为普遍。

苏希尔来自表列种姓，他坚信，如果接受的不是英语教学，他就不会进入 AIIMS。他解释说，如果不是他的父亲念完八年级离开家乡，之后在印度铁路公司获得一个政府职位，他就无法接受这样的教育。他的父亲后来通过函授课程完成了中学教育。正如苏希尔所说：

> 我来到这座城市，在一所英语学校接受早期教育，这就是为什么我现在在这里。对一个来自下层种姓的人来说，如果在以印地语授课的学校学习，是不可能到我现在的位置的。没有可能。

理想，因夹杂着种姓、阶级、宗教和性别等因素而变得复杂。[43] 在官方统计数字中，学校入学率和出席率出现了令人欣慰的增长，不过其背后的差异性经验也被掩饰了起来。

当下，越来越多的印度儿童选择了接受学校教育，但他们的学习体验和等待他们的机会各异，这值得关注。并非每个人都有机会将理想转化为成就，而对那些做出尝试的人来说，并非所有的努力都能得到回报。正如佩吉·弗罗雷尔（Peggy Froerer）所说的，"如果忽略了同类人群对学校教育的不同感受和看法，那么，教育被认定所能带来的'根本利益'，就会一直归属于少数特权阶层"[44]。

我在此着重强调了教育的复杂性，部分是为了重新审视"优绩主义"，这在本书后半部分也有提及。不过，我也是为了表明，虽然考入 AIIMS 非常困难，但能够在通往入学考试的梦想阶梯上获得一个立足点，则是另一个层级的挑战。正如德什潘德（Satish Deshpande）在讨论现代考试的出现时指出的，考试是"下游事件"，能否参加考试受到社会结构的制约，而正是这些社会结构通过某些方式确保了不平等的再生产。例如，不是所有人都能享有平等的接受教育的权利。[45] 布迪厄和帕塞隆（Jean-Claude Passeron）写道："相较于**通过率**而言，当用**申请率**来衡量时，对每个国家来说，各阶层之间的不平等显然大得多。"[46] 在这方面，AIIMS 的学生与克莱尔·温德兰笔下的马拉维的医学生有很多共同之处，温德兰写道："当他们踏入刷漆的金属大门，走进医学院的时候，他们已经是佼佼者，而且远远超过北美或欧洲的同龄人。"[47]

"百万个背书的人"

死记硬背这套办法开始越来越多地受到有追求的父母和教育学者的质疑。[48] 提到死记硬背，人们往往联想到的是水平不高的政府学校和过时的教学方法，而对处于向上流动阶段的学童来说，这些并不能帮助他们为国际化的工作生活和成为世界公民做好准备。当然，死记硬背的传统在当代的竞争性考试中并不能直接派上用场，AIIMS 的入学考试也不仅仅是考验记忆力。背诵仍然是主要的学习方法，不过，灵活地掌握并运用这些知识才能正确回答问题，这也是考试要考察的能力。因此，比起学校考试或者以前的大学入学考试来说，仅仅靠死记硬背并不能在这场考试中过关。AIIMS 的录取过程保留着过去的传统，但又不是直接的延续。然而，如果没有在这些技能方面接受过足够的训练，申请者就不可能在 AIIMS 赢得一席之地，到现在依然如此。按官方说法，任何完成十二年级英语、物理、化学和生物考试并取得及格成绩（60%，对于表列种姓或表列部落考生来说是 50%）及以上的学生，都有资格参加 AIIMS 入学考试。在某种程度上，这一选拔标准肯定了大型入学考试起到的公平分配机会的功能——对背景较差的年轻人来说，这是一个不可错过的机会，借由这所在全国都备受尊敬的学院，他们会获得更多的安全感。无数人寄希望于这种可能性，而考试的声望取决于报名参加考试的考生人数，以及随之未能入选的人数——借用德什潘德的残酷说法，他们就是"炮灰"[49]。理论上讲，取得 60% 的成绩毕业，然后参加 AIIMS 入学考试是可行的，但从未听说有人真的这样做。正像普鲁什解释的那样："我在学校学习成绩不错，但要想读医的话，这还不够。"

苏布拉马尼安（Ajantha Subramanian）指出，在印度，大学入学考试的考前辅导和大学本身一样古老。[50] 不过，新现象是，为了迎合有志于报考印度理工学院和 AIIMS 的学生形成的巨大市场，辅导机构产业出现了爆炸式增长——虽然其中绝大多数考生不会被录取。我所接触到的所有 MBBS 学生都参加过辅导班，以便为 AIIMS 的入学考试做准备。大多数人都利用最后两年在学校的时间上课，从他们开始读十一年级开始。在实习的那一年，迪帕克回忆起辅导班模式："上课，从两点到八点。几乎每天都这样。战线拉得很长，每隔几周就有测试。最后，在完成学业后，我们会为一个系列测试做准备。"在那时，印度教育研究与培训全国理事会的科学教科书成了迪帕克最好的陪伴。"以前我们睡觉时也会抱着它，一有时间就翻看这本书。我觉得我已经把它看了六七遍。一有时间就翻看它，就是这样。"回忆起埋头于准备考试的青春期岁月，他摇了摇头："我在两年里总共只看了三四部电影。真的是这样。"

巴拉杰在十二年级时参加了辅导班，他强调自己"只上了一年"，整个过程很紧凑："真实情况是，我们必须学习很多东西，每天要连续学习 14—15 个小时。而在考试前的三四个月里，学习日程更加紧张，每天要学习 17—18 个小时。"对尼基尔来说，前期准备还包括离开在北方邦的家，搬到德里去参加某个辅导机构，每天 5 小时，每周 4 天。他的哥哥鼓励他这样做，并建议道："参加辅导班会让你真正处于一个竞争性的环境，这样你就可以有个参考和比较，看到自己的位置。"尼基尔在德里的生活围绕着学院的竞争主义精神而展开："辅导班是唯一，是全部。我在这里只是一个交了钱的顾客，所以没有朋友，只有辅导班。"

尼基尔离开家去参加辅导机构的经历并不是个例。普鲁什被选入拉贾斯坦邦的 JNV 中学——一个政府学校系统，为来自农村地区的有天赋的学生提供免费的中学教育——他在那里从六年级读到了十二年级。由于对生物和解剖学产生了兴趣，他搬到了同样位于拉贾斯坦邦的科塔，在一家辅导机构学习了一年。苏希尔也在科塔参加了一年的辅导班，他将这一经历描述为"**几十万**的人在一起死记硬背"。

科塔历来以铁路交通枢纽而闻名，近年来，它又作为印度首屈一指的辅导城市而名声响亮，学生在此准备工程和医科的入学考试，并在此过程中催生出一系列产业，包括与之相关的宿舍、复印店等，估计每年产值 2000 亿卢比[51]。通过谷歌搜索，可以看到近 200 家辅导机构的名单——从小型的家庭式机构到在全国各地设有分支的连锁机构。在一些在线论坛上，常常能看到有很多准考生在寻求该上哪所学院的建议，考虑的因素包括财政补助、专科类别以及最适合"间隔生"或"复读生"——那些已经参加过医学或工程学院入学考试并且失败了的考生。来自喀拉拉邦的学生克里什在上到十一年级也就是在学校的最后一年时，才决定要学医。他说，因为他的数学老师不好，耽误了他的学习进程，于是他决定在完成十二年级的学习后，额外花一年时间来准备入学考试。他说："这是我的间隔年。"

在科塔，一年的学费在 5 万—10 亿卢比，住宿和其他费用总计至少 8 亿卢比。[52] 无穷尽的考试还不是残酷现实的全部。由于需求量大，且辅导机构之间形成了等级制度，一些最受欢迎的辅导机构开始举办自己的招生考试，并为此设立了独立的辅导中心。[53] 学校和辅导中心之间的紧密联系意味着一些学生开始参加全日制的辅导班，只在参加十二年级考试时返回学校。越来越多的"假学校"被建立起来，以为此提供便利条件。这就意味着，从六年级或 11 岁开始的教育，都可以围绕着大学入学考试进行。在 2016 年 AIIMS 入学考试中排名第 3 的学生，从九年级开始就参加了辅导班。在这种策略下，家庭付出的投资产生了苏珊·贝利（Susan Bayly）在越南背景下描述的"集体式成就"（achiever collectivities），即表面上成就是个人的，实则掩盖了背后多个角色的参与。[54] 在本书的后面，我会提出，要意识到全体的付出对一些 AIIMS 学生的职业选择有影响。

印度最畅销的英文小说家、印度理工学院校友奇坦·巴哈特（Chetan Bhagat）在《革命 2020》中描述了科塔的辅导环境，他的写作素材和对象均是印度年轻的、有抱负的城市中产阶级。[55] 故事的主人公戈帕尔在第一次参加印度理工学院的入学考试时落榜。在父亲的要求下，他去科塔参加了一年的辅导，为第二次考试做准备。在那里，他遭遇了这套有着自己的规则和等级制度的完整生态系统，其存在就是为了应对年年往复的选拔性考试。[56] 科塔的许多学生生活在各种压力之下。并非所有的学生一开始就想去那里，对一些人来说，学习的重任、经济上的担忧、思乡之情以及青春期的个人焦虑都变得无法控制。[57] 2015 年 10 月，新闻媒体报道说，在此前的 5 年里，有 72 名学生在科塔自杀。其中 12 名学生在 2015 年的前 10 个月中死亡，仅在 2015 年 6 月就有 5 人死亡，这促使拉贾斯坦邦政府出台指导方针，以缓和居住在科塔参加辅导班的 15 万名学生的压力。[58] 辅导班在众人心目中的必要性是通往 AIIMS 之路的另一个障碍。

在反思自己的经历时，苏希尔说道：

> 这些辅导仅仅是为……那些来自中产阶级的能负担得起的人服务的。一个来自贫穷家庭的人无法负担这些费用。他们读的是印地语学校，然后转身要他们支付 50000 美元的辅导费？他们不可能到这里来……所以，一直以来，来这里的都是那些中产阶级以上的人，只有他们才会来上辅导班。[59]

辅导班是对文化资本的再强化。而文化资本的运作方式已经阻碍或筛掉了被压迫性的社会结构置于不利地位的有志青年，大学入学考试的面纱也由此被揭开——与其说是衡量成就的手段，不如说是"宿命的中介"。[60]

在所有与我交谈的学生中，出身五代医生家庭的安佳丽最坦诚地讲述了自身和家庭的特权对她录取的帮助。她所继承的这些资本让她的录取之路更加顺畅。她被 AIIMS 录取可以说是顺理成章，她说："优渥的条件，优秀的学校，最好的辅导班。"

因为被录取,她的家人和朋友都认为她很"了不起"。"但我从来没有真正地去争取过。"她说。此外,她补充道,入学考试主要是考背诵。"实际上考试测试的并不是你有多聪明,而是你有多勤奋。"招生过程中,用来判断一个学生是否有做医生的潜质的,除理科考试的成绩外再无其他。这也就解释得通为何自称对医学缺少兴趣的塔希也能在 AIIMS 获得一席之地。德什潘德指出了大多数竞争性考试所具有的指向性,也就是说,"要考量的东西据说不仅是(或不同于)实际的考试内容"[61]。德什潘德举例说,比如在地理、哲学和通识等科目的考试中取得好成绩可能意味着具备成为一名优秀公务员的潜力,而实际上这种联系往往站不住脚。在 AIIMS 的例子中,在生物、化学和物理的多项选择题上取得近乎完美的分数,则意味着具备成为一名好医生的潜力。在安佳丽看来,考试衡量的是一种打持久战的能力。道理不假,但这些狭隘的标准也表明,AIIMS 漠视医学行业潜在的社会属性,而只想对那些敢考虑参加入学考试的已经拥有足够特权的人敞开大门,从而再生产其精英属性。我很快会在下一章中回到这个主题。

在撰写本书时,MBBS 入学考试正在全国 150 多个中心分上午和下午进行,每场时长三个半小时。考试包括 200 个问题,分为四个部分——物理、化学、生物和通识,可以选择用英语或印地语进行考试,尽管很少有人选择用印地语。这印证了苏希尔的观点,他觉得要想考进 AIIMS,就需要接受以英文为媒介的教育。[62] 在 200 道选择题中,60 道以"判断和分析"为基础,考生需要判断考题给出的论断陈述和所提供的理由之间是否对应，以及怎样对应。在这方面，AIIMS 考试有别于其他医学入学考试，也因而享有更具挑战性的声誉。[63]

在 2 月份异常暖和的一天，我在 AIIMS 的联谊野餐会上遇到了实习生维韦克。野餐会是由 AIIMS 校友会主席组织的年度活动，主席邀请大家在他的位于南德里一个非常富裕地区的"农舍"欢聚畅饮。大家聚在一起庆祝现任实习生，并鼓励他们加入校友会。这一次，野餐会恰逢板球世界杯比赛，一块屏幕被立起来播放印度和南非的比赛。"招生选拔过程全都是问题"，进入 AIIMS 是"一个运气问题"，维韦克说。他认为，录取过程应该包括面试，以便能招到那些未来的优秀医生。四年级学生迪利普表示赞同：

> 就考试而言，在印度，被选入医学院或工程学院纯粹是基于学业。他们不看你的简历，额外的这个那个，工作经验……什么都不看。纯粹看学业。对大多数家庭来说，他们的孩子能进入一所著名的大学是一种荣耀。就像是社会（精英）……他们会得到尊重。这就是为什么他们督促学生努力学习，考入某所大学，去印度理工学院，去 AIIMS，这样那样。而没有想过，也没有意识到这些孩子本身可能没有学习医学的天分。只是为了就业有保障，而没有真正考虑孩子想做什么。因此，也许这就是为什么大多数学生在寒窗苦读考入大学，来到 AIIMS 之后，发现现在他们被赋予了自由，可以做任何想做的事，然后他们意识到："好吧，

我不该来这儿，这不是我想要的。"于是他们就去攻读工商管理硕士学位，去参加公务员考试，等等。

B 医生和 D 博士都是几十年前在 AIIMS 学习过的资深教员，他们回忆说，以前的入学考试需要简短的叙述性答案，后来完全改为选择题。D 博士认为，这种新的形式，再加上为弱势群体保留更多的名额的政策，虽然没有带来一个完全公平的竞争环境，但通过这个重要的手段，AIIMS 的学生群体变得更加多元，让这里不再仅仅是那些有特权的学生的天下。

B 医生认为，作为当前唯一的录取条件，AIIMS 入学考试是一道门槛，其形式由压倒性的需求所决定，但也反映了社会对"主观性"的普遍不适：

> 我们的供需差异如此之大，以至于对一切都有一种根本上的不信任。因此，任何带有一点点主观性的东西都不能被接受。必须要完全客观，可以被打分，可以被评估，还要有一个分数线。我达到了那个线，我就上去了，其他人如果没有达到那个分数线，就不能上。我没有技能而其他人有技能，或是我没有天分而别人有天分，这并不重要。"能力""天分"，这些都是主观的术语，所以不被我们当今的社会接受。

另一位资深教员 L 医生强烈反对狭隘的入学考试方法，并称这对于招生有不利影响。她对我说："提高教学质量的绊脚石是生源的质量。"而人们则普遍认为 AIIMS 学生是印度最聪明和最优秀的医学生。苏布拉马尼安在印度理工学院的管理人员中也发现了类似的担忧，他们担心，由于辅导行业的存在，入学考试无法区分"考生**天生**的资质和他们**学成**的水平"[64]。然而，认识到招生制度的缺陷并不一定意味着有行得通的替代方案。正如德什潘德所指出的，对大规模的考试来说，批评容易，取代难，主要是由于金钱和劳动力的原因，特别是在印度这样庞大的人口基数之下。[65] L 医生赞同 B 医生的意见，即任何衡量能力的举措都会被指控为是带有偏见的主观判断，并可能导致不满的家长向法院提起诉讼。处于实习期的尚卡尔也认为，招生过程的狭隘关注点不可避免地会把一些有天赋、积极性高的候选者排除在外，但他也认为在印度的社会环境下，不会有其他替代方案：

> 这是不可能的。可以有一些心理测试，关于你为什么要参加这个考试等；面试可以有。但印度腐败现象很严重。所以如果有人有权力，他就可以说："给他分高点"。这就很主观。而我们现在的系统更加客观，所以什么都不能做。我的意思是不会有人可以任意操纵。在美国，他们有推荐信、面试这些。但如果是在印度，那么这一切都会被操控。

尚卡尔的想法证实了对"主观"的不信任，以及对"客观"的信奉——认为客观是一个不能被操纵、不受社会因素影响的实体。或者说，回到布迪厄的观点，入学考试被赋予的客观性脱离了社会结构对考生成功机会的影响，从而保护了那些处于有利地位的人的利益。这种对"客观"的、可测量的数据的信任话语，使我们又回到了在殖民时期考试制度下被架设起的标准，这些标准被认为是公正的，同时反映了特定认识论上规范的提升。德什潘德强调，福柯的观点是，"考试是一种行使等级和规范化裁决的技术"[66]。当然，对尚卡尔来说，目前的秩序非常好——从现状中受益的群体中，很少有人会有兴趣为了更广大的平等而与此对抗。除了为这些既得利益服务，苏布拉马尼安还写到了印度理工学院的校友，他们认为入学考试的"公平性"和"客观性"是这些机构"廉洁"的标志，也是它们"对印度当下的超越"[67]。在反对平权政策的意见中，我们也找到了类似的卓越叙事和特殊主义——在下一章中会有更直接地呈现，他们声称平权行动违背了才能论，破坏了真正的平等。

"我的梦想成真了！"

拉胡尔在昌迪加尔的一所被用作考场的政府学校参加了考试："我看着试卷，感觉就那样——有些知道，有些不知道。"他回忆说，大约有 180 个问题，其中只有 4 个是来自通识部分。"因为我完全不会！"他说，"他们问的都是很难的问题。比如这个歌手属于哪个格拉纳（Gharana，印度传统音乐的学派），诸如此类的问题。我对这些一无所知！"拉胡尔后来得知，他在 37 个普通类名额中取得了第 33 名，但当时他不知道自己的表现如何，参加考试只是为了取悦他的父亲（也是一名医生）。他在全印度医学预科考试中取得了全国第 128 名（约 40 万名考生）的成绩，他对未来能够在家乡西姆拉上医学院的前景感到满意：

> 所以这就是我们的计划。第二天是 AIIMS。我当时想："为什么要报 AIIMS？我不会被选上的，我不是那种出色的小孩，我才第 128 名，只有前 30—40 名才会被选上 AIIMS。"［我父亲］说："你就当给我报一次，算是我求你的，就报名吧。"我还申请了贾瓦哈拉尔研究生医学教育与研究学院和别的学校，我说我不打算报贾瓦哈拉尔了，他说："但你要报 AIIMS。"

拉胡尔参加考试时很放松。他记得那是连夜大雨后一个美丽的清晨。他和他的父亲在等待考场开门时去散了会儿步。有几个学生说，他们被录取的主要原因是他们在考试时很放松，因为他们已经在一所自己满意的大学里锁定了位置。在一个类似的故事中，普里亚告诉我，她对自己已经被德里哈丁格夫人医学院录取很满意，参加 AIIMS 考试只是为了让她母亲满意：

> 我只是以非常冷静的心态参加考试，因为我知道我已经有大学上了。也许这一点很有用……我一点压力都没有。我坐的夜间巴士，连夜赶路，早上考完试就回来了。我甚至没有等待出结果，然后出成绩了，我当时就想，天啊！这是最好的礼物。

拉胡尔和他的父亲正要去西姆拉的学院领取录取通知书时，一个通知他被 AIIMS 成功录取的电话打来。"我的父亲很激动！而我就好像那个捂脸的表情，就像那样！我就敲自己脑袋，我到底是怎么做到的？！因为我不想去。"但是，当他的父母同意在十二年级时不把他送出家门参加辅导班时，拉胡尔已经做了一个双重交易。首先，如果他第一次考试没有被一所好的大学录取，他将在十二年级后间隔一年，离开家去辅导中心为第二次考试做准备。其次，他可以偏好西姆拉的学校，拒绝其他大学的录取，不过 AIIMS 除外。他说："所以我意识到，现在我必须要离开家了。"

拉胡尔对自己被录取的反应比大多数人更矛盾。惊喜和高兴往往是第一反应，映射出的是 AIIMS 在这些成绩优异的学生心目中的特殊地位。按照全印度医学预科考试的排名，他们都已经获得了其他知名大学的名额。正如阿施施所说：

> 我能通过考试真是个奇迹。我从未想过能通过那场考试。我的父母就说，就当是为了报名而报名。因为我在全印度医学预科考试中的排名是 58，而这里只有 37 个名额，所以有点危险。

尽管在全印度医学预科考试中排名第 1，但尼哈——家里的第一个医学生——仍然对她被 AIIMS 录取感到震惊："我完全没有想到！当我知道自己被录取时，我哭了。"对尼基尔来说，当他在四年后与我谈起他收到被录取的消息时，当时的喜悦依旧历历在目："这太不可思议了！我当时想，这可是 AIIMS！我的梦想成真了！"

当一直在候补名单上的苏希尔得知他被 AIIMS 录取时，他已经在艾哈迈达巴德的一所医学院开始了新的学期：

> 我整个星期都在祈祷，希望我能够成功。我祈祷了很久。当我知道被录取时，我高兴极了。我的家人也非常高兴……当那封信寄到我家里，说我有位置了。信是用英语写的，于是他们叫了一个人，我爸爸叫了他的朋友，他们要读出那封信［才能翻译］。那个人告诉我的亲人们，说我不用再等了，让他们把我叫回德里。

当被我问及被录取的兴奋感——那种特殊感——是否一直贯穿于他在 AIIMS 的岁月时，克里什反思道："是的，但也不是一直如此，有时我会有这样的感觉：为什么我被选中了，为什么我是这 72 名被选中的学生之一，而不在那 10 万名没有被选中的学生当中。"

朗（Nicholas J. Long）和摩尔（Henrietta L. Moore）将此类成就描述为事件——被录取的时刻，以及随之而来的反应。这种经历"既是具体的，也是符号性的；被全然具身化并且高度情感化，但幻想和想象也在对其的认识和阐释中发挥了作用"。有了这项了不起的成就，再加上自身具备的能力受到认可，一套关于成功者的"新知识"被生产出来，既关乎自己也可能关乎他人——"那些有同样成就的，或者那些没有的，现在的，或者过去的"。[68] 这一成就也会影响学生对自我的认知，不仅对刚刚离开 AIIMS 时的选择有影响，也可预见对未来也有影响——AIIMS 的身份将永远伴随着他们，无论他们选择哪条路。

排名和数字传记

入学考试结束后，考生会被按照成绩排名。在与学生交谈时，我开始对考试排名对自我认知的影响产生兴趣。我开始把排名看成"传记数字"，在这里我把它看作一个桥梁式的概念：一方面是印度历史上对数字的官僚化运用的文献，另一方面是学者们对数字和当代"数字化叙事"的研究。[69] 审视排名被藏匿起来的复杂功能则揭示了 AIIMS 录取过程中的另一个重要方面，而这一影响要比"被录取"更加深远。

阿尔君·阿帕杜莱（Arjun Appadurai）写道，在 19 世纪的印度，"数字表格、数字和图表使关于殖民景观的乏味描述的杂乱、偶然化的叙事，被驯化为抽象、精确、完整和冷静的数字习语"[70]。他接着写道，数字，是压制印度庞杂的社会文化多样性的手段。数字排名给了成千上万的 AIIMS 申请者"整齐的代号"，在某种意义上起到了类似掩饰的作用，但它也有着相反的作用，在相同处制造不同。设想下，5 个人在一次考试中分别取得了 63、76、87、93 和 98 分。按照字母评分系统的话，这 5 个人的分数可能会被定为 C、C、B、A、A，这样的话，这 5 个人被分成了三类，学生会以此分成三组。相比之下，排名系统则无情地以人为单位，抹去了所有共同的身份：5 个人分成了 5 个名次，无论他们的分数多么接近。

在 AIIMS MBBS 入学考试中，各名次之间的差异是微不足道的。事实上，在 2018 年的考试中，相同的成绩意味着前 1185 名考生之间只产生了 306 个不同的总分，必须采用平局决胜的办法将他们划分为不同的名次。

排名引发了上层种姓申请者的抗议，他们认为受益于较低分数线的其他落后阶层（OBC）、表列种姓（SC）和表列部落（ST）申请者不如普通类别（GC）的申请者有"才能"。如表 2 所示，2018 年，获得 8 个保留名额中第 8 名的 ST 考生的综合排名为 2090，而综合排名为 51 的考生是一名没达到录取分数线的 GC 学生。这第 51 名 GC 申请者可能会觉得不公平——他的名额被让给了一个不够资格的人。这是一种常见的情绪反应，并不难理解，即使是对那些支持平权行动的人来说。然而，当关注百分位分数时，我们会发现，ST、SC 和 OBC 被录取的申请者中得分最低的也在第 99 百分位区间内，而排名 2090 的 ST 申请者的成绩仍然超过了 372430 人。所有被录取的考生在生物、化学和物理多项选择考试中展现出的水平差异是可以忽略不计的。而表 2 也显示，在 2018 年，得分最高的 SC 和 OBC 考生的总排名分别为 5 和 18。但是，正是第 51 名 GC 考生（没录取）和第 8 名 ST 考生（被录取）之间 2040 名的差异，在有关才能的意识形态争论中被当作武器，用于保护和维持上层种姓的结构性特权。

排名系统让"每一个人都暴露在等级性评价的刺眼强光之

表 2 2018 年 AIIMS MBBS 入学考试成绩

	排名	生物（%）	化学（%）	物理（%）	通识＊（%）	总体百分位	分数排其后的所有申请人数
总成绩最高	1	100	99.9404672	100	97.8752192	100	374519
GC类未被录取者最高	51	99.8566216	99.9679004	99.9358007	98.7887737	99.9871601	374469
最高 OBC	18	98.4718781	99.9978732	99.9883025	99.0695152	99.9957464	374502
最高 SC	5	99.9323739	99.9788668	99.9978867	99.4928042	99.9989433	374515
最高 ST	522	99.3754465	99.5681164	99.8625333	94.2004200	99.8636157	373998
最低 OBC（OBC 27）	188	99.9818102	99.2766882	99.9283108	98.4538675	99.9507806	374332
最低 SC（SC 15）	655	99.3754465	99.9328903	98.9533046	94.2004200	99.8311432	373865
最低 ST（ST 8）	2090	99.3783370	99.3751271	99.1536396	57.6702083	99.4468163	372430

数据来源：http://www.aiimsexams.org/info/archive_result2018.html。

＊与我交谈过的学生认为考试中的通识部分对总成绩来说无关紧要，但这是唯一一个分数相差超过几个小数点的部分。

下"[71]。因此，排名充当了一种管理工具，提供了对成就的一种正当区分，掩饰了排名靠前的学生之间的分数同质性，并暗示那些分数低于 GC 分数线的 OBC、SC 和 ST 考生缺乏在 AIIMS 学习的必要能力。AIIMS 的一位前院长在谈到这所机构不同于其他医学院的因素时，说实际情况远非如此："不仅仅是录取的 35 人是优秀的，在此之后的 3500 名申请者同样是优秀的。"用德什潘德的话说，"分数线就像是个断头台，［创造了］两个内部同质但相互对立的群体"，一个被认为是"有才能的"，另一个被认为是"没有才能的"。[72] 德什潘德在其他地方解释说，排名被认为是"一种伦理道德的排序"[73]。我们会在下一章看到这一点是如何在上层种姓反对平权行动时发挥作用的。

除了显示出择优录取的虚假前提，AIIMS 的考试结果还揭示了两个需要政府及时回应的关键问题。首先，把 OBC 考生和 ST 考生放在一起讨论会产生混淆和误导，就好像平权行动政策以同样的方式影响了他们。ST 考生总体得分仍然明显低于 SC 或 OBC 考生，这表明 ST 儿童的长期边缘化需要更多关注。其次，紧迫的问题不是那些不被承认的才能，或是录取了资格不够的学生，而是对高等教育的迫切需求，而对此，印度根本没有机构层面上的能力来吸收。因此，不断白热化的竞争助长了激烈的种姓主义，同时也维持了精英院校的声誉——他们以"按照排名"为由拒绝了大量的考生，以此成为"最好的"。

伯纳德·科恩（Bernard Cohn）在 1987 年发表了一篇经典论文，探讨了殖民时期的人口普查如何将印度人客体化，并通过种姓分类来进行行政管理。这是探讨在现代印度的诞生过程中数字的作用及其意义的一个重要起点。[74] 在科恩的启发下，一些学者顺延这一思路，并逐渐形成一种论点，即如诺伯特·皮博迪（Norbert Peabody）所说，"英国对印度种姓的数据收集不只是为了参考，实际上是在生成"[75]。虽然语境不同，但伊恩·哈金（Ian Hacking）对于统计学史的研究也有着类似的结论，特别是受到福柯启发的"动态唯名论"（dynamic nominalism）概念，即审视新标签如何被用来生成真实的新群体。[76] 阿尔君·阿帕杜莱将这些含义整合起来，从殖民时期的分类逻辑，拓展到量化如何被用作一种社会控制的工具：

> 尽管早期的殖民地的量化政策在设计上存在功利性的目的，但我仍然需要指出，数字逐渐成为官僚统治幻想中的重要一环，成了殖民想象的关键。在这种想象中，可计数的抽象概念——包括人和资源，在每一个可想象的层面和出于任何能想到的目的，创造了一种可控的本土现实。[77]

阿帕杜莱引申了这一论点，他认为，虽然对殖民政府来说数字起到实用性的参考作用，但其引申意义往往也是重要的，甚至更重要。[78] 这一看法与我对当代考试排名的兴趣产生了共鸣，因为名次既是一种社会工具，也是一个传记数字——一种简便的理解自我和他人的方式，而不是其自称的对学术能力的反映。

　　用石瑞（Charles Stafford）的话说，我探究排名何以被用作一种"以数字叙述自我"的手段。[79] 石瑞反思了人类学在处理数字化生活经验方面的过分谨慎，他指出，人们倾向于将数字视为一种还原论（我们对"被简化为数字"这样的想法感到厌恶），会觉得与想象力和个人传记中固有的叙述性描述相冲突。[80] 虽然近年来情况已经开始好转，但我意识到许多人类学家习惯于以怀疑的态度来理解数字。[81] 质疑一些数据的"卫生"是有价值的努力，因为这会揭示出那些被数字消化了的无数的社会、文化和政治影响。[82] 毕竟，这正是我在本书中试图提出的问题，即排名第一的AIIMS——作为印度医学院中的"佼佼者"意味着什么。然而，我同时按照石瑞的思路去拓展阿帕杜莱的研究，并且意识到，虽然我们已经揭示了数字在经验意义上的荒谬性，但一些数字对被匹配到的人来说是有意义的——就像文字一样，数字，包括排名，也会作用于主体性。正如盖尔（Jane Guyer）及其同事所指出的：

> 当普通人因数字语言而陷入情感状态和认知模式中时，他们会做什么？一旦数字走出技术生活，进入文化和权力领域，定量人类学就不再是关于我们应该如何量化世界，而是关于人们如何居住在已经被用数字定义的多重世界中。[83]

在对中国台湾地区的"数字生活"的研究中，石瑞写到陈太太，一位对话者：

> 有趣的是……虽然社会科学家可能认为数字主要

是汇总个人的（否则无法被管理的庞杂）经验的一种
方式，但对陈太太来说，数字是将**她**的故事与其他人
的故事区分开来的一种方式。换句话说，尽管数字看
起来是对事物的整合，限制了可以被讲述的范围（因
为一旦把所有事物都整合起来，它们只是告诉我们
"事情是怎样的"），实际上，数字同样可以帮助把个
人从集体中**分离**出来，也可以帮助他们看到（和讲述）
有关他们生活的新发现。[84]

排名的社会角色和意义早在入学考试前就有了。它不仅将一个
学生最近的考试成绩压缩成一个数字，还将该学生在一个教
室、一个学校、一个邦、一个国家中的地位压缩成一个数字。
它对个人和家庭的声誉都有着影响，而且可以预判一个学生的
未来——哪些期待有可能，而哪些没有可能。例如，安佳丽告
诉我：

> 我非常非常肯定，我永远也不会得到奖牌！我知
> 道那对我来说是不可能的。我通常在前15名，但从未
> 进过前5名。至少对我来说，第7名或第14名并没有
> 什么区别。

正如我们所看到的，参加这些考试的人数众多，隐藏在第1—
15名背后的数字差异几乎无法区分，在某些情况下可能根本
不存在。所以，为了区分出个体差异就需要采用平局决胜的办

法。但是，即使安佳丽觉得第 7 名和第 14 名对自己来说没有分别，也就是在某种程度上她认同这个道理，但她还是相信自己永远不会成为第 1 名。同样，因为竞争激烈，虽然拉胡尔对考不上 AIIMS 的焦虑有根有据，但部分原因是他在全印度医学预科考试的 40 万名考生中排名 128，这导致他得出结论，他不够"聪明"。

在普鲁什的计算中也包含了基于排名的潜力，他在失望的几个月后离开了斋浦尔的一所大学，以便重新参加 AIIMS 的入学考试（令他的父母感到震惊）——这个决定是以下列信息为基础的：

> 那次我的排名是第 36 名，我所在的表列种姓类别里要选 11 人。所以说，选了 11 人，而我是第 36 名……所以我想我应该再给它一次机会。

当我向德里的朋友们提出这个问题时，他们往往能够回忆起二十多年前他们在学校里的排名。一位朋友描述说，他的叔叔阿姨来访时一定会问他的数学成绩排名（一定是数学），即使他们在两星期前刚刚见过面——这样的问候并没有打破僵局，反倒让气氛更加凝固。正如帕特里夏·杰弗里在她对评分和评价的反思中所指出的那样，排名作为一个存储了众多意义的数字库，确保了失败和成就的个体化，即使当"成功者和不成功者的概况在很大程度上重新反映了以前的特权、财富、语言能力和社会关系的断裂线"[85]。

虽然在数字规模上可以比拟印度的只有中国，但在成功能够带来文化资本方面，布迪厄从法国竞争激烈的公务员招聘考试中也发现了非常相似的现象：

> 不同发挥结果产生出的微小差异，产生了显著的、绝对的、持久的差异，例如最后一名成功的候选人与第一名不成功的候选人之间的差别，并在官方认可的、受到认定的能力与简单的文化资本之间建立了一种本质的差异，这种简单的文化资本需要不断去证明自身的合法性。在这种情况下，我们可以清楚地看到体制化过程中的权力、表达的权力和捍卫信仰的权力当中的表演性魔力，一言以蔽之，就是强加公共认可的权力。[86]

因此，考试以及之后的排名，通过便捷的数字，制造出能力上的"客观"差异，也成了一种拒绝大批申请者的正当理由。德什潘德观察到，对录取名额的巨大需求也使得顶尖院校可以做出这样的假设：被录取的学生几乎不需要额外的帮助来通过最后的考试。[87] 在下一章中，我将说明这种思路如何导致一些学生受到忽视，尤其是那些英语较差的学生，他们**需要**额外的支持。我的讨论也基于此，即排名赋予和掠去的才能是如何与种姓和平权行动的政治话语交织在一起的。[88]

当然，关于传记数字的思考不需要局限于本书中的学生。生物学（自动）为我们所有人提供了数字传记：年龄、体重、身高、血压——所有的维度都充满了社会文化的意义，影响着我们思考自己和他人的方式。石瑞写到陈女士的生活被数字渗透的种种方式：茶叶摊位的收入成为联结她数字化生活各个部分的叙述，包括赌博、供奉神灵和算命。在印度，由印度唯一身份标识管理局管理的阿达尔（Aadhaar）身份计划是一种技术干预，它将个人的生物识别数据编码于随机生成的 12 位数字中，作为身份的数字认证。[89] 然而，排名的运作方式不同，作为一个数字，它为通过考试所付出的努力赋予了相应的价值，并且不可避免地、持久地编码了个人在等级序列中的地位。[90] 将排名纳入（自传）叙事，可以理解为一种策略，即贴上一种摆脱不掉的公共符号，并赋予其个人意义。

在《革命 2020》中，奇坦·巴哈特扮演的戈帕尔在约 50 万名候选人中排名 52043，这个排名使他把自己定义为"失败者"，尽管他的成绩仍然超过了几十万人。卡缇卡是 AIIMS 社区医学专科的一名初级住院医生，她向我解释了个人排名是如何映射到特定医学领域的声望排名上的，并自嘲她没指望获得令人羡慕的内科课程的名额，因为那需要在研究生考试中考进前 10 名。对此，她确信地说，这"没有可能"。在这里，排名决定了一种自我认知，这种认知被认为是无可争议的，而且在很大程度上是不可改变的。一位 AIIMS 的高级住院医生回忆说，十多年前，他比 MBBS 的分数线排名差了两个名次；一位公共卫生专业人士能马上告诉我十年前他与 AIIMS 相差的确切的名次。在想起这些特殊的记忆时，他们并没有感到遗憾，更多的是带着一丝苦笑。因此，排名低于 AIIMS 分数线位次不一定会永远影响到个人的自我价值感，但它可能会成为自我叙事的一个特点，反映出它对主体性和经验的影响。正如阿扎姆解释的那样，名次也不一定带来稳定的身份：

> 每个人来到这里后，在最初的两三个月里，都很有竞争心，因为能来到 AIIMS 的人都是他那一批的佼佼者。我是我学校里的前几名，然后在辅导机构，尽管有 10—15 名学生被 AIIMS 录取，我也是其中成绩最好的人。在我们来到这里后，我们觉得应该保持竞争，[因为]这就像整个国家的梦想之地。

还有其他一些原因导致了排名的变化。米希尔心理学角度的观点说明了排名的力量，不同的身份通过排名被强加给分数几乎相同的考生，并且以此为由把保留类别考生排除在凭借"真才实学"成为"贤能之才"的竞争之外：

> 你看，即使你分析我们的排名表，也有 35 个普通类别的名额。在这 35 个名额中，你会看到排在前 10—15 名的人，他们一般都是那种在解题方面有点天赋的人，或者阅读某些材料能提取……所以他们考进 AIIMS 并没有付出太多辛苦。但是，那些排在第 30—35 名的人，通常是那些靠着自己的努力来到这里的人，所以当你看到我们第一次内部考试的排名表时，排名靠前的人是那些[在入学考试中]排名在 30—35

的人。他们从一开始就有努力学习的习惯。来到这里后，这些人通常名列前茅，因为他们知道自己可以每天学习 6 个小时，或 8 个小时，无论需要多久。我们没有那么努力学习的习惯，至少在学术方面，所以我们不把它当回事。

苏布拉马尼安在回顾她与印度理工学院校友的谈话时，注意到以前的学生倾向于区分"天生的"和"学出来的"，以此来强调现在印度理工学院学生整体面貌的改变，并担忧对该机构（间接来说还有他们自己）的特殊性构成的威胁。[91] 试想传记的错综复杂，就会发现不仅是个人自己的排名会对身份、自我认知以及其他人如何看待自己产生影响，而且这种影响也不是不变的，或局限于一代人之内。例如，回顾一下拉胡尔的故事，他学医的决定在很大程度上是因为他的母亲以 11 分之差错过了医学院的录取分数线。排名的连带关系也影响到个人以外的其他关系。安佳丽与高一届的 AIIMS 研究生第 1 名曾交往过几个月，她笑着告诉我，当他们结束交往时，她的父母很是失望，因为他们认为这个人与他们的女儿本是如此般配。

我们的学生能够进入 AIIMS，部分归功于历史的和当代的机制，这些机制促成了这些特定的年轻人，而不是其他人，能够跨进学校的大门。这也部分归功于运气，压倒性的需求意味着有这么多考生的分数在第 99 百分位区间内时，运气就发挥作用了。录取这一事件保证了社会、文化和经济资本的持续累积。然而，我们将了解到，现实中 AIIMS 的社会和教育体验有着更细微的影响——关乎学生对自己的理解、他们之间的关系，以及印度医疗领域的政治和实践。

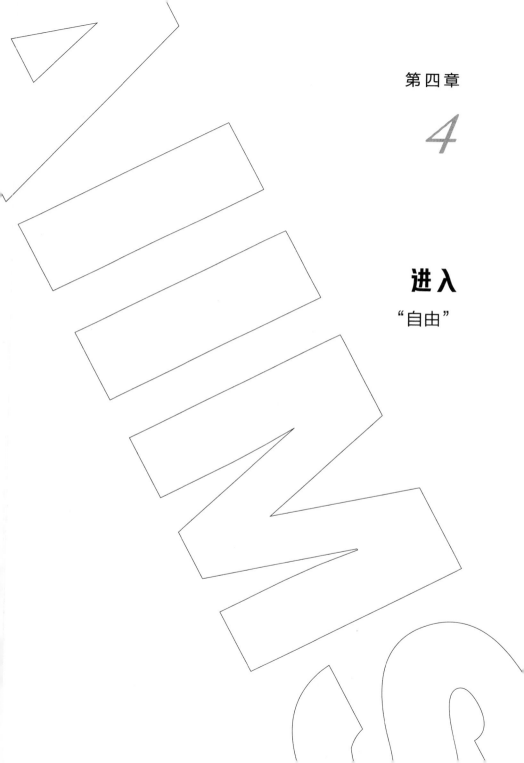

4

进入
"自由"

问题是，AIIMS 不是一家孤立的医院或岛屿。它就像一个完整的社会，所以 AIIMS 中根深蒂固的问题也是整个社会的问题。

——普鲁什

AIIMS 是一座岛屿——这里与外界没有联系。

——普鲁什，在同一访谈中

从激烈的入学竞争中脱颖而出后，许多与我交谈的学生用"自由"来形容他们在 AIIMS 的日子。然而，这种自由的确切性质和程度取决于学生某些方面的背景，尤其是他们是否以其他落后阶层、表列种姓和表列部落的身份，凭借保留名额进入 AIIMS。我并没有在 AIIMS 刻意寻找种姓，并且我承认影响学生背景的其他相互关联的决定因素（特别是阶级）在分析上的重要性。然而，平权行动在校园里既是关注的焦点同时又有些模糊——保留政策所带来的差异时有显现，这也意味着有必要对其进行审视。平权行动的政治性与 AIIMS 能够超越压迫性的社会结构、追求普世人道主义医学的愿景背道而驰。在门诊和校园里，学生生活的方方面面都体现出结构性不平等的后果。这所学院以及医学本身都并没有脱离现代印度特有的不安，而是正体现出这种不确定性。[1]

"我认为 AIIMS 就像天堂"

2015 年，MBBS 的学生才刚刚开始被强制要求上课，而四年级的学生还没有认真对待这一规定。[2]AIIMS 的自由生活如此有吸引力的部分原因，正在于拥有是否去上课的选择：

> 与其他医学院和别的学校相比，我们在 AIIMS 拥有 100% 的自由，我们可以想做什么就做什么。进出宿舍也是，我们可以随时来，随时走，我们可以做任何事情。没有人会管。这对大家来说是一个非常好的机会。如果我想学习，我可以 100% 投入学习。如果我不想学习，我可以 100% 享受生活。在 AIIMS，就是这样。我们可以自由地学习，我们可以自由地享受，我们无拘无束。我认为 AIIMS 就像是天堂。
>
> ——克里什

> 这所宿舍是整个德里最好的宿舍，因为我可以在凌晨两点开车出去，也没有人会问我什么。即使在德里大学，文科生在晚上七八点后也不能离开……而我几乎可以做任何我想做的事。除此之外，这里的设施

也很好。我有一个带空调和暖气的房间,还有一个冰箱——其他人都没有。[3] 现在已经变了:出勤变成了强制性的。但我刚来的时候,我的学长们的出勤率是23%。所以,是的,他们几乎可以想怎么活就怎么活。他们甚至不需要成为医学生!这种独立和自由让人难以抗拒。

——安佳丽

正是因为其他学院在一些方面明显的不足,使得 AIIMS 凸显出来。听闻朋友们谈起在其他学院的经历,AIIMS 的学生就愈加觉得这里是独特的,与外部现实绝缘。AIIMS 的"自由"与克雷格·杰弗里(Craig Jeffrey)在北方邦米鲁特的研究中所描述的"消磨时间"(timepass)形成了鲜明的对比。在一所近年来教学和基础设施标准都下降的大学里,消磨时间饱含着挫折感和忧伤,并被用来"表示[学生]远离了相对'现代性'的空间"[4]。相反,AIIMS 的学生体验到的则是置身于印度现代性中心的快感,无论是指在德里南部的城市生活方面,还是指其所处的印度最负盛名、高度技术化的医疗行业。在米鲁特,"消磨时间"是打发时间;而在 AIIMS,对某些人来说,"自由"指的是希望时间静止。

卡兰在我来的前一年离开了 AIIMS,他曾在一个社区卫生中心工作了几个月。他会定期回来 AIIMS——他将此描述为"回家",我们在一次他"回家"的时候见了面,当时他认真地谈论了学院对自主的强调:

> AIIMS 是印度最自由的学院。你有选择权。如果你想走这条路，这是你的选择。所以，没有人会强迫你。如果你想学医，你可以学。如果你不想学，就不需要学。这是你的选择。你必须决定你要到达哪里，你要实现什么。

卡兰接着聊起了自由的话题，他认为 AIIMS 的环境促进了他的个人发展和成长：

> 对我来说是非凡的体验。你知道，我来自一个观念非常狭隘或者可以说是正统的家庭。我出生在那里，并在那里长大，对此我很满意。而不同的是，我在这里进化了。我在 AIIMS 蜕变了。原来的我很小，但现在已经进化成一个真正的人了。这里真的让我形成了自己的价值观。

苏希尔也有同感：

> AIIMS 完全重塑了我。在来这儿之前，我可不是现在的我。我从来没有考虑过其他事情，我是一个以自我为中心的人。我一点也不关心这个世界，不关心我周围发生的事情。但在这里，我已经有所改变。当我在家里时，我在我的茧壳里。但来到这里后，我看到了这个世界，我在哪里，世界在哪里，其他人在哪

里。我看视频网站上的视频，了解了我是谁……我从
视频网站上学到了一切。舞蹈、英语……我曾经跳舞，
在我们的活动［"脉搏"］期间。这是因为我看到了我
周围的人，他们比我好。因此，它提供了一个竞争的
环境。AIIMS 非常……这里让我的性格发生了很大的
变化——朝着更好的方向。[5]

阈限（liminality）通常标志着从一种状态到另一种状态的过渡
时期——例如，从青少年到成年人，或者学生成为医生。对一
些学生来说，AIIMS 本身似乎就是一个过渡空间，这里虽然不
是说没有社会规范，但至少不那么死板，很少会去规定你要做
怎样的人，而更多的是去包容你选择成为的人。[6] 作为新成员，
学生存在于"时空架构上的所有定点之间"。特纳写道，在这
种"结构之间"的位置上，主体被"从结构上，如果不是在现
实中，'隐去'"，存在于一个"拥有纯粹可能性的领域，从这里
可以产生出思想和关系的全新组合"[7]。特纳继续写道："新成员
从他们原有的位置被抽离出来，也因此脱离了与这些地位相关
的价值、规范、情感和技术。他们也被剥夺了以前的思想、感
觉和行为的习惯。在过渡时期，新成员被交替地驱使和鼓励去
思考他们的社会、他们的宇宙以及产生和维持它们的各种力量。
过渡时期可以被算作一个部分意义上的反思的阶段。"[8] 卡兰和苏
希尔都把 AIIMS 描述为一个世界，这个世界既是他们以前居住
的世界的扩展，同时又几乎完全脱离了以前的那个现实，使他
们能够探索更多的机会。用卡兰的话说，就是"进化"。其他学

生描述了他们在 AIIMS 获得的自由，这些自由是他们以前在家里没有过的，也是在其他机构没有听说过的——无论是行动自由（尤其是对女性而言）、自主学习，还是对于社交和性这类禁忌的放松。[9]

从录取过程的压力中释放出来，学生们对自由的渴望不难理解，他们期待弥补自己埋头于考试和竞争的青春期。但是，学生生活也意味着有机会去创造在家里生活时无法实现的青春期。有些学生会意识到一些行动和思想上的自由在毕业后会因为回到一个非常保守的社会而受到极大限制，对这些学生来说，这种阈限感尤其明显。[10]

在最初的描述中，特纳指出，虽然通过指导者对新成员的监管，过渡时期有一个强大的社会结构，但阈限群体本身由一群"状况模糊和矛盾的，混淆于所有常规分类"的人组成，"是一个由同志者构成的社区或共同体，而不是一个按等级排列的结构"。[11] 考虑到 AIIMS 的身份在毕业之后依然持久有效，这无疑是正确的。然而，正如 AIIMS 不能被理解为一个完全与世隔绝的机构，出于同样的原因，学生群体也不能被理解为一个拥有共同过渡体验、缺少个体差异的独立存在体。

AIIMS 为学生提供的自由反过来表明，要从 MBBS 中获得最大的利益，需要高度的自我指导和机构引导。并非所有的学生在来到这里时都拥有与之匹配的资源。对一些童年没有获得必要特权的人来说，"自由"有其黑暗的一面，可能会导向悲惨的结果。正如本章所探讨的，平权行动的政治和经验表明，AIIMS 作为一个过渡空间，同时存在着可能性和脆弱性。

"散漫的人"：平权行动在 AIIMS

我坐在安佳丽在女生宿舍的小单间里，我看不到她指的是什么。"看镜子里。"她说。当我照做时，我看到从我身后的墙上反射出一串用绿色的笔写的字。虽然是镜子里的文字，但对我的理解也没有什么影响——即使我扭过头去看，看清了一长串的复习题目，许多科学术语仍然显得很神秘。这张清单醒目地提醒着，在实习年之前，MBBS 四年级学生即将迎来 10 月和 12 月的最终专业考试，或称"专考"。三年级没有重要考试，相对来说轻松一些，在此之后的夏天，一种恐惧感开始上升。然而，在安佳丽看来，这种恐惧感，以及它所表达的压力，并非对所有人来说都一样。"有两种类型的学生，"她说，"上进的人和散漫的人。"

有几次学生告诉我，AIIMS 的竞争环境并不像他们预期的那样激烈。入学考试的压力，再加上 AIIMS 在大众想象中的地位，让人想象出一群天才学生——只要醒着就坐在书桌前，努力以求超越其他所有人。总的来说，这种想象在学生入学时就被打破了。正如拉胡尔所说：

> 你来这里前会觉得，因为这里是 AIIMS，所以每个人应该不是在学习就是在研究。因为你觉得这是一所顶级的医学院，是国家的顶级医院，每个人都沉迷于书本，每个人都戴着厚厚的眼镜！但事实绝对不是这样。

"上进的人"是个例外，他们是那种除了学习，把其他一切乃至亲密关系都排除在外的人。有时学生们明确地提到迫在眉睫的研究生入学考试，这是所有计划继续攻读医学学位的人都会面临的一件大事，也是这些关于竞争的谈话的背景。大多数学生预估，竞争会随着 MBBS 的结束而变得更加激烈，尤其是在实习期。与此相反，那些"散漫的人"，用安佳丽的话说，"那些总是很放松的人"，那些在看完电影或踢完足球后才学习的人，她解释说，这些人要么是打算离开医学界去从事其他职业的学生，要么是那些"不必去争取，因为他们知道自己已经有了研究生名额"的学生。安佳丽说，这反映出的不是背诵和考试的特殊天才；相反，这表明的是，这些学生的轻松自在是因为他们通过"被保留"而来到 AIIMS。

在继续介绍当代院校学生的经历之前，我会稍作停留，提供一些有关印度高等教育中的平权行动政治的历史背景，并会特别提及医学教育和 AIIMS 的地位。

曼达尔委员会

曼达尔委员会（The Mandal Commission）因其主席曼达尔（B. P. Mandal）而得名，由人民党政府于 1979 年成立，其使命是"甄别社会或教育上的落后者"。此时，在印度部分地区，针对工作岗位和大学席位的各种保留名额政策已经存在了几十年。[12] 自 1947 年独立以来，印度中央政府全部工作岗位的 27% 是为表列种姓和表列部落候选人保留的。"曼达尔报告"建议将这一配额扩大到 50%，以纳入 OBC——包括其他低种姓和边缘化群体的一个类别。该报告于 1980 年提交，但当时的总理英迪拉·甘地和她的继承人拉吉夫并没有理睬，他们都不希望在总理最近实施的"紧急状态"[①]下出现进一步的政治动荡。在 1975—1977 年间，印度的民主被中断。据报道，拉吉夫·甘地在回答有关该报告的问题时说："这是一个棘手的问题，我不会碰它。"[13] 十年后的 1990 年，维什瓦纳特·普拉塔普·辛格的全国阵线联合政府在一项被熟知为"曼达尔 I"的法案中开始施行 OBC 保留政策。

将保留政策扩大到 OBC 引来了强烈的反应：上层种姓的抗议者走上了街头。为了增加显而易见的受压迫群体的机会，现有的保留名额被分配给 SC 和 ST，这一点无人质疑。但是，要将 OBC 也纳入保留政策，则会对现状构成前所未有的威胁，并为已经开始形成的新的底层政治煽风点火。[14] 政策的变化产生于教育水平的提高和工作岗位竞争加剧的背景之下，特别是对政府服务部门的抢手职位来说，这些职位代表着中产阶级家庭成就的巅峰与保障。曼达尔委员会还建议在中央资助的高等教育机构中引入平权行动，或称"保留"政策——想到这种未来，年轻人走上街头。对上层种姓的孩子和他们的家庭来说，日益增长的需求意味着，以后即便拥有进入精英院校所需的资

---

① 译者注：1975 年 6 月，为应对国内政治危机，在当时印度总理英迪拉·甘地的建议下，总统艾哈迈德宣布国家进入"紧急状态"（the Emergency，指变更宪法体制的一个统治时期，可以对宪法中有保障的权利和自由加以限制），开始了长达 21 个月的威权统治。参见澎湃新闻，https://www.thepaper.cn/newsDetail_forward_1260390。

本也不一定就能得偿所愿——机会更加渺茫，令人忧心忡忡。德里大学学生拉吉夫·戈斯瓦米（Rajiv Goswami）在德里自焚未遂后，成为这场重大社会动乱中的一个著名符号。在随后2006年的骚乱中，学生抗议者将 AIIMS 外的十字路口称作"拉吉夫广场"以示纪念。

　　1990 年的抗议活动在最高法院审理了反对拟议政策的请愿书后就平息了。[15] 1992 年，法院宣布 OBC 配额依旧有效，条件是将最富裕的人或者说"奶油层"① 排除在外，该政策于 1993 年开始实施。[16] 不过，这一政策反响平淡，既反映出抗议者的抵触，也反映出社会经济状况的变化。到了 1993 年，相比于父母辈和祖父母辈梦寐以求的政府部门的工作，新的自由化经济体中出现的私有化产业创造出的职业，对印度上层种姓的年轻人来说更有吸引力。到了 2006 年，在印度独立后社会经济史上最具变革性的十年之后，国内年轻精英的职业选择依旧遵从这一观念，因此，公共部门职位的保留配额不那么具有威胁性。然而，在中央资助的高等教育机构中为 OBC 保留名额的做法仍有争议。

青年促平等组织

　　2006 年 4 月初，德里大学医学院（UCMS）的一群学生举

---

① 译者注：印度的平权行动（保留或配额制度）已经显示出实质性的再分配效果，表列种姓和表列部落获得了更广泛的教育和工作的机会。然而，这种再分配并没有均分于整个受益群体。数据显示，该计划的好处似乎仅仅使得表列种姓和表列部落中的一个狭小的特权阶层受益。在流行话语中，这个特权阶层被称为"奶油层"。这一阶层的存在是平权行动反对声音的缘由之一。

行了一次会议，讨论由人力资源发展部部长阿尔君·辛格宣布的政策，即由议会领导的联合进步联盟计划在中央资助的高等教育机构中，将27%的保留名额分配给OBC。结合最初起草印度宪法时规定的为表列种姓和表列部落学生保留22.5%的名额，新政策意味着为历史上传统的弱势群体保留50%的名额。

在最初的会议之后，德里大学医学院的学生与其他四所医学院的学生结盟——毛拉纳·阿扎德医学院、哈丁格夫人医学院、瓦德曼·马哈维尔医学院和AIIMS，一起建立了一个论坛，他们称之为青年促平等组织（Youth for Equality，简称YFE）。到了5月下旬，青年促平等组织因在多个抗议活动中扮演重要角色而被人熟知。这些抗议活动要求废除拟议的OBC配额政策，并审查现有的为表列种姓和表列部落学生提供保留名额的政策。此举得到了印度医学会的支持，抗议活动导致几个城市开展了为期19天的医疗罢工。AIIMS成为全国抗议活动的中心，被称为"革命广场"。

AIIMS组织了学生轮流绝食的活动，导致至少一人被送入医院，作为抗议活动的一部分，医院的紧急医疗服务受到影响。[17]罢工得到"企业部门、贸易商协会、商会、行业游说团体、印度医疗协会"和媒体的支持。《印度斯坦时报》的一篇社论赞扬了医学生"所扮演的英雄角色——在抵制政府在高等院校为OBC强加配额这一不合理政策方面"[18]。2006年6月3日，最高法院延续了这一政策，并将其提交给司法审查，这标志着这场骚动就此结束。该法律于2008年实施，其修正案增加了"普通类别"名额的数量，以维持现有的比例，并使OBC的

"奶油层"失去资格。

对于平权行动，还有一种毒害社会已久的反对意见，这种观点充满了 19 世纪优生学思想的遗毒——智力的拥有与缺乏被归属为种族的一个特征。[19] 在印度，这与历史上的社会等级制度紧密联系在一起，这一制度将智力优势归属于上层种姓，特别是婆罗门，他们占据了种姓排名的顶点。[20] 1950 年，一份提交至马德拉斯高等法院的请愿书抗议国家立法的教育保留政策，声称："如果在这片平等和自由的土地上，一个阶层的公民因为确实比其他阶层的更有能力接受某些类型的教育，而被迫戴上低人一等的徽章，那就太奇怪了。"（第 54 段）[21] 马德拉斯理工学院院长在其 1983 年关于该机构的报告中，审视了保护表列种姓和表列部落学生名额的立法，在"处于社会不利地位的人"和"有才能的人"、"专属特权"和"权利"以及"印度"标准与"国际"标准之间建立了彼此对立的关系。这位院长在 2011 年将印度政府告上法庭，试图取缔 2006 年的 OBC 保留政策。

这些偏见在当代叙事中仍然存在，不过往往被掩盖在优绩主义的话语中。[22] 2006 年提交给最高法院的一份请愿书上写道："这一政策忽视了它可能会引发的社会灾难。与当下毕业的智力健全的正常学生相比，[如果 OBC 有保留名额，教育机构] 之后生产出来的将是智力侏儒。"[23] 在 2006 年的骚动中，虽然青年促平等组织宣布致力于一个公平、无种姓的社会，但其特定的抗议方式却充满了种姓的象征意义。通过清扫道路和在红绿灯前擦鞋，上层种姓的学生传递出这样一种愿景，即如果教学机构更多地向传统上与这些职业相关联的种姓群体成员敞开大门，那等待他们的未来将会如此卑微。[24]

"吉拉特报告"

尽管 2006 年的骚乱比 1990 年的抗议活动规模更小、更受限，但它是 AIIMS 故事中的重要一章。2007 年，一个由政府任命、由苏卡哈德·吉拉特（Sukhadeo Thorat）教授领导的委员会提交了一份关于该学院种姓歧视的报告。[25] 在关于 2006 年骚乱的部分中，这份报告提及 AIIMS 的抗议活动受到当时高层教职员工的支持和帮助，包括时任院长：

> 据称，行政部门参与支持了这次骚乱，而且在以前的工人罢工中，行政部门严格执行规定——禁止在距 AIIMS 500 米范围内进行集会，但这一次，罢工的学生和住院医生走进了中央草坪。现场还支起了一顶大帐篷，以保护罢工的医生和学生。罢工人员在夜间也待在这里。无论何时，这里都有 50 到 100 人参与绝食。他们声称，如果没有管理层的支持，他们就不可能搭建大帐篷，制冷设备不会有电力供应，也不会有床垫和枕头等生活用品。[26]

那些支持拟议政策的教师和学生报告说，他们受到了同行的骚扰，同时他们也抱怨医疗主管的行为——他要求教师们"去参加绝食活动"。德卡（R. Deka）博士是当时的一位教务长，后来在 2009—2013 年间担任院长，他向委员会作证说，他受到了抗议活动领头人的骚扰和羞辱。[27] 德卡博士称，如果没有院长维努戈帕尔（P. Venugopal）博士的批准，这些事件是不可能发生的，一些参与骚扰的人就是他手下的住院医生。[28] 表列种姓和表列部落的学生告诉委员会，他们在考试教务长多格拉博士（T. D. Dogra，于 2007 年 7 月至 2008 年 3 月担任临时院长）的压力下，撤回了对骚扰和歧视的投诉。同时，他们提到，学院没有理睬他们想在罢工期间正常上课这一诉求。

AIIMS 行政部门全盘否定了"吉拉特报告"。一个由 8 名成员组成的审查委员会的结论是："吉拉特委员会的行为明显带有偏见，得出了一份误导性的报告，该报告依赖于虚构的事实、有缺陷的方法和毫无根据的结论，显然其唯一的目的是诋毁AIIMS。"[29]

在 1990 年尼泊尔革命期间，加德满都特里布文大学教学医院的医生开展罢工，以抗议国家对支持民主的集会的暴力应对。医学界成员的这种政治行为，是由于运动的领导者看到了生物医学认识论对塑造新民主进程的作用。[30] 正如苏布拉马尼安在她关于马德拉斯理工学院上层种姓联盟的研究中所写的，医生和医学生能够把曼达尔委员会的结果说成是不自由和不公正的。[31] 维文卡特桑（V. Venkatesan）指出，尽管青年促平等组织的抗议活动声称支持民主、平等的理想，但该运动实际上表现出对议会和政治制度的不屑。[32] 这种不信任离不开这些学生所处的不断变化的政治和社会经济环境。私有化、经济增长、印度不断上升的地缘政治地位，以及对国家的普遍失望，再加上低种姓群体的政治主张，这些都渗透到了 2006 年的抗议活动中。

德什潘德写道，在种姓资本的转变过程中，种姓本身变得难以捉摸："它似乎是一个关于**种姓以外**的故事，例如国家建设的故事，或者一个伟大而古老的传统自我革新的故事。"[33] 在这种新的社会经济背景下，青年促平等组织可以声称，保留政策不仅是一种基于选票银行政治[①]的对平等的侵犯，而且由于降低了"效率"，对印度的国家发展和其作为全球大国的新兴地位也构成了威胁。[34] 这一主题在我与 AIIMS 的学生关于种姓和保留政策的谈话中也时有体现。正如我将要讨论的内容，将医学视作一种道德承诺，再把种姓问题嵌入这套话语体系之中，这样不仅揭示了对于谁有资格成为 AIIMS 一员的看法，同时，还借由这种所谓的对生命和死亡的关注，将谁应该或不应该被允许成为医生的观点掩盖了起来。

"种姓在这里并不重要"

> 作者：我想知道在 AIIMS 有种姓歧视吗？[35]
>
> 米希尔：没有。如果需要一个一概而论的答案，我会说在 AIIMS，没有……完全不存在任何种族隔离，或任何基于种姓的政治。就我个人而言，我第一年完全不知道我任何同学的身份。我只是在第二年有 SC 学生会选举的时候才知道的。所以在那个时候，是的，

---

① 译者注：选票银行（vote bank）指一个地区的忠实投票者集团，在民主选举中，他们始终支持特定的候选人、政党或政治组织。

这些事情有时可能会出现。但这些只是小范围内的闭门讨论，不是公开的。所以是的，我不会说现在还有这些问题。

作者：你知道其他学生所属的类别吗？

普里亚：是的，我们知道，因为有一份所有入选者的名单，所以可以看到。名字前面会写，这是普通类别，会有类别注明，所以我们会知道。但在 AIIMS，我个人并没有得到任何不同的待遇，我自己是被保留的……但我听说，在其他学院，特别是在拉贾斯坦邦和中央邦，有很多这样的歧视，因为人们会有意见，说有人是被保留来的，他们觉得不够公平，所以他们有自己的小团体。在 AIIMS，完全不是这样，完全不是。但是后来，对，在其他学院，在印度的边缘地区，我看到过很多歧视，还有争斗。有一些团体、帮派，比如说分成普通类别派和表列部落派。

当我们在另一个场合继续这场谈话时，普里亚说：

但是……我的一些朋友有点嫉妒，因为在我参加辅导班的时候，有些我的竞争对手，比如我的朋友之类，我们的排名曾经都很靠前，前十名之类的，所以他们知道我们水平差不多，都很优秀，后来我被 AIIMS 录取，而他们则去了一所普通的大学……毫无疑问我获得了一些福利，肯定的。所以他们可能不会

很开心，我知道的。他们可能会……你知道的，在背
后议论……所以是这样的，人们可能会嫉妒或者怎么
样，但他们不会当面对我说。相比于其他地区，德里
的情况没有那么糟糕，其他地方有很多歧视的情况。

　　并列来看，普通类别的米希尔和表列部落的普里亚的评述
体现了，普通类别的学生通常并没有意识到同龄人的种姓身份，
并且普遍否认了存在基于保留政策的区别对待。同时，对那些
因其归属的类别才能就读于 AIIMS 的人来说，这种所谓的无种
姓世界观并不成立。普里亚非常坦率地承认，学生可以通过官
方的录取表了解他们的同学所属的类别。AIIMS 会在 6 月发布
MBBS 入学考试的结果：名单会通过媒体传播，包括全名、排
名以及是否属于保留类别。空白则表示普通类别，这也就意味
着对处于等级制度上层的人来说，他们的种姓不复存在。在谈
话中，更常见的是学生讲述最初的无知，然后逐渐意识到彼此
的身份，要么通过具体的方法，如米希尔案例中的学生会选举，
要么通过行为观察来假设——不过这并不一定准确，比如安佳
丽讲述的关于上进的人和散漫者的例子。然而，在保留类别的
学生中，普里亚并不是唯一否认在 AIIMS 的同学中受到公开歧
视的人。"我们与朋友聊过，我们都觉得不存在基于种姓的歧
视。"苏希尔说。[36]

　　AIIMS 虽然在人口组成上以北印度人为主，但并不算是
一个地区性机构，因此，没有体现出苏布拉马尼安笔下马德拉
斯理工学院的那种种姓的地域性动态，或者像普鲁什和普里亚

所描述的拉贾斯坦邦的机构那样。然而，在学生群体中存在区域性的——因此也是语言上的——联盟，而且学生们经常告诉我——正如普里亚所说的，这些联盟优先于种姓划分：

> 是的，实际上，这非常对。我们有一群喀拉拉人，他们用一些我们完全不懂的语言说话！所以这种时候我们会感到格格不入……但是……种姓的影响非常小，它没那么重要，但语言的重要性上升了。

在谈到小团体之间的动态时，安佳丽提到了实习生组织的一个聚会。她说只有北印度人会去，"喀拉拉人也被邀请了，但他们不会来"。来自喀拉拉邦的讲马拉雅拉姆语的学生真的形成了一个团体，哈里告诉我，在 AIIMS 发现有这么多喀拉拉邦人，这让他感到很安心。这些喀拉拉邦同学也不是完全排斥北印度同学，他们与北印度同学说印地语多于说英语。[37] 桑托什同意在 AIIMS 地域主义超过了保留政策的影响，这使得 AIIMS 与周边的大学区分开来，他解释了区域间的裂痕如何显现于学生政治。他说，喀拉拉人和旁遮普人是"敌人"，但就像全国政治的一个精巧缩影，他们组成了一个联盟，以赢得对学生会的控制权——这一结果在 2015 年成为全国新闻。[38]

普鲁什认为，语言上的划分是"很自然的"，并不是每个人都能按地区被准确划分。他说，有各种"复杂的对立"，冲淡了种姓和保留名额对于划分学生的作用：地区、语言、将要去美国的人和不去的人——这些都是分类方式。但他认为阶级和向上流动性是该学生群体最重要的共性。普鲁什说:"现在没有二元对立。"他表示,AIIMS 的大多数学生都有共同的中产阶级惯习,无论他们是否有保留名额。这个论点颇具启发性,引出了这样一个问题:AIIMS 的种姓歧视比其他地方少,是否主要是因为已把更弱势的学生拒之门外。在这一点上,相比于其他受种姓冲突困扰的机构,AIIMS 可以无所顾忌地宣称自己的优越性,而另一方面,这表明需要对精英机构中**确实**存在的歧视问题进行更多的研究。

在我访谈过的学生中,公开的欺凌或排斥形式的"歧视"可能比较少见,但这并不意味着没有其他隐蔽的方式使他们意识到自己的种姓身份。苏希尔和普鲁什都很清楚,通过保留名额来的学生被认为是——用安佳丽的话说——"那些总是很放松的人"。"这让你们感觉如何?"我问道。普鲁什咧嘴一笑,对苏希尔做了个手势,"这让他很生气"。苏希尔摇摇头,平静地笑了笑说:"不生气。"其实在他心底,他觉得自己应该更加努力,苏希尔说:"尽管我现在和他们一样努力。"一个普通类别的朋友最近跟他说,他不用费力就可以得到一个研究生名额。"我理解他们的立场,"苏希尔说,"我把这当作动力。"这种对指责不在意和感到受伤之间的挣扎,在普鲁什身上也很明显。他嘲笑了苏希尔的敏感,并告诉我那些认为保留名额来得很容易的人"没有敌意",之后,普鲁什补充说,符合 SC 名额要求的那个较低分数并不是他的目标。他说:"不是说普通类别的人学习10 个小时,而我只学 5 个小时。"在我们谈话的最后,他提到自己对于社交平台脸书上状态更新的一项非正式研究,他发现同样是发布一条收到研究生录取通知的状态，普通类别的学生会比表列种姓或表列部落学生获得更多的"赞"。

2007 年的"吉拉特报告"讲述了对学生和教职工的系统性歧视。在我的研究中，我经常被告知，虽然对学生来说情况有所改善，但保留类别的教师在 AIIMS 仍然受到公开的歧视。N 博士是一名资深的普通类别教员，他因努力揭露种姓歧视，以及在课外与学生讨论健康和不平等的政治问题而闻名。我们见面时，他告诉我，在 AIIMS，对低种姓"有一种根深蒂固的仇恨"。"吉拉特报告"谴责了对保留职位教师的系统性歧视，包括晋升上的阻力，还有研究、指导学生和参加国际会议的机会也更加偏向普通类别的同事，有时甚至是资历更浅的那些人。[39]然而，持续引起公众关注的是直接拒绝雇用表列种姓、表列部落及其他落后阶层候选人的做法。[40]当我向行政部门的一位资深成员提出这个问题时，他承认招聘中的种姓歧视曾经是个问题——配额被"滥用"，而且常常有声明说保留类别中没有合适的候选人，这样就便于将职位特殊分配给非保留类别的申请人。他说，鉴于目前招聘机制的固定形式和"非常透明"的性质，这样做"不再可能"。

AIIMS 权利与平等论坛[41] 是一个旨在揭露学院的种姓歧视的组织，其成员写的一封信表明配额被操纵的情况仍然存在。这封长达 6 页的信是在 2015 年 1 月写给卫生部部长的，此前，卫生和家庭福利部召开了一次会议讨论提交给卫生部部长（也是 AIIMS 的主席）的一封请愿书。这封请愿书阐述了 AIIMS 的招聘程序如何被操纵，"以破坏表列种姓、表列部落、其他落后阶层的代表性"。在 2003 年关于同一问题的法庭案件之后（在当年的招聘中，为表列种姓或表列部落保留的 13 个职位和为其他落后阶层保留的 46 个职位中，除 8 个职位外，其他职位都由普通类别的候选人填补），当政府宣布要撤销所有由高种姓人员临时占据保留类别教学职位的任命时，AIIMS 提交了一份宣誓书，声称存在行政错误。在撰写本书时，该案件仍在等待最高法院的裁决。

与我交谈的学生承认 AIIMS 的种姓关系的历史，但说时代已经改变。例如，尼基尔说：

> 现在不是这样的，几年前，情况很糟糕。现在不一样了。当时在 AIIMS 有很严重的争斗，政治家参与进来了，所有人都来了，当时是一个大问题。就像一种斗争。但现在这里环境很好，每个人都很友好，像是用同一个盘子吃饭。[42]

迪帕克给出了比尼基尔更谨慎的评价，表示歧视在某种程度上仍然存在，但比起当时学生宿舍默认的种姓隔离划分方式，以及对表列种姓和表列部落学生的欺凌，情况已经有了很大改善。[43] 那么，为了理解 AIIMS 如何存在于社会规范之外，又同时贯彻着社会规范，最重要的似乎是理解桑托什（OBC）所说的"种姓在这里并不重要"和不断浮现的反面例证之间的矛盾——的确，种姓是重要的。

"这一切都变得与种姓有关"

正如我们所看到的，AIIMS 入学考试的排名既起到分类的作用，也具有引申含义。个人排名掩盖了微小的分数差异：2018年考试中排名前 2000 位的考生的分数全部都在第 99 百分位区间内。这清楚地表明，排名更多的是管理需求和再现声望的手段，而不是为了区分能力。然而，一个出自表列种姓、表列部落或其他落后阶层种姓的学生确实可以在入学考试中以低于普通类别分数线的总分被 AIIMS 录取。因此，录取数据的引申含义常常被拿来做文章，也成了上层种姓产生怨恨的导火索。这似乎与绝对分数无关，主要是基于这样的论点：为考试设置三个合格分数线是不公平的，这样会剥夺上层种姓的机会。由于为能力较差的考生提供机会的政治权宜之计，他们的"才能"未能得到应有的回报。正如苏布拉马尼安在谈到马德拉斯理工学院时描述的那样，这个过程也在巩固才能与上层种姓之间的联系。

在 2014 年的"脉搏"活动期间，我与来自比哈尔邦的一对兄弟交谈。弟弟在尼泊尔的一所大学攻读 MBBS，他来看望从同一所大学毕业、目前在 AIIMS 做解剖学初级住院医生的哥哥。他们都是受当外科医生的父亲的启发而选择从医，希望能跟随父亲的脚步。一位共同的好友介绍他们加入了与我的谈话，之前他们都在印度北部山区的私立寄宿学校就读过，其校友包括印度外交部门、学术界和娱乐界的人士。"我们来自一所让我们从来不知道什么是种姓的学校。"我的朋友说。兄弟俩也表示同意，而弟弟则解释了他们因平权行动对上层种姓的影响而感到焦虑：

> 　　我们需要为上层种姓的穷人预留名额……他们非
> 常贫穷，没有任何保留名额。在我的 MBBS 入学考试
> 中，我的分数是一个表列种姓的人的两倍，那个人通
> 过了考试，而我没能通过。因此，即使你不相信种姓
> 制度——当我在学校学习时，制度［就］像，你不应
> 该相信——当你经历了这些，你也会开始相信了。因
> 为当你参加入学考试时，一切都变得与种姓有关。

这位学生提出的为上层种姓的贫困成员提供保留名额的建议，
说明了对平权行动的根基的持久批判——平权行动以结构性歧
视而不是经济贫困为基础，这反过来又揭示了对于保留名额的
理解，即保留名额是确保"公平"的机制，而不是用来解决历
史结构性不平等的结果的机制。它还表明保留政策如何成为印
度社会和政治生活的一个自然化的部分。[44]

　　苏布拉马尼安指出，抗议者可以把"曼达尔报告"说成是
"倒退"的原因之一是，它迫使"那些以前认为自己纯粹是单
独的个体或现代机构形式的一部分的学生……以种姓的方式思
考"[45]。在我们的谈话中，这三个年轻人的身上似乎体现出了德
什潘德所描述的这种令人不悦的相遇：

> 　　长期以来，他们习惯于一个舒适的同质化环境，
> 其中大部分人都是像他们一样的人，但最近，这群一

直以来被排除在外，对他们来说很陌生的社会群体来到他们的附近，这让他们感到不安。无种姓观念日渐成熟的同时，带有种姓标志的陌生人进入一直以来归属于上层种姓的社会环境，这种双重巧合证实并彰显了这种反应。[46]

弟弟的排名作为传记数字其中充满不满的情绪，因为他的"才能"被置于政治干预之下，而这种因种姓身份具有优势的论调既没有根据又陈腐老旧。他的陈述精确地印证了苏布拉马尼安在马德拉斯理工学院的普通类别学生中观察到的"种姓的标记和去标记之间的反复变换"[47]。身份"去种姓化"的表达实际上掩盖了对上层种姓身份"作为才能的明确基础"的再次证实。[48]

在这套话语中，鉴于上层种姓对"公开竞争"的所有权，只有那些没有利用保留名额而被录取的学生才是真正的贤能之才。可见的是种姓身份和中央政府在促成 SC、ST 和 OBC 学生录取方面的作用，而不可见的是这些机构也在为推动普通类别学生的录取不断积累资本，这种对立允许了一套先天优势话语的存在，并确保才能和平等这种修辞武器仍然牢牢掌握在社会中最传统的特权群体手中。[49]"普通类别"这个名称本身就带来一些混淆视听的作用，它由上层种姓主导，却能维持一个印度"普通人口"的神话，甚至最终会吸收最弱势的群体，正如苏西·塔鲁（Susie Tharu）及其同事所描述的那样[50]。相比于下层种姓的"超可见性"，普通类别支持上层种姓所拥护的无种姓叙事。[51]普通类别的身份可以是可能种姓类别的含蓄指示，但它没有像 OBC、SC 和 ST 保留类别身份那样具有明显的归属性。在 AIIMS 的入学考试成绩表上，学生的名字旁边会有 ST、SC、OBC 或一个空白——表明并不归属于某一类别，而是被默认为普通类别，保留群体因此被区分开来。这样来看，保留类别和这些分类把种姓再次加到每个人的身份中，但只有那些结构底层的人被迫发声。

如他们所宣称的，许多上层种姓的年轻人对"现代"公民权和普世理想往往具有真诚的信仰，即使它反映的是"民主的取得被自然等同于少数群体制度性的主导"[52]。在尼泊尔大学学生的叙述中，现代性已经脱离了种姓，却正是被他们认为倒退的平权行动政治所损害。在被教导"不要相信"种姓的过程中，山区精英学校的学生被塑造成世界公民，他们拥护民主、平等和理性的普世理想，以及同享一个共同的印度主体性的神话。这其中包含对努力工作和才能的一种特定解释，同时也脱离了种姓的历史，并通过种姓资本在当代的呈现而得到巩固，正是这种资本确保上层种姓的孩子一出生就被赋予结构性优势。基于布迪厄和帕塞隆的研究，苏布拉马尼安指出竞争性的入学考试证实了这一双重过程，它正式肯定了个人的才能，同时默许了"种姓归属作为才能的基础"。她指出，这种隐性和正式之间的关系很重要，让结构性优势保持隐形是至关重要的，"这样种姓对才能的内化才会显得是合情合理的现代化，并且符合民主原则"。种姓在支撑才能上的作用必须保持"沉默"。[53]

然而，对一个学生来说，否认种姓作为他 / 她身份的一个决定性方面，并不一定就是否认继承下来的特权所扮演的工具性角色。安佳丽公开承认，她进入 AIIMS 的道路是非常顺利的，这让她觉得被录取几乎是一种必然的结果。德什潘德认为，她这一代人"已经远离了前几代人将传统种姓资本转化为现世的现代无种姓资本的过程"[54]。在安佳丽的理解中，在赋予社会资本方面，她的家庭及其阶级地位要比种姓的作用更为明显。[55]这种观点也不专属于上层种姓。普里亚通过表列部落类别进入AIIMS，并告诉我她对自己的资质感到不安，这使她对平权政策产生了怀疑。我问她为什么，她回答：

> 我不［支持保留政策］，因为那样人们会认为这个名额是出于怜悯或其他原因而被给予的。我获得一个名额不是我的错。我想我还是可以争取的。我出身于一个落后的种姓，但我父亲的收入却和普通家庭一样，所以在经济上我们已经足够好了。我想这样一来，人们会……就像我的普通类别的朋友会想，她得到的条件都相同，那么她为什么会有保留名额。我想他们的道理不假，但对于真正需要它的人，因为仍有一些人没有这些条件，但他们真的很努力地想考入 AIIMS……他们也没有很多相关机会。普通类别的人在好的学校学习，有良好的个人发展，不像 SC、ST 以及 OBC 类别的人那样，这就很好。但是，我觉得应该公平分配，就像我觉得我自己就不需要这个名额。我想应该抹去"奶油层"……但有需要的人应该拥有这个名额。[56]

"效率大打折扣"

虽然在政策颁布时安佳丽并不完全反对保留政策，但她开始变得"对后果感到担忧"。她认为，当能力较差的人纯粹是因为符合政策而被选上时，"效率会受到影响"。安佳丽建议，"人们应该被赋能"，并在他们的学校教育中被给予更多的支持，但在研究生阶段不应该再有保留政策。

与把对才能的关注说成是对国家发展的关注一样，这套效率话语常被用来反对保留政策，特别是在私营机构内。[57] 一些研究质疑了印度这种顽固的观念，表明缺乏证据证明平权行动会产生不利影响，并有越来越多的初步论点证明了更多样的劳动力实际上会提高生产力。[58]

在德里接受我的采访时，麦克斯医疗集团（Max Healthcare）的两位董事说私营医疗机构很幸运，完全不受平权行动及其可能的负面结果影响。我在此复现的访谈部分以一位董事（D1）开始，他反思了母校在引入保留政策后标准的下降。他接着说，在可预见的未来，AIIMS 可能是有抱负的医学生的首选，而"人员的质量"是这所机构在巨大的病人负荷压力下仍能保持高标准的原因：

> D1：所以他们默认会招到最好的人。入选的是优才，输送走的就一定是人才。因此，这是一种选择偏差，并不是特意制造出来的。但多年来，当竞争达到这种程度时，最好的人就会被选入 AIIMS。一旦你从

那里毕业，你就会默认倾向于接着读研究生。而且，如果你在那里［学习了］10年，你就会被优先考虑给予教职。因此，你不断地往上爬，向上，再向上。你作为最好的学生来到这里，然后作为最好的学生留下来，直到你离开。是什么让现在的人员组成开始变得混杂？这个问题很有争议，我不想过多展开讨论，其实就是保留政策。这也是像这样的机构越来越受到冲击的主要原因。AIIMS 最终也会成为牺牲品。而其他学院已经……就像我说的那些——毛拉纳·阿扎德和所有这些。这是很可悲的事情。

D2：所以就像他说的，只要最好的和最聪明的人去那里，就没有问题。但是当你开始搅乱这个根基……

D1：实施保留政策就是在改变这个群体的构成。

D2：你在改变这个群体的构成，那么就有问题了，而且这将在一段时间内持续下去。这不是我们任何一方的政治声明，这仅仅是陈述事实。事情就是这样。

D1：而这种政策变化的效果，你只有在十年或二十年后才能看到。这就是目前大多数医院所处的阶段，那些公立医院。

作者：私营部门完全不受这个政策影响？

D1：是的，很幸运，到目前为止。政府一直在改变，一直在说要施加压力或做些什么。到目前为止，政府并没有做什么……他们一直在说要鼓励私人机构也雇用这样的人。但是到目前为止，还没有任何法律。

虽然很明显我们在聊的是医疗问题，但董事们并没有阐明保留政策对医疗实践的具体影响，是 AIIMS 的米希尔提出了这一点：

> 作者：如果你是一个政策制定者，你可以对卫生政策做出一个改变，你会怎么做？
>
> 米希尔：我不知道，朋友。我们现在谈论的这些，是因为现在我们是学生，我们比较了解的是学术层面上［政策］的体现，所以我们希望可能实际的保留名额数量……也许我会减少它。我不知道，我的意思是这方面很有争议。一般来说，我们想的是，至少对一个与人的生命打交道的职业来说，你不应该让那些成绩差的人排在成绩更好的人前面，这是我们经常讨论的一件事。
>
> 作者：你和你的朋友讨论这个问题？
>
> 米希尔：是的，是的。对于这种事情，我们现在不能公开讨论，因为这是很敏感的问题，人们很容易感到被冒犯。另一件事是，并不是说保留类别中的每个人都不够格，但如果你把普通类别和保留类别放在一起比较，不够格的比例肯定是保留类别的高。至少在我眼里是这样。因此，这不是我们希望出现的。
>
> 作者：这是你自己的观察吗？你在 AIIMS 发现过

这种问题吗？

　　米希尔：是的，在 AIIMS 也是如此。有时我也听其他人这么说，来自他们的经验。所以是的，肯定有这回事。

　　正如我们在上一章中所看到的，德什潘德写到过，考试名次如何变成一种"伦理道德排名"，并建构出一套话语用来描述有价值与没有价值的学生。他进一步指出，这种描述源于社会学家马克斯·韦伯对竞争性考试的界定，即"目的是'培养'学生，训练他/她生存于一个特定的伦理道德世界，并按照既定的行为规范行事，而竞争性考试就是这一准备过程的一部分"[59]。在 AIIMS，这个世界是医学的世界。在上述评论中，米希尔将平权行动——因此也包括那些受益于平权行动的人——视作对这个世界的道德的威胁。按照米希尔的道理，医学本身被认为具有神圣性，比起社会关系的混杂来说，显得更加高尚，也正因此而与之不同。（我们将在后面的章节中提到，这种医学和社会生活的概念性分离，说明了在印度年轻医生的教育经历中人文学科教育的显著缺乏。）通过援引医生对人类生命的责任，米希尔引入了一种情感化论述，即将医学视作一个伦理领域，必须保护其免受没有才能的人的侵扰，不然会引起道德恐慌——不是因为他们威胁到上层社会的至高无上，而是因为他们对生命构成了真正的威胁。回想德什潘德的描述，他写到种姓主义如何被隐藏在诸如国家建设或发展这类道德上无可指摘的叙事之中。[60] 在米希尔的叙述中，受到保留政策威胁的不是国家发展的抽象宏图，而是公民的实际生活。这种叙述坚称，这关乎的不是个人的利益（或者，更糟糕的说法，"政治"），这关乎人类本身。至关重要的是，结构性特权的继承者期望成为这些叙事的道德仲裁者；上层种姓认为自己是合法的"国家主人"，制定和分配"发展"的责任应该掌握在他们手中。[61]

人类学家萨拉·平托描述了支撑当代印度医学和发展话语的"骗局"，以及当"错误的人"试图进入这些空间时，这些骗局是如何被揭穿的。她写道："这些谎言中的第一个，是这样一种想法：（医学和发展的）普世知识优先于权力和合理性，在一个现代化的世界里，权力（经济、政治、自我管理）和权威并不是相辅相成，而是来自（对这些知识）正确的理解。"[62] 换句话说，这个谎言表明，只要弱势群体给出正确的答案并表现得当，他们就会被当作平等的"国家主人"而受到欢迎，并被赋予同等的权力。第二个谎言，平托继续说，是将教育与平等联系起来的谎言："其中包括这样的观念：医学和发展包含了一种与特定群体或个人的利益相分离的政治……通过授权结构，采取某些普遍化的认识方式的人拥有支撑着发展的合理性；普世知识以同样的方式表现出来，所有寻求它的人都可以平等地获得。"[63] 那么，那些以其作为集体结构特权的继承者和再生产者而有权塑造事物秩序的人会声称，寻求和获得普世知识的责任在于个人。此外，通过参与"授权结构"，任何人都可以作为现代发展型国家的行为者而被合法化。但正如我们所看到的，按照普通类别"去种姓化"守门人制定的普世化衡量标准，即使是那些考入国家最顶尖的医学院的人，也会被立即区分为"正当的"和"不正当的"、"有能力的"和"无能力的"。

米希尔将保留类别中"很高比例"的医学生都描述为"不够格"，这将引出我在接下来的章节中会讨论的三个主题。第一，普通类别的学生是如何执着地运用考试排名的隐喻力量来坚称他们的优越性，尽管区分成绩在第 99 百分位区间内的所有考生在现实层面上毫无疑问是荒谬的。第二，排名被用来表征能力低下，而这些能力是基于一些考试并没有测试的技能，特别是英语水平。第三，在激烈的竞争之下，不同类别考生的考试结果变得同质化，这反而又使得 AIIMS 忽视了学生可能并不平等的就读体验（与扩大入学机会不同），与此同时，这样做并不会威胁到其机构名声或精英医学的名声。

"你必须自己去奋斗"

在我们关于种姓和保留政策的讨论中，普里亚告诉我，"普通类别的人"有着"良好的个性发展，不像表列种姓和表列部落及其他落后阶层的人"。良好的个性发展暗示着劣势可以体现于个人的惯习或者生活方式之中，这也成为在未被标记的普通类别之中谈论才能的另一种方式。乌沙·扎卡里亚斯（Usha Zacharias）在评论《今日印度》大学排名报告中所使用的图片时说道："大多数图片展现的是皮肤白皙、中上阶层、西方化的学生，散发着自信、正能量，以及在面对充满机遇的世界时那种'合拍'的感觉。"[64]这种合拍感，既关联起普里亚对个性发展的描述，也与苏希尔描述的他在 AIIMS 期间为让自己的个性变得"更好"而做出的努力有关。[65]

虽然差异也可以通过服装和饮食习惯表现出来，但语言和交流对个人如何体验一所机构以及他人如何看待他们的影响最大。[66] 布迪厄将语言能力描述为"身体习性的一个维度——个人与社会空间的全部关系，以及个人与世界的所有在社会层面上显现的关系，都在这个维度上得以表达"[67]。在 AIIMS，扩大一些来说，也正如在朝气蓬勃的印度，最重要的语言是英语，正如扎卡里亚斯所说的：

> 英语……是一整套干预性的文化设备、知识和过滤器，分隔开大学里的同龄人和社交圈。远不止是一种语言，在校园里，英语代表了一套文化能力和互动用语，按照学生所受的学校教育的种类对其进行精细的区分——不仅仅是私立和公立之间的区分，而且是私立内部和公立内部的等级划分。[68]

这些等级制度并不局限于学生群体内部。当我问安佳丽她是否认为保留名额是一种有效的机制时，她立刻摇了摇头。她说，那天下午的课，她睡了一觉，因为她听不懂讲师的话，"他讲的内容没法儿理解"。此前一次，她告诉我："你来这里就会发现，一半教授的英语口音你都无法真正听懂。你就会想，好吧，我只能浪费一个小时坐在这儿，什么也听不懂。"在这种情况下，传统的师生之间的等级关系被破坏，并借以才能或者缺少才能的隐含叙事而被反转，正如这个上层种姓的本科生所定义的。

虽然保留名额使一些人能够进入之前封闭的领域，但这既不能保证他们能完全融入，也不能保证他们有平等的机会去获得成功所需的资源。"吉拉特报告"谴责了 AIIMS 行政部门未能为表列种姓和表列部落的学生提供支持，这些学生在入学时缺少充分的学术经验，缺少帮助他们在 MBBS 期间发挥出最佳水平的支持。[69] 最常被提及的一个问题就是英文水平较差。苏希尔曾对我说过，要想进入 AIIMS，必须接受英语授课的学校教育。他自己也上过英语学校，但在家里不会说英语（他曾说过他的录取通知书是用英语写的，然后由一个朋友为他的家人翻译成印地语）。他告诉我，他在 AIIMS 通过视频网站提高了自己的语言技能。我问苏希尔，他有没有得到过机构的支持来提高自己的英语水平。他摇摇头说："没有，你必须自己去奋斗。"我的笔记中写道："然后他笑了，笑容里也透露着疲倦。"

2012 年，苏希尔和普鲁什的一个一年级同学在宿舍的吊扇上上吊自杀。他出身于拉贾斯坦邦一个务农家庭，通过表列部落类别进入 AIIMS（在全印度医学预科考试的表列部落组别中排名第 2）。他接受的是以印地语为媒介的学校教育——完美地实现了苏希尔口中的"不可能"。虽然他参加了私人英语课程，但他的朋友和家人认为，是因为缺乏机构的支持，所以他的考试成绩一直不理想，他们认为这是导致他自杀的原因。2015 年的电影《安慰剂》记录了他的离世所带来的影响，包括院长平房外愤怒的学生抗议，而院长则保持了沉默。不过，虽然声称要揭露这所机构的黑暗，这部电影却反而增强了这种感觉——缺少对于种姓或保留政策的提及，反而助长了学生群体同质化的神话。在提到一起早期的自杀事件时，影片中的一名学生解释了这种不认识当事人的奇怪感觉。他说："他只是某个印度人。"

同样在 2012 年，AIIMS 回应了"吉拉特报告"中首次提出的越来越受到关注的种姓歧视问题，为新生设立了一个为期两周的指导项目，由社会转型研究和教育中心负责。[70] 该项目旨在支持出身弱势背景的学生——通过帮助他们与担任导师的教职员工建立联系这种方式。因为时间的原因，本书中主要的学生主人公们没有参加过这个项目，他们对这个项目并不熟悉，仅仅是含糊地赞同了这一项目的出发点。拉胡尔告诉我，据他的观察，新生在 AIIMS 注册后，然后在开学前为期两周的指导项目开始前回家的情况很常见。2015 年 8 月，一名年轻女生在她的宿舍里上吊自杀。她是 2010 年以来在 AIIMS 自杀的第四位来自保留类别的学生。

"把他拉上去，拉上去，拉上去"

T 博士是一名资深教员，她告诉我，以何种方式和程度向学生提供额外支持完全取决于教师个人。T 博士的动机既是出于对 AIIMS 名声的影响，也是出于她自己的声誉。"我希望不用说我的名字别人就能知道，每个人都能够知道，这个学生在我这里学习过。这才是应该的。没有人需要问：'谁带的你？'"

当我问她是否觉得 AIIMS 的名声受到过任何特别的威胁时，T 博士开始犹豫，当我意识到她想谈论保留政策时，我向她保证，在我写下的关于这次会面的所有内容中，她都会被匿名。我们笑了——为了给敏感的观点创造一个安全的空间，我们共同使用了一种常见又令人不舒服的幽默。

　　T 博士：因为，你想，比方说我有一个排名 12 的学生，还有一个排名 83 的学生一同入学，无论我们如何努力把这个学生从第 83 名带到第 12 名，这两个学生的水平都不会是一样的……

　　作者：所以你有观察到第 83 名和第 12 名之间的差别？

　　T 博士：差别太大了。早先没有太大的差别。现在，由于配额制度，在入学时学生就有了很大的差别。从普通类别进入的人排名很靠前，而另一个从配额类别入学的人排名则靠后。因此，当我们把这两个学生放在一起时，是很难把这个学生提高到那个水平的。因此，有时他们会变得不耐烦。排名较靠前的人，我们对他的关注较少。而我们对这个排名比较靠后的人给予了太多的关注，把他拉上去，拉上去，拉上去。我们所有的精力都用在这上面了。早些时候，我的学生都在第 12—16 名之间，所以我只需要给点指导——10 分钟，立竿见影，然后下一步指导，再 10 分钟，开花结果。因此，我可以说我手下的所有学生都是全国最好的。但现在为了保持这种感觉，我不得不在水平低的学生身上多下功夫，从而忽视了水平高的学生，因为一天只有 24 小时，而一天中你能做多少工作呢？所以我觉得高水平学生被忽视了。这是我的看法。

作者：排名靠后的学生可以在 AIIMS 获得额外的辅导吗？

T 博士：每个老师都必须额外花时间。像我就太多次了——投入额外的时间——但有时我觉得学生们会对我的付出感到困扰，感到疲倦，并且难过。他们可能会意识到我是为了一个特定的目的而追着他们，但那可能是在他们离开后才意识到的。但是在这个过程进行的时候，他们可能会感受到伤害。今天早上，那个排第 83 名的学生，我本来期待她会交作业。昨天我给她发了两三封邮件。我晚上坐在家里，做了三十多个文献综述。我给她发了邮件，我只想让她看完后今天来。她说她读不了。早上她打印了这些东西，但没有读，也没有来。这对我来说有点过分了。我为了他们坐在那儿，帮他们做文献综述，这不是我应该做的，但她甚至都没有读，也没有来。所以这就是我感受到的挫折。但当我看到她哭泣的眼睛和通红的脸，我又感觉很糟糕。一大早我就破坏了她的心情。但也许我的期望太高了，因为她的阅读速度不是那么好。也可能是语言能力不够好，或者还有什么原因，我不知道。所以没有用心，或者没有能力。可能是因为没有能力，因为当你能力不够的时候，你才会想哭。所以我真的想把他们拉上来。太累了，我觉得。他们中的一些人说，时间太短，而我想让他们学到的东西太多。因为他们是研究生。我希望他们至少能达到我的本科生的水平。只有这样他们才能向前迈进。所以我在开始时非常严格。我是非常严格的。

作者：那会不会有时你带的一些研究生，你们觉得他们的水平比本科生要低？

T博士：[点头]因为他们是通过一个非常复杂的筛选系统进来的，还有配额这些事，他们进入了这个系统。但现在我们真的在逼他们，逼他们，逼他们。

T博士说的是她的研究生，他们都经历了另一轮竞争激烈的录取，而结果差异非常小。尽管如此，T博士是通过排名来理解她的学生所面临的困难的。考试排名的重要性被夸大了，排名被认为体现了一些学生的劣势，而这些劣势对考试成绩的影响相对较小，不过当学生被要求完成诸如速读和英语理解等任务时，这些劣势就变得明显了，而他们的家庭环境、学校教育、MBBS和考前辅导都没有帮助他们做好准备。为弥补这些长期累积起来的劣势对于一些学生学习的影响，T博士做出了个人努力，表现出一种责任感，而AIIMS似乎把回避这种责任当作一种机构原则。T博士说，缺少全方位的投入来帮助学生发挥出全部的潜力，因为以50%作为合格分数线，就几乎不用担心有谁会不及格：

50%并不是一件难事。我认为这并不困难，因为我们有很多机会，很多课程，很多研讨会，很多会议，图书馆非常好。他们可以随时随地参加任何课程，这样一来，我认为每个人都可以得到 50%，因为全国的精英都在这里。50%，人人都能够做到，但我们的问题是，我们希望所有的人都处于一个非常优秀的水平，真正的高水平。"好"并不够，只有"非常好"才能让我们满意。"非常好"和"优秀"。

T 博士在提到"全国的精英"时，把 AIIMS 所有的学生都包括在内，她解释说这是对一个具有悠久历史的独特机构来说独有的说法：在马丹 20 世纪 70 年代对 AIIMS 医生的研究中，一位教员告诉他，"非常严格的录取程序"允许在"你能找到的最好的实验对象"身上进行教学实验。[71] 入学的竞争，以及严格的成绩分组，意味着大多数学生通过内部考试并没有什么困难，即使他们感觉不到机构对学习的强制性要求。这就对应了德什潘德的论点，即印度对高等教育的巨大需求使精英院校能够最大限度地减少他们的教学和辅导责任，狭隘地注重应试能力，从而尽量减少他们接受的学生数量，并确保学生能够利用最低限度的机构支持通过他们的最终考试。[72] 这所机构以培养日后会走上高精专道路的私立机构医生为荣（并且通常会移民到美国）。光是 AIIMS 的金字招牌就能让所有的学生受益，因此 AIIMS 并没有什么动力去解决内部的不平等。此外，AIIMS 的声望和它所促成的精英制度正是通过不平等的再生产而得以维持。按照布迪厄的说法，"声望"意味着可转换为经济权力的社会资本和文化资本。机构被认为是"有声望的"，并不是因为它们对平权行动实质上的承诺，事实上，它们的努力是为了保持声誉，尽管它们遵守法律义务，为历史上被边缘化的群体保留一部分名额，但仅此而已。正如之前米希尔的评论，医学也为 AIIMS 这样的机构提供了一个独特的道德上的借口，使其关注点都在于那些被称为"最好"的学生——经由考试排名种姓优势得以巩固。这展现出的无疑是一种悖论，即崇高的医学行业不能凭借"善心"参与这一推动社会正义的运动，因为用德什潘德的话说，它唯一的职责就是"培养'卓越'，所有其他目标（如公平）都会被忽略掉"[73]。

D 博士（20 世纪 70 年代曾在 AIIMS 学习，后来做了教员）告诉我，他很高兴 OBC 保留制度的引入使学生群体更加多样化，但他也观察到了学生们所面临的障碍——学生们会发现自己身处的学术和社会环境比之前接触到的更有挑战：

> 虽然他们来到这里是因为保留政策，但他们必须在考试中达到一定的水平。所以，他们来自……在他们自己的小环境中，他们的学术成就可能相当高，可一旦迈入 AIIMS 的大门，会发现更多的是来自普通类别的人，他们的表现比其他的人好得多。因此，那些通过保留政策来的人不断感受到压力，想要去证明自己。他们中的一些人无法承受这种压力，我知道有几个人在这期间离开了，还有一些人开始陷入滥用药物之类的困境。

在这里种姓依然具有高度的可见性，保留类别的学生被认作一个具有共性特征的群体，以及偶尔可能会打破这一形象和期望的个人。正如 T 博士告诉我的那样：

> 有这样的情况。我觉得这只有在老师的努力下才可能实现。老师很努力地向上拉他们，所以他们已经超越了，他们已经超越了 12 名。确实发生过这种情况。但这在很大程度上取决于……双方。你在向上拉，而学生同样在和你一起跑。双方都在跑。如果双方都在跑，那么他们就有可能胜过排名更高的人。他们可以超越。他们已经做到了。我的两个学生现在正在攻读博士学位，每个人都想知道我们对他们做了什么，让他们变得如此优秀。他们本来是排名最低的，但是他们也和我一起跑——我指当时。就像我在不断拉扯，拉扯，所以他们也是格外地努力。

这种某个保留类别的成员通过与普通类别的学生一样出色的表现来打破预期的说法，使人们对制度上的种姓主义或某个社会群体相关属性的自然化产生了怀疑。当我与 AIIMS 管理部门的一位前高级成员交谈时，他指出，表列种姓和表列部落的候选人往往会"变得比其他人更好"，而且"许多人一来就很出色"。他以一位备受尊敬的前系主任的 SC 身份为例，与我交谈的其他人也提到过。

"这个国家没有平等，"当我向 OBC 教员 A 博士提出种姓问题时，他说，"这所机构怎么可能有平等？"

在所有与我交流的学生中，普鲁什身上最能体现出 AIIMS 作为一个过渡空间的模糊性。在特纳最初的概念中，他指出，在一种过渡状态下，新人被免除了特定社会角色的责任，并能够"像原本一样，完整地面对彼此，而不是以割裂的方式、以所饰演的角色身份去面对"。"有一段时间，"他接着说，"存在一个没有任何归属的人，一个个体而非社会**角色**，生存在一个由个人组成的神圣社区中。"[74]立足于当代，托马森反思道："特纳意识到，阈限不仅有助于确定转折时期的重要性，而且有助于理解人类对过渡性经历的反应，因为它们塑造了人格，突然突出了能动性，并且（有时很戏剧性地）将思想与经验结合起来。"[75]

在我们的谈话过程中，我在普鲁什身上观察到这样一些反应，他一直纠缠于身份和归属的问题。他告诉我："找到自己的个性是很重要的。"他不觉得自己对表列种姓社群有什么责任，他说，"我只是出生于此"。当我们谈到 AIIMS 的自杀事件时，他说，这些事件与保留政策没有必然联系，个别学生有个人问题，而他们缺少这方面的支持。然后他停顿了一下，重复了达利特反种姓活动家、印度宪法设计师阿姆倍伽尔（B. R. Ambedkar）的话："种姓将永远是一个因素，直到它被消灭。"[76]如果他一定要选一条分界线，普鲁什说，他会把人们分成"愚蠢的和不愚蠢的"。在 AIIMS，他在另一个场合说，"想法比身份更重要"，特别是对医生来说，"身份不那么重要"，因为"每个人都是潜在的病人"。他说"医生"本身就是一种新的身份，有着专属的地位和声誉，将取代所有其他身份。通过这一设想，普鲁什展现了过渡状态最理想和最强大的潜力。他展现出的这种对"普世知识"的追求，正是本章前面提到的萨拉·平托描述的一种欺骗性承诺。米希尔对于保留政策下生产出的"无能"医生的评论正是很好的说明，同样可作为例证的是那些具有结构性特权的人所拥有的权力——可以决定他人的生活机会。普鲁什和米希尔的经验与期望之间的这种酸楚的区别，特纳也认识到了：

> 阈限充满了原始假设，相对来说拥有去调整生存要素的自由……但这种自由有相当狭窄的限度。新人回到现实社会后，也许有了更多的警觉，对事物的运作有了更多的了解，但他们不得不再次受制于习俗和法律……他们被告知，与神灵或祖先规定的方式不同的行为和思维方式最终是不可行的，可能会带来灾难性的后果。[77]

当我在 2014 年来到 AIIMS 校园时，自 2010 年以来，有 4 名来自保留类别的学生自杀了。虽然他们的成绩没有得到认可，但他们的能力和决心于他们在 AIIMS 的短暂的痛苦存在中得到了体现。对许多保留类别的学生来说，中产阶级的成长环境和优良的英语学校教育使他们具备了在 AIIMS 茁壮成长所需的文化资本和惯习。如果缺乏这些先决条件，在少数情况下，教师可能愿意投入时间来帮助学生发挥他／她的潜力。而在其他情况下，如果遇到一个冷漠的机构，在这所国家最知名的公立医院的阴影下，一个苦苦挣扎的学生最终可能会选择抹去原本的身份。他们追求知识以保护生命，而结果却是自身生命的终结。这些极端案例的悲剧，使得保留政策下学生的差异化体验变得尖锐而令人不安。AIIMS 作为一个过渡空间的转变可能性并没有向这些学生开放，他们的死亡暴露了这套庆祝自由的话语底部的黑暗和孤独。如果"散漫的人"这个说法在 AIIMS 有任何意义，那也不适用于某个特定的学生群体，用于形容这所精英机构本身则更为贴切。

学习的方式和方法

门诊印象

让 AIIMS 特殊的原因有很多，有些解释得通，有些则并不显而易见。学生们受益于良好的学术和临床基础设施、全国知名的教师、研究机会，以及生活上的优势——舒适的住宿条件和没有宵禁的自由。在 AIIMS 的时候，我还发现了学徒医生如何获益于另一种非常明显、在数量上和存在感上都非常惊人的人力资源：病人。

在我们的谈话过程中，对于 AIIMS 的大量病人，学生们经常有着两套叙事——他们是紧迫时间里的负担，但同时也是教育资源。病人因其"生物利用率"（bioavailability）[1]而成为教育资产：通过在 AIIMS 寻求治疗，他们将自己的身体提供给这所机构，被用于教学和学习。这种交换形式并不是 AIIMS 独有的，在任何教学医院，这都是医学教育的一个基本特征。但是，据学生们说，使 AIIMS 的病人特别有价值的，不仅仅是他们众多的人数，而且是他们所患疾病的多样性——并且往往具有复杂性。这种巨大的需求以另一种方式促进并维持了这所医学人才培养金牌院校的声誉，而产生这种巨大需求的一部分原因则是其他地方基础设施的匮乏。

在一次采访中，一位长期服务于 AIIMS 的教师回忆了他在 20 世纪 50 年代末作为学院早期 MBBS 一员的时光。当时 AIIMS 的主医院还在建设中，学生们在马路对面的政府机构萨夫达君医院（Safdarjung Hospital）接受了部分教学。这位医生回忆说，当时很有趣，因为那家医院很繁忙，有"大量的临床材料"。对于把病人作为临床材料或者有生物利用价值的资源这种观念，我把它作为一种方法，以理解 MBBS 学生没有被明确教授但会在门诊和病房中接触到的内容，即病人和医生的社会生活，以及它们对健康和医学的影响。

长期以来，医生和病人之间的权力不对等一直是社会科学家关注的焦点。[2] 医学诊断和治疗不仅是一位医生和一位病人之间的临床互动，它也是一个渠道，社会和医疗权力的决定性因素借此塑造医生和病人之间的关系。四十年前，人类学家迈克尔·陶西格（Michael Taussig）敦促我们关注人类关系是如何"体现在标志、症状和治疗中的"。他写道，在临床接触中，社会类别被确认并变成现实。"在任何社会中，"他接着说，"医生和病人之间的关系不仅仅是一种技术关系。这在很大程度上是一种社会互动，它能以最有力的方式强化这种文化的基本前提。"[3] 在 AIIMS，这种接触是对学生的一种教导，告诉他们什么是让这所机构闻名的模范医学。在这一章中，我使用了来自门诊和病房的民族志材料来说明陶西格所描述的互动是如何在 AIIMS 发生的，以及它对学生学习如何成为医生的影响。在这个过程中，我们将看到，学生在读 MBBS 期间**没有**被明确教授的内容和课程与 MBBS 课程**包含**的内容同样重要，两者都可以告诉我们，AIIMS 如何定义医学领域内的卓越。

"你可以之后再重新构建知识体系"

在我与 E 博士的第一次谈话中，他提出了一个问题："AIIMS 是一所附有优秀医院的大学，还是一所附有医学院的医院？"几十年前，E 博士作为一名 MBBS 学生第一次来到该学院；当我们在 2015 年见面时，他是一位备受尊敬的高级教师。他对 AIIMS "丧失的大学形象"的个人感慨充满悲伤和沮丧，即使他承认临床护理的标准已经提高。"我们的时代是一个浪漫的时代，"他在他的办公室里告诉我，"一切都是为了学生。"正如我们在第二章中所了解到的，吉库玛瑞·阿姆莉特·考尔在 1956 年对议会的演讲中强调，AIIMS 将会把"师徒"精神奉为该机构的核心——一种基于学生和老师之间紧密联系的教育传统。E 博士回忆说，第一任院长的妻子会邀请本科生到他们校园里的平房吃饭。第三任院长则向本科生保证，他们"随时可以走进他的办公室"，令人印象深刻。而在早期，吉库玛瑞·阿姆莉特·考尔本人会在校园里散步，与学生互动，观察她所帮助创建的机构。

据 E 博士说，机构的扩张导致了去个人化，给学生带来了不利的后果，而且对个别部门的日益强调，也会削弱机构的凝聚力。他认为，不能保证一贯的教学也令人担忧，其原因是学院的高级管理层倾向于把声誉放在首位，而忽略了自我评估和战略布局。其他教职员工也持相同观点。然而，在回顾担任院长的一段时间时，V 博士将情况变得复杂了些：

我没有能力做那些事后看来我应该做的事情，因为我没有管理技能。如果我有与官僚主义做斗争的知识，我本可以做得更多。但我有的都是我自己的直觉。即使我有一种愿景，我也不知道该如何实现这个愿景，因为我缺乏对抗官僚主义的能力。[4]

不管怎样，E 博士说："现在 MBBS 课程被边缘化了。"[5]

学生们基本同意。E 博士也提到了这一点，对那些将 AIIMS 与他们申请时的理想化想象相比较的学生来说，这里往往不能让人满意。尼哈暗示，许多学生所声称的"新发现的自由"对学习产生了矛盾的影响：

我认为 AIIMS 比其他学院都好……也不好说。在其他学院，他们真的是喂饭式教学，所有的东西都是老师教的，他们让你写笔记。在这里，我们非常独立。我们可以看我们想看的任何书。在其他学院，他们有一些规定的书……在这里，我们可以试验性地……所以我觉得 AIIMS 非常好……但是……也有好有坏。我认为他们没有给予本科生那么多的关注。而且有些教授对教我们也不太感兴趣。我还发现，无论我们学习什么，我们都是自己学习。实践经验方面非常好，你可以去病房，你可以了解新的病例。但我发现上课并不那么有趣。我觉得在中学的时候上课更有趣。而且，如果教得不好，医学也会非常无聊。

一些学生对缺乏互动性的实践培训感到失望。"还行，但我预期的比这要多。我希望能学到更多东西，比如更多的互动环节，与教授进行案例讨论……这并不算好。"乌金告诉我。阿施施同意，他觉得教学标准已经逐渐降低了。"我发现它相当理论化，"他说，"所以，如果我们能有更多的案例来讨论这些，就更好了。我们在第二年和第三年有这样的课程。但今年到目前为止还没有什么。之前不是这么无聊，现在是……我不知道，沉闷。"并非每个人都不满意，但对 AIIMS 的学术经历评价最高的是那些将其与不太著名的学院进行比较的学生。尼基尔就代表了这种观点：

> 我们的教学模式非常好。当我和那些在周围学院读 MBBS 的朋友比较时，我发现我们的学院非常注重实践；除了理论，还有讲座。在第三年，这非常好，我会参加我的研讨课，研讨课非常好。他们会给出一个主题，比如冠状动脉疾病，外科、儿科的老师都会来……真的太精彩了。我问了我所有的朋友，在周边的学院里没有这样的安排，这些都没有。我现在依然觉得非常兴奋，我感觉甚至无法完全用完 AIIMS 的所有资源。我做得很好，但我仍然认为我应该利用更多的机会。

一些学生表示，他们对死记硬背感到很失望，死记硬背对进入 AIIMS 来说至关重要，但在整个 MBBS 课程中仍然如此，这让他们感到沮丧。虽然在某种程度上依靠背诵是必要的，但这往往被认为是过度的。米希尔对此进行了总结：

> 有时你会觉得非常焦虑，因为教科书就是这样的……这不是概念性的，到头来你必须背得越多越好。不管他们说有什么概念，实际上就是你已经背了这么多，现在你要应用它……这有点乏味。我进来时期待的是一个相当学术的环境。我以为这里会更加强调学术，以为老师们会全天候地教导我们，我们会学到在全国其他地方学不到的东西。但这里的学术环境并不那么好。

迪帕克解释说，入学考试前高强度的学习持续影响着他在 AIIMS 的学习方法，直到一位前辈建议他只读与考试有关的部分，这位前辈跟他说："你可以之后再重新构建知识体系。"虽然这种工具性的对付考试的方法让迪帕克感到不舒服，但当我问他有没有把类似的建议传递给他的后辈时，他点了点头："但我不是跟他们强调这个。我会说，在读一本书的时候，要试着去分析这些信息，而不是，你知道的，死记硬背所有的句子。"迪帕克建议低年级学生思考他们所读的信息，这似乎是在弥补他心目中 MBBS 缺少的智识上的刺激。

尚卡尔的关注点在于，书本学习是以牺牲临床经验为代价的，而这对从 MBBS 毕业的学生也会造成一定的不利影响。这被认为是缺乏教学投入的表现，也是一个系统中的结构性缺陷，这个系统鼓励备考研究生，而牺牲了能使学生成为一个充满信心的医生的临床经验：

> 应该是更多地从书本到病人，你知道的。我们主要是阅读书籍，这不是实践性质的。当我们去病房时，肯定会看到病人，但……会有多项选择题，出自书本，所以书中的每一行字都会更加受到重视。[但]这并不重要，因为如果你知道这些基本的东西，你总是可以在医景（MedScape）上查到……因此，多去病房[是需要的]，这样我们才能真正会实操，我们才能在MBBS结束后真正成为初级保健医生。

在第六章中，我探讨了这样一个事实：与我交流的学生中没有一个人能够想象在完成MBBS后成为一名初级保健医生或全科医生。这主要是与AIIMS身份所固有的威望和预设的专科化道路有关。不过，也有一些学生认为，从AIIMS毕业之后，全科医生对他们来说地位过低，但与此同时，由于研究生入学考试的压力，他们对任何类型的临床实践都感到毫无准备。

学生们也承认了教师的压力，他们认为大量的病人和对做研究的要求是教师们不把教学放在首位的原因。米希尔认为，不愿意教学的部分原因是学生不愿意去上课。这种情况似乎已经不言自明，至少在高年级学生中是这样，他们没有将新的要求放在心上，仍然相信只要他们的出勤率不低于50%就能通过考试。安佳丽认为，鉴于这些压力，本科生不可避免会受到忽视，她建议将教学工作分配给致力于教育的教师，这样可能会有一个更可靠的标准。"因为我确信很多教授只是把教学当作一种附加的工作，他们并不想做，但又必须做，而且［他们］做得非常……有一个专门的词，叫作 *jugaad*（一种即兴发挥的形式，或凑合着用，即利用手头上的任何资源）。"

不仅仅是学生抱怨 AIIMS 教学质量参差不齐或教学方法毫无想象力，E 博士的一些观点也得到教师们的认同，他们经常发表文章探讨课程改革的必要性以及阻碍课程改革的因素，无论是在 AIIMS 还是在全印度。[6] 我在 AIIMS 工作期间，医学教育和技术中心组织了一次为期三天的教师自愿参加的教学方法研讨会。参加研讨会的大多是新近加入学院的初级教师，尽管一位热情的院系副主任也参加了研讨会，而且可能不止一人来自德里的另一所医学院。

研讨会涉及对医学教育、教学和评估方法的讨论。在最后的反馈环节中，与会者对研讨会表示赞赏，但他们也分享了他们的焦虑，即尽管鼓励创新，但初级教师推动变革的能力受到了等级结构的约束。假如没有系主任的支持的话，人们几乎没有回旋的余地。在研讨会上，种姓歧视的额外限制未被提及。我想知道，机构改革在多大程度上是一个永恒的等待游戏，因为年轻的教师被他们的一些前辈鼓励去创新，同时他们也清楚，挑战固有的做法不太可能受到认可或有助于晋升。[7]

我和 E 博士再次见面时，我问他，答案是什么。他摇了摇头。"我们在这个阶段需要好的带头榜样，"他说，"非常需要。"

病人劳动力

AIIMS 的许多挑战都归咎于庞大的病人数量所带来的压力：过度拥挤、时间限制、医生的不耐烦、对 MBBS 学生的忽视，以及研究机会的减少。我的大多数对谈者认为，北印度的公共医疗基础设施不足，再加上私人诊疗的成本和质量不稳定，是造成病人数量众多的原因。一些学生和教师也提到，病人对专科治疗的需求在不断增加（我将在第六章中进一步讨论），但总的来说，有这样一种感觉，大多数病人是在不受他们自己控制的情况下被推进 AIIMS 的大门的。

人们经常讨论每天 10000 名门诊病人给医院运作带来的挑战，但与此同时，学生中也有一套并行的说法，即他们在培训期间接触到的病人的数量和种类，是使 AIIMS 有别于其他医学院校的财富。克里什概括了这两种说法并存的方式：

> 这一大群人的数量没什么用，但病人的种类真的很有帮助。我们会接触到各种罕见的疾病，常见的疾病也有，但特别是这些罕见的疾病。所有这些东西，在我们邦，他们只能从书本上学到。那里有这些疾病，但在当地没有被诊断出来。但是在这里，我在这里的三四年内看到了 40—50 名系统性红斑狼疮患者。许多病人都会来，所有的罕见病都会有，也有很多综合征。从学生的角度来看，这其实是件好事。

阿施施同意："因为你会看到很多病例，你会接触到很多罕见疾病，会了解到整个疾病谱系。"

我在"脉搏"活动期间与之交谈的学生也认为，病人的多样性是一个独有的优势，助长了 AIIMS 教学上的卓越声誉。一位来自比哈尔邦的年轻学生提出，在邦立医院往往会看到更多的地域流行疾病，例如她所在的学院的黑热病（内脏利什曼病），而 AIIMS 的医生治疗的疾病种类更多，对学生来说更有好处。在社会学家巴鲁（Rama Baru）对 AIIMS 退休医生的采访中，那些在 AIIMS 度过整个职业生涯的医生说，他们的动力不是金钱，而是成为"国家顶尖机构"的一员的机会，在那里他们可以"看到医学的全貌"。[8]

这种以治疗交换教育的交易长期以来一直是世界各地医学教育的核心。在《诊所的诞生》中，米歇尔·福柯写到医院和教学领域的统一如何成为临床观察发展的核心，他引用了法国精神病学家菲利普·皮内尔（Philippe Pinel）1815 年的说法。"两个医务室，各有 100 至 150 名病人——这里提供了多么好的教学资源啊！热病或痰病，恶性或良性，有时在强壮的体质中快速发展，有时处于轻微的、几乎是潜伏的状态，再加上年龄、生活方式、季节以及不同程度的精神情感所能提供的所有形式和变化，多么富于多样性啊！"[9] 在写到新医生的社会化时，哈弗蒂（Frederic Hafferty）和弗兰克斯（Ronald Franks）指出病人是如何"同时被当作疾病的受害者、学习的对象以及研究的对象的"[10]。在对福柯的反思中，特纳写道："医院将生病的病人转变为医学训练的对象。病人将作为疾病的例证而变得有价值。

由于病人通常是穷人，科学理想也在此得以实现。"[11]

在 AIIMS，显著的是这种转换形式的规模，以及，在这里，这所机构毫不掩饰地鼓励学生将他们从 AIIMS 的病人身上学到的东西应用于追求这个崇高的事业，用于治疗更富裕的人——通常是在私人诊所，而且经常在印度以外。巴拉杰强调了为什么他接触的这些贫穷的病人对他的教育很重要：

> 是的……实际上很有用，因为你看到的大多数疾病，我不知道为什么，但这些疾病发生在穷人身上。我的意思是说，那些富有的、装扮得体的人，他们通常只是有那些生活习惯病，像糖尿病、高血压这种类型的疾病，或比方说过剩的脂肪。但是大多数疾病，传染病、恶性肿瘤，在大多数情况下你会在这些穷人身上看到。因此，最好能接触到这些人。

维普尔提到病人是"临床材料"，他解释说，与西方医学院相比，AIIMS 的优势在于可以接触活的人体解剖，而不是合成的假体。"在西方，他们大多用的是假体，他们没有真正的病人。在这里，我们真正有机会接触到真实的病人和更多的机会。这么看来这就是一个优势，是的。"

在德里的时候，我对这个主题进行了思考，我开始把在 AIIMS 寻求治疗的病人，不仅看作对国家生物医学的诉求，也看作他们对其的贡献。[12] 通过让他们的身体变成政府医学院用作教学和学习的对象，病人帮助丰富了科学知识，并在这个过程中为实现该机构的最初目的做出了贡献。这些我经历的谈话让我看到"病人劳动力"如何塑造了 AIIMS 医学教育的独特之处——这种描述之中暗含的是城市化的、技术性的以及彻头彻尾的现代医学。AIIMS MBBS 的价值，至少一部分是由这些病人生产出来的，而对这些从 AIIMS 毕业的学生来说，这些病人似乎并不会出现在他们未来的职业场景中，因为这些病人没有机会接触到那种精英的医疗环境。

隐性课程

门诊（1）

这个 3 米长、3 米宽的咨询室里挤了 11 个人（包括我，我被塞在房间一角的塑料椅子上，在一个小小的不透明的窗户下面，外面似乎是一个遥远的世界），还有一个助手试图挡住门外的喧嚣。[13] B 医生一直保持冷静，未被干扰。多年来，他的经验让他有能力在专注于病人的同时伸手去找相关表单，在所需的检查项目上打钩，让病人清楚他的决定，并在必要时安抚他们，然后礼貌但坚定地鼓励他们为下一个排队的人腾出空间。这是一套资深医生出自本能的常规操作。[14] 我看到 B 医生团队的资深住院医生中最有经验的高拉夫开始学习类似的技巧。他能够一边继续为自己的病人写病历，同时还能抬头评论同事的病人眼中的黄疸颜色。这与 MBBS 实习生的局促不安形成了鲜明的对比——他们的身体还没习惯这里。在共用办公桌的另一侧，另一位资深住院医生命令一位老年男性患者移动座位。他粗暴地使用非正式的称呼 *tum*（你），而不是尊称 *aap*（您），这凸显出阶级、职业地位和环境如何共同确认了病人和医生之间的权力差异。在问诊过程中，"*tum*"也可以表示亲切，但我只听 B 医生这样讲过，而且通常只在他对一个他已经建立了相当长时间联系的病人讲话时才会听到。

　　正如我们所看到的，MBBS 以生物学、化学和物理学的多项选择题成绩作为录取参考。它建立在一个将理科和文科隔离开来的学校体系之上，因此，考试不包含社会科学或人文科学的内容，不要求学生对作为医学核心的人际互动进行思考，学生也没有机会阐述他们成为医生的动机。相应地，去研究临床中的人际互动以及它所反映的医学社会生活并不是 AIIMS MBBS 课程的一部分。学生们没有机会反思医生的社会行动者身份——他们拥有独特的价值观和利益导向，对寻求他们帮助的人来说拥有巨大的权力。[15] 在 AIIMS，由于这个精英机构的中产阶级临床医生的日常现实与他们的许多贫困和边缘化病人之间的鸿沟，这种根本上的权力差异显得更加突出。这些年轻人被告知他们是国家最有前途的年轻医生，但在他们的教育中，维持和再生产社会不平等的结构及其对健康的影响很少被关注，只在社区医学课程中被简要提及。

　　由于 MBBS 课程中没有这个内容，学生只能间接地通过案例或个别教师的公开指导来学习与病人的互动。这种学习方式包含一种潜台词，即为什么某些病人适合某些沟通方式，而对其他病人来说则行不通，这还延伸到什么样算作一个好的或坏的病人。它揭示了每个医生在临床社会世界中的位置以及他们所持有的价值观。这是"隐性课程"（hidden curriculum）——"一般来说，学校没有打算教，或没有意识到在教的内容"——发挥其作用的一个例子。[16] 隐性课程对医学生有特殊的影响：

> 入门者将会内化的大部分——价值观、态度、信仰以及相关的举止等这些被认为有关医学的重要方面，不是在正式课程中发生的，而是通过一种相对隐含的方式，即"隐性课程"，后者更关注医学文化的延续，而不是教授知识和技术。从社会学角度看，医学培训是将普通人转变为非普通人的途径——这里指的是医生。初出茅庐的学生被教导什么价值受到这种新文化的认可，以及管理这些价值的策略和技术。他们也被提供了将这些价值内化的机会。[17]

陆梅勒尔（Kenneth Ludmerer）将隐性课程描述为"非认知性的"，这与正式课程所强调的知识和推理形成鲜明对比。[18] 对其他人来说，"悬缺课程"（null curriculum）这一概念指那些没有被关注的领域，或者"那些因缺乏而变得显著的课程"[19]。尽管有特别的努力，但语言和交流仍是 AIIMS 悬缺课程的一部分。正如泰勒（Janelle Taylor）和温德兰所指出的，由于交流是医疗实践的核心，这就变得特别复杂："医学教育中的隐性课程，尽管它在众目睽睽之下，但由于医学教育特有的无视性，它仍然被有效地隐藏起来。换句话说，隐性课程帮助创造了盲点，而这正是它的隐身之处。"[20] 这种缺失的一个后果是，学生认为某些问题不够重要，不值得立即关注，或者认为可能与健康和医学的实践与经验没有关系。[21] 然而，与我交谈的所有学生都认为语言和交流是医学实践的一个重要方面，并认为应将其纳入正式课程。医学教育和技术中心不定期举办交流研讨会，但这些都是自愿的，需要学生舍弃或重新调整其他安排才能参加。尚卡尔与朋友们在前一年的"脉搏"活动中对学生进行了一项研究，结果表明大多数参与者都认为沟通需要被纳入教学和评估，同时，他们也需要更好的榜样。虽然尚卡尔将沟通理解为医生"职业素养"不可或缺的一部分，与医德和团队合作一样重要，但其他人则暗示他们对沟通中显现出的临床上固有的权力模式感到不悦。拉胡尔不满于一些医生的不耐烦，也不满于他们将这种不耐烦归咎于患者的数量：

　　[他们应该]教人们如何正确地与病人交谈，这方面应该得到改善。我看到很多医生讲话的方式……怒气很大……我不知道该怎么说，[他们]不把病人当人看，他们只是过来，然后写字。我知道医生工作量很大，但还是应该留出一些时间与病人礼貌地交谈。我们学过如何收集病史，比如你应该问病人什么，但**如何问病人**，才是问题所在。

"你至少能做的是听我们说话"

门诊（2）

B 医生反复要求一位老人用自己的话来解释他的问题。"哪里不舒服？"他用印地语问道。看到病人拿出来一张化验单[22]，他摇了摇头："不是，你说哪里感到不舒服？"（*Nahin-kya hai takleef*?）这样的谈话一直继续下去，直到房间里的所有人，包括病人在内，都在微笑。当病人喃喃自语地说到他的胃时，可以感受到一种明显的成就感，B 医生满意地点点头，拍了拍病人的肩膀。这种触摸，与临床上的检查不一样，也是一种沟通方式。

在印度，医生对病人的粗暴举止一直是人们对公共医疗的固有想象中的一部分。[23] 特别是在大医院里，甚至在还没见到医生的时候，贫穷和识字不多的病人往往就已经被入院诊疗手续及文件迷惑和吓倒，然后他们发现医生没有耐心，不愿意"听懂"他们的话。[24] 尽管如此，在我与 AIIMS 的病人交流时，他们主要抱怨的是行政效率低下和等待时间过长。病人很少直接批评医生，他们还经常对大量患者所带来的工作量表示同情。[25] 据与我交谈的大多数病人所说，当他们在医院里的不同场所等待时，AIIMS 的医生普遍有礼貌的行为使他们与其他公立医院的医生区别开来。一位陪同病人的来自德里的男子说："这里的医生都举止得当。这里也有一些问题，来看病的人太多了……但在大多数情况下都很好。"一位陪同姑姑从比哈尔邦来AIIMS 的年轻人也说了类似的话：

医生们都很好。他们在各方面都很好。他们说话很客气。这里有成千上万的病人，与病人发生争执是可能的，但这里没有这种情况。他们付出了自己的时间，而且很有同情心。每个人都这么说："是的，我们去了 AIIMS，医生很专业，而且治疗这些都很好。"这就是病人在这番经历之后记住的。其余的就是留给神灵的了。

南迪尼，一位从比哈尔邦带着小孩来 AIIMS 做手术的年轻女性，对她的经历只有正面的评价。她特别强调说，她在向医生提问时感到很自在，如果有必要的话，医生也很乐意反复解释。一个有趣的现象是，在与我交谈的学生中，大家普遍认为教学最好的地方在儿科。

然而，有些人对这些说法提出质疑。夏米拉，一位在肾脏移植后到 AIIMS 求医的年轻女性，她指出，大多数病人会将 AIIMS 的医生与其他政府医院的医生进行比较。她说，他们在这方面的优势是毋庸置疑的，总的来说，她认为 AIIMS 的医生举止得当，不过偶尔医生也会因患者过多而有点不耐烦，不考虑这一点的话都很好。然而，与她见过的私人医生相比，夏米拉发现 AIIMS 的一些医生还不够专业。[26] 她回忆起一件特别的事，这件事生动地说明了这个机构的松散的边界，展现出来的态度则说明了医院远非一个不受"文化"影响的生物医学孤岛：[27]

这事发生过一次。我是穆斯林，我的肾脏捐赠者是印度教徒，她是我的朋友。医生反复对我说："一个印度教徒和一个穆斯林之间怎么会有这样的友谊？"他反复拿这个来烦我。他不是一个高级医生，只是一个初级医生。有一天我非常生气，我对他说："你也需要一个肾吗？我可以给你弄一个，我还有别的朋友。"我说："你都受过这么好的教育，为什么还有这种歧视行为？"他道歉说："没有，阿姨，你为什么要生气？"我说："人可以开一次玩笑，但不能对同一件事开十次玩笑。"在那之后，那个可怜的医生也很尴尬，然后在我面前表现得非常好。我想他是害怕了，害怕我向上级部门告状。他最终离开了这里。

夏米拉继续称赞那位曾在 AIIMS 治疗过她的肾脏病专家，她的家人在开斋节、胡里节和排灯节继续与他互致问候。我无法从夏米拉的口述中得知，是否因为看到过高级临床医生评论穆斯林和印度教之间的关系，让这位初级医生受到了影响，或者他是否被告知要特别注意。也许并没有。在这种情况下，这段轶事提醒我们，学生在进入医学院时并不是一张完全空白的纸，只待印刻上新的知识和经验；相反，他们在来之前就往往以自己未能察觉的方式浸润在不同的社会文化和经济背景之下。[28]他们在临床上看到的行为可能会印证或令他们质疑预先存在的与宗教、种姓、阶级和性别有关的观念，而这也会对他们理解自己的专业医生身份以及未来的医疗实践产生影响。[29]

一天下午，我在主门诊部外遇到了吉塔，后来我和我的研究助理普丽缇在她位于德里西部的两室一厅的家中拜访了她，她是所有与我交谈的 AIIMS 病人中最不满意的。吉塔已经在 AIIMS 接受了 15 年的治疗，她告诉我们，在这段时间里，医生越来越差。他们拒绝进行吉塔认为必要的手术，这让她感到受到无视和误解。她对她之前的 AIIMS 医生有着正面的回忆，因为他说话很恭敬，并且吉塔也能从他的治疗中受益。这反映了微依那·达斯（Veena Das）在德里低收入居民中的发现，即有效的治疗取决于病人与医生的关系是否和谐，再加上处方药对人的"作用"（*unki dawai mujhe lag jaati hai*，印地语，他的药在我的身上起了作用）：[30]

十五六年前那里的医生都很好。现在的这批医生就不是那么好了。现在他们都在骂人。我去看病，说我身体疼痛，关节疼痛，行走困难，他们只是说："我们能做什么？我们已经开了药，回家然后休息吧。"他们拒绝做手术，说这不是什么大问题。很多时候，他们的行为都非常糟糕。我有时会称呼他们为"孩子"，因为他们比我年轻。但他们立即反击说："我们不是你的孩子。"他们会斥责我。他们说话并不友善。只有他［我的第一位 AIIMS 医生］说话很和善，他非常理解病人。他的处方对我来说也很有效。这很难。他们本应该举止得体，应该对富人和穷人表现得一样。不管怎样，我们同样处在痛苦之中，你至少能做的是听我们说话，不管我们是富还是穷。如果你说话有礼貌，病人就会感到安心。他们这些医生经常大喊大叫，甚至对饮食上的一点点错误也大喊大叫。他们会责骂。他们说话的方式就是最大的问题。

在两个不同的场合，我们在主门诊部遇到了一位年轻的女性，苏妮塔。她对她姐姐不断恶化的肾脏状况感到非常痛苦，并对她在 AIIMS 的经历给出了复杂的评价。从她说的话中既能看到她对医生的同情，也能看到她在为病人及其家属试探性地伸张权利：

> 来到这里的病人太多了。当病人过多时，他们也会做出应对。但总的来说，这里很好。医生们很有同情心，他们的举止得当，而且他们［检查］也很彻底。但是［在急诊科］我也感觉很痛苦，因为医生们工作很努力，看着你，很有同情心地帮你治疗，但他们可能也在想，我们怎么能治疗这么多病人？但是当病人来找你的时候，你就要对他们负责，对吧？他们没有反应。如果你问他们，他们会因为你说得太多、问得太多而感到烦躁。他们会说他们没有时间回答这些没用的问题，他们说："我们正在治疗病人，看见了吧？治疗还在进行中，所以放心，没有问题。"这也可能是我们的错，我们想把问题搞清楚或询问他们的意见，可能我们问得太多了。但有时我们需要这样做。

充分利用

对一些学生来说，病人身体的社会经济构成不可避免地，而且必然地会影响到临床互动的性质。例如，尽管在这里所接触到的疾病多样性可能会很有帮助，但阿施施担心，如果他想之后去私立机构发展，他离开 AIIMS 的时候可能并不会具有优势，因为他还没有学会如何与条件好的病人沟通，而这些病人对他来说，似乎算是一种不同的类型，无论他将来会对他们进行何种诊断或治疗：

> 这里的患者主要是社会经济水平较低的群体。所以我们没有机会接触到，我们只知道，我不知道怎么说，但你知道吧？我们会以不同的方式与不同的人交谈。所以，这么说我们只学会了如何与社会经济背景较差的人交谈。

我们谈话时，尚卡尔最近刚从加州大学洛杉矶分校医学院回来，他在那里度过了一个学期，并加入了那里的一个研究团队。与我交谈过的几个学生都在美国的机构里做过研究见习。虽然这些访问不是 MBBS 课程的正式组成部分，但学生和行政部门之间有一种默契，可以灵活调整下系统，前提是仍然要参加所有的必修考试。AIIMS 没有为这些访问提供任何财政上的支持，其中一些访问有三个月，因此只有那些父母能够负担得起相关费用的学生可以参与。尚卡尔在美国观察到的临床互动和

AIIMS 的临床互动之间的差异让他记忆犹新：

> 因此，主要的区别是［加州大学洛杉矶分校的］那些医生会花费更多的时间，10 到 15 分钟。例如门诊，这里所有人都聚在一起。但在那里有病人专属的房间，病人坐在里面。首先由护士测量生命体征等，之后病人在房间里舒服地等待，然后医生敲门，问你来这里干什么，你有什么问题。他用很礼貌的方式向病人解释，会花 10 到 15 分钟。所以我认为这就是不同之处。而在这里，我们有更多的病人。

正如尚卡尔所说，时间压力往往是让这些规范的行为打了折扣的借口。这种辩护揭示出的，是有关 AIIMS 患者人口组成的更复杂的争论。事实证明，他提出的观点与阿施施的相似：

> 在实际情况中，病人的受教育程度很低，他们不太能明白，然后就会问很多问题。因此，如果你以非常礼貌的方式与他们交谈，他们就不会离开……他们会利用你（*Sar pe chad jaate hain*），而你的时间非常少。如果你花 5 到 10 分钟与每个人交谈，你会看门诊到晚上。而你必须在下午 1 点结束你的门诊，因为他们不是……教育水平很低。所以［医生］可以更有礼貌，但也有缺点，病人会说这些……但我仍然认为［医生］可以更有礼貌。

从这个角度来看，对病人的过度关注会给门诊秩序带来风险，这表明医院不仅反映了不平等的社会现状，而且在积极地维持这种现状。[31] 虽然预料到教育程度不高的病人可能会借此机会向医生问个清楚，并且认识到这两个社会事实是相互关联的，但尚卡尔认为，时间限制意味着医生不能纵容病人"利用"这些机会详细地了解自己的情况。在尚卡尔眼里，医生的责任范围在这里得到了明确。设立特定的沟通方式，就成了约束潜在的不守规矩的病人的一种手段，而这往往以时间紧迫为借口。萨拉·平托在她关于北印度精神病学实践的研究中发现了相似的运作方式，其中，实用主义的精神被理解为"既是有限条件下的要求，也是源自**物质**环境的行为准则"，而且是"**文化**环境的问题"。[32]

正如上文苏妮塔的例子，医生的"实用主义"也会让病人的回应变得复杂。他们反对的不一定是问诊的短暂，因为这也在预料之中，而且并不与护理精神相悖。许多病人也能容忍医生一定程度的不耐烦，只有当这种不耐烦越线升级为侮辱和贬低时，他们才会感到不舒服。在那时，容忍开始混杂着焦虑，焦虑于这种责备是否有必要，并且由于医生不承认存在或附加于病人自己身体或亲属身上的问题的重要性，情况显得更加复杂。

然而，尚卡尔的设想忽略了一点，那就是，即使真的有人"利用"了 AIIMS 的医生，那也是社会地位较高的病人。我们知道，在印度中产阶级内部的社会流动中，人们离开公共服务部门而来到了私营部门，特别是在教育和医疗方面。[33] 在德里的公共机构中，AIIMS 有着尤其特殊的地位，有个人关系的人可以继续从 AIIMS 的医生那里寻求第二意见，即使他们接受实际治疗的地方有更好的医疗环境。这种额外的负担很少被当作 AIIMS 必须应对的"病人负担"而被提及。

在这个链条的顶端，是那些享有最高级别特权的人，他们可以直接打电话到医生的办公室（这样的电话往往是为了寻求 E 博士所说的"珍贵的第二意见"，他在为缩短我们的谈话以回答总检察长的电话而抱歉），或者让正在开会的医生被带到部门主管面前开始私人会诊。[34] 还有一些人在门诊期间把头探到诊室门外，用英语恳求医生把他们的卡片加到那堆卡片上。根据我的观察，虽然 A 医生一般会带着一丝不情愿接受这种请求，但 L 医生对这些手段并没有什么耐心，包括对经常使用这些方法的 AIIMS 同事。她通常是直截了当地驳回这些要求，并带有一些指责，而她对这个隐匿的特权系统的反抗带来了显而易见的混乱。然而，即使是 L 医生，也无法坚持让一位资深教授像其他病人一样排队，无论她有着多么强烈的反感。

卡尔帕娜·拉姆（Kalpana Ram）写到过泰米尔纳德邦中产阶级病人的阶级自信是如何影响医患接触的。她采用了布迪厄的惯习概念以理解"过去流经个体的方式，同时被吸收为他们应对当前挑战的行为策略的一部分，但不确定具体的对应关系"[35]。在 AIIMS，正是这些插队的、讲英文的中产阶级病人在尽可能地拖长与医生交流的时间，谈及一些生物医学词汇以示共同的文化并寻求意见，直到医生成功地把他们请到门外。在我观察到的一个门诊的例子中，一位衣着光鲜的中年妇女占用了 A 医生宝贵的几分钟，试图说服他——她的公众人物的身份意味着按照这里的规定不染头发是不行的。"一点海娜①也不行吗？"她试探性地问道。A医生摇了摇头，坚定地伸手去拿下一个病人的卡片。

拉姆认为，除了使用生物医学术语，病人的自信还可以从他们如何将生物医学环境视为他们自己阶级惯习的延伸中观察到。[36]对AIIMS的这些病人来说，医生的权威主要来自医学知识，因此，在这种互动中，约束和贬低的权力虽然仍然明显，但至少可以质疑。与此相反，正如布迪厄提醒我们的那样，生物医学知识和社会权威的结合则往往会成为社会地位较低的病人的消音器，医生的权力在此得到了重申。[37]在有关南非的传播学和医学教育的研究中，伯纳·格伯（Berna Gerber）认为，这种规律的持久存在及其向学生的传递，是由于临床医学坚持错误地将自己定义为实证主义科学，这一主张坚称论断必须是可以凭经验验证的，这样才能被认为是"真实的或有意义的"[38]。

门诊（3）

现在是二月，已经很热了。[39]风扇开得早了一个月。一个玻璃镇纸压住了纸张，阻止它们从桌子上飘落到地上。我说道，L医生面前的那堆病人卡片比平时少了。她回答说，感觉医院现在相对来说安静了些，不知道人们是否因为听闻了德里甲型H1N1流感暴发而开始远离医院。一位中年妇女被她的丈夫和儿

---

① 译者注：海娜纹身（Henna），一种印度等地盛行的皮肤艺术装饰手法，指绘在皮肤上面的图案。

子领进诊室。困扰他们的是她颤抖的手。L医生在教她的学生让病人的陪同者也参与到对话之中，如果这对诊断有帮助的话。因此，她要求两位男士描述他们在病人身上观察到的情况，而他们都回答说是"虚弱"（*kamzori*）。[40] L医生摇摇头，说这是一种主观感觉，不是客观判断。她接着说，她怀疑是帕金森病。胆怯的家人坐在一旁，沉默不语。[41]

"封闭的语言世界"

在病房里，病例讨论是在床边进行的。除了为澄清一些事实偶尔提出问题，病人很少参与到其中。当我跟随B医生查房时，病人的家属在医生和他的随行人员到达之前就已经离开了病房，他们会围在入口处，等着献上祝福，试图吸引他的注意力，好让他讲讲他们亲属的情况。B医生管的都是术前或术后的病人，而且情况都很严重。他们躺在铺有白色床单的床上，床单的红色边框上缝有"AIIMS"字样。有时床单有污渍，有时有洞，偶尔还会看到一两条从家里带来的毯子。许多病人穿的是自己的宽松衣服，而不是医院的病号服，床边的柜子上可能有一包来自医院大院内母亲牌乳品店的牛奶，或者一瓶美年达汽水，极其偶尔的时候甚至会有一盒贵点的石榴汁。有时，一只孤独的苍蝇在病床上方的空中绘制图案——医院的边界并非无孔不入。

在病人的头顶上，印地语和英语的对话声交织在一起。病人可能会听到谈话声中混杂着有关他病情的讨论，也可能会完全错过第二天可以回家的消息。生产新医生的过程的核心是医学语言的学习。福柯指出，"医学神秘主义"通过一种必须由学生开始的、其他人无法习得的语言得以延续。"一个人当下能看到这些种种，只因为他知晓这种语言；只有穿透了封闭的语言世界的人才能看到事情的全貌。"[42]

福柯继续说，这种语言"只有那些受到这种真理话语启蒙的人才可以真正理解"，那些被启蒙以理解"事物的真理"的人。这与历史上迫使法国精英医生用拉丁语讲话的神秘主义不同。福柯说，那只是一种刻意的努力，通过一种病人无法理解的语言来保护专业性的特权。然而，在 AIIMS，神秘主义的这两个方面都在发挥作用。对不懂英语的病人来说，了解他 / 她要接受什么治疗，以及如何治疗，需要双重翻译。用柯克帕特里克（Joanna Kirkpatrick）的话说，需要一种"认知安慰"，因为病人完全倚仗为他们提供治疗的医生，他们没有别的选择，只能把医生翻译过来的文字当作真理。[43] 以 L 医生的门诊为例：

门诊（4）

一位老人独自进入诊室，这很不寻常。[44] 我们正处于德里一年一度的登革热暴发期，我开始感谢 L 医生坚持让我戴上外科口罩。L 医生向该患者询问了呼吸困难的情况，并翻看了他之前的预约记录，然后与一名实习生和一名初级住院医生用英语讨论这个病例。这位瘦弱的老人身穿破旧的棉布衬衫和长裤，虚弱地坐在凳子上，他那焦虑的眼神在他前方的三位医生之间游移。在用他无法理解的语言讨论时，这些医生偶尔会对着他患病的身体做出一些手势。情况比他想象的要糟糕吗？他需要做手术吗？他们是在讨论他即将到来的死亡吗？"请解释给他听。"L 医生示意住院医生和实习生，让他们继续解释医生得出的结论，但没有提到背后的任何成因。

在临床上，如果沟通大多是以最无权势的一方无法理解的语言进行的，这对信任，以及对理解医学所扮演的角色会有怎样的影响？

B 医生在病房里的态度往往比在门诊时更粗暴。当病人看到医生走过来的时候，他们常常挣扎着坐起来，或者至少对他的到来做出一些回应——双手合十以示问候，或者迅速地用头巾遮住头部。B 医生并不总能认出床上的人，而这些人的皮肤听凭他的指尖触碰。大部分时候，病人们都默默地看着他们的身体被触碰，仿佛与自己的身体隔着一段距离，注视着 B 医生以及他的一小队高级住院医生、护士和我，检查从他们的身体中延伸出来的管子中黏稠的内容物，并仔细核查他们的病情记录表。

偶尔 B 医生也会显得无动于衷。他的声音盖过了一位因恶心而苦恼的中年妇女的哭声，把她留给一位年轻护士去安抚。护士对着她耳语，并抚摸她的头发，这一举动比我在医院观察到的任何动作都要亲密，这既表明了医生和护士之间的分工在性质上的不同，也彰显出其鲜明的性别特征。[45]一位年轻人在手术后 21 天仍留在病房。他穿着白色的棉睡衣。我站在他的床尾，可以看到他脚底干燥的鳞状皮肤。一位高级住院医生从床头柜里拿出病人的 X 光片，把它们举到灯光下让大家看。B 医生拉起病人的睡衣，摸了摸他的腹部，然后问了一个问题，病人摇了摇头。之后小队继续前进，留下这个年轻人拉下自己的上衣，遮住他暴露的皮肤。

但还有一些时候，B 医生似乎凭直觉就能感受到，摸摸病人的膝盖，或留在一旁说一句安慰的话，就能给病人提供安慰。一天早晨，在重症监护室，我和 B 医生的小组一起，来到一个因疾病而过早衰老的人的床边。他非常憔悴，头骨的轮廓在一层脆弱的皮肤下显得非常明显，他很焦躁，反复敲打着床边的金属杆。他的下巴颤抖着，试图说话，但他没有发出声音。B 医生对病人说，"轻轻地呼吸"（*Araam se saans lo*），同时伸出手来拿听诊器，两名住院医生立即递给他。他听了一下这个人的胸部，但病人仍然在慌张地摇头。B 医生镇定地拍了拍他的手。他重复道，"没有什么好担心的"（*Koi dikkat nahin hai*），不过并没有移开他的手。他看着这名男子开始平静下来，然后逐渐开始微笑，直到好像快要笑出声来。

"出去走走吧"

在有关隐性课程的讨论中，哈弗蒂和弗兰克斯写道："医学培养体系有助于建立和加强一种价值氛围，以此在医学的整体文化中明确地辨别正确和错误。从这个角度来看，对新学员来说，医学培训的一个重要组成部分涉及医学道德及相关准则的培养。"[46]

在下面的几页中，我使用了 L 医生门诊的民族志材料来说明这些动态，以及 AIIMS 的临床接触如何教给学生们，在这个国家最知名的公立医院做医生意味着什么。

几个月来，我目睹了 L 医生在她的门诊与不断变化的学生和病人互动。总有一个实习生被分配到她的诊室，她坦率地说她在努力教授一种更全面的医学方法，强调沟通的重要性，并定期提请学生们注意他们应该问的问题类型，以及如何通过询问病人的实际生活来获取信息。这其中更为隐蔽的是，L 医生与病人的互动显示了她对自己作为 AIIMS 医生的期望，她对病人行为的期望，以及临床中权力的性质。这一切都促成了 MBBS 学生对于临床互动的体验，帮助他们对一种他们可能（或不可能）继续仿效的医疗实践形式形成自己的认识。

门诊（5）

上午 11 点后的某个时候，一位身穿彩色涤纶纱丽的妇女在桌子旁边的小塑料凳上坐下。[47] 在我眼里，她似乎已经 60 多岁了，但她估计自己的年龄在 53 岁至 55 岁之间。她身边有一对年轻的夫妇，可能是她的儿子和儿媳，或者女儿和女婿。男人安静地靠墙坐着，而女人则负责解释。当她作为病人说到自己的疼痛和不适时，她看着我。[48] 她来自旁遮普邦的贾朗达尔，家人把她从德里北部的私立医院甘加拉姆医院带到了 AIIMS。那位年轻的女性向 L 医生展示了多次问诊中积攒下来的很多张化验单。L 医生自己检查后，决定收治这名病人，即使病人自己担心这也无济于事。"他们还没能给她一个诊断，她需要一个诊断，所以我们优先考虑这样的病人。"L 医生说。

虽然 L 医生经常对那些从医学角度来说不必要的来访感到心烦，但我没有看到她拒绝来访的任何人，即使她并不总是提供治疗。在一次门诊中，一位 40 多岁的男子坐在 L 医生面前，穿着薄荷绿色的手工编织毛衣背心，面带温和的微笑。他要求L 医生为他检查一下，因为他有咳嗽的问题。L 医生听了他的胸腔，然后温柔地责备他不该来医院。她告诉我，在过去的 15年里，他一直来她的门诊部，她认为这是一个"躯体化障碍"的病例，源于童年的结核病史。也许他在医疗环境中感受到了一种安全感，而这是他在外面的世界中无法得到的，L 医生喃喃自语道。这个例子说明了她如何想象她的病人在诊所之外的生活。

还有一次，一位 50 多岁的妇女，笑意盈盈，把头转向 L医生和我之间，解释着她的虚弱感。一位当地医生告诉她，她有低血压。在 L 医生看来，这加剧了她的症状，也是促使她来到 AIIMS 寻求治疗的原因。她告诉我："全科医生的水平很低。"正如人类学家微依那·达斯在德里研究的那样，贫困地区的社区医生经常将症状与诊断混为一谈。[49] L 医生没有驳斥这位女士的不适毫无根据，相反，她用既直率又有人情味的方式对她说，这可能是绝经后的骨质疏松症，并吩咐她去做一些血液测试。这些测试由 AIIMS 实验室完成，患者无须支付费用。[50]

这些随时待用的功能性实验室则提醒着我们 AIIMS 所拥有的这些可以被支配的资源，这种常态化对学生的行为有一定的影响。有一次，L 医生责备了一位初级住院医生，因为他填错了化验表格。这位学生没有勾选具体该做什么测试项目，而是画了一个大括号，把所有的测试项目都包含在内。L 医生指责他过于笼统，也指责说这样的要求会给实验室工作人员带来不必要的负担。我在一旁看着，为这个羞怯的学生感到尴尬，L医生把表格揉成一团，又伸手去拿一张新的，然后说："我自己来吧。"临床环境中的交流不仅是医生和病人之间的交流，也是对学生们的直接强调——作为 AIIMS 培训出来的临床医生，他们被赋予了怎样的期望。

L 医生还确保学生们认识到，从头到尾仔细思考一个病例，以及在做出诊断之前，获取一系列必要信息的重要性。问题需要用适合病人实际情况的语言来描述，从这个意义上来说，这是医生对进入病人的生活世界的尝试。[51] 有一次，L 医生批评一个学生把一个年轻男性病人的工作地点简单地记录为母亲牛奶厂，一家国营乳品公司。这名男子抱怨呼吸困难（就像在污染严重的德里的许多病人一样），学生只记录下了他在母亲牛奶厂工作，而并没有给出工作概况和他实际工作内容的信息。这是一个需要坐班的岗位，还是需要搬运几个小时的重物？时间和姿势对该男子的呼吸困难是否有任何影响？L 医生解释说，这类症状通常被描述为在夜间更严重，但在某些情况下，这可以被解释为在较安静的时段，病人可以更明显地感受到不适感，或者呼吸的声音更响亮了。当学生问到病人是否有"喘息"时，他说没有。但是当 L 医生询问他是否有"嘈杂的呼吸声"时，他毫不犹豫地点了点头。

L 医生对病人的态度也是为了让学生更清楚地认识到，AIIMS 以外不可靠的、往往是惩罚性的医疗环境的后果。在一天早上的门诊中，一位实习生指示一位体弱的老人每天两次到当地诊所检查血压和血糖。L 医生立即插手进来，解释说："每天检查两次诊所会敲诈他。"她还向学生传达了其他一些技巧，从中可以看出是出于病人的贫困的考虑。比如，经常向病人保证，某种药粉可以用水冲服，不需要购买牛奶。

然而，在其他时候，不耐烦掩盖了 L 医生的同情心。患者经常被告知他们是错的。他们对 L 医生问题的回答是错误的，他们对自己身体的理解是错误的，他们的生活方式是错误的。这让我想起了卡尔帕娜·拉姆的断言：鉴于其普遍性和特殊的动力学，印度临床互动中的"责骂式教导"应该被视作一种独有的门类。[52] 如本章开头所讨论的，"病人劳动力"参与塑造了医学教育，但并不排除医生对同样的这些病人进行批评和纠正。相反，这也变成同一个教育项目的一部分：不仅告诉学生们什么是恰当的诊断和治疗，也告诉他们某些病人的生活方式的问题。

门诊（6）

一个女人和她的儿子走进诊室。[53] 儿子代替母亲说道，在对他母亲的"肿胀"进行了一系列检查之后，他们从消化科和内分泌科转到这里来。他向 L 医生出示了一叠测试检测结果，L 医生翻阅了一下，最后抬头宣布说，没有明显的疾病，肿胀很可能是久坐的结果。"能买到健康的不是钱，"她突然说，"是生活方式。"她望向略显困惑的母亲和儿子："药物（*Dawai*）不是解决一切问题的办法。"

这一判决，以及随后"学会负责"的指令，似乎是对病人在医院之外的真实生活的故意否认。这与 L 医生在其他场合给人的印象不一致。在印度人的健康观和医疗观中，医疗技术变得空前重要，因为病人的生活中前所未有地充斥着这些解决方案。玛丽乔·德尔维奇奥·古德（Mary-Jo DelVecchio Good）所描述的"生物技术的怀抱"（biotechnical embrace），或者苏尼尔·阿姆瑞斯（Sunil Amrith）所分析的"**物**所带来的健康"（health with *things*）的关联，既包括病人，也包括医学生。[54] AIIMS 的医生对这种观念的拒绝（无论在道理上多么正确），似乎会同时动摇病人以及学生对医疗技术的理解，即医疗技术是现代健康状态的关键。

L 医生将她对流行病学趋势的观察与一套有关个体责任的话语结合起来，给病人的指示很少结合当下的情况。看到与缺乏活动相关的症状增加，她会说"出去走走吧"，她一般建议每天走 5 公里。虽然最贫穷的病人不太可能出现由于不运动导致的症状，因为日常生活已经让他们筋疲力尽，但事实仍然是，作为一种运动形式，步行需要基础设施、特定的鞋、时间和行动自由，而所有这些都不被许多病人的生活条件所允许，尤其对女性来说。[55]

还有一次，L 医生指责一对父子，说他们没有"对自己负责"，没有去找之前的医生要孩子最新的胸片。这似乎是最公然

的制度性隔阂，漠视了阻碍病人采取这种行动的权力关系。正
如人类学家所指出的，通常情况下，"这些与健康有关的信息的
象征性内容，不如借由这些信息所重申的社会等级制度重要"[56]。
在 AIIMS，这种交流不仅在病人的心中重申了等级制度，还可
作为一种教学表演，让学生清楚临床互动中的关系动态，而在
日后自己的实践中，重现这种动态似乎是他们唯一的想象。

　　泰勒和温德兰认为，"医学课程——正式的、非正式的和隐
性的——严格地将个人主义作为一种思想和实践的习惯来教育
从业者，其方式不鼓励甚至不允许社会和文化分析"。[57] 对印度
的城市消费者群体来说，在一个日益为（字面意义上的）自我
技术所增强的私有化的环境中，一套个体责任的话语，以及对
一种新形式的公民－病人身份的塑造正大行其道，这些技术包
括病人可以通过应用程序自我监测和按需购买定制的治疗，以
及空气净化器，以使条件优渥的家庭免受无处不在的颗粒物威
胁。[58] 相比于 AIIMS 的这些病人，AIIMS 的实习医生才是更
有能力消费这种新形式的健康管理的人群。对 AIIMS 的许多病
人来说，在没有可靠的公共服务的情况下，一直以来他们都是
默认，健康和护理的责任在于个人。[59] 我们可以把一些病人到
AIIMS 的旅程理解为一种生物公民权的表达，即要求不尽责的
国家负责提供体面的、负担得起的医疗服务。然而，这并不意
味着病人有能力通过对抗临床权力来颠覆等级制度。正是从这
个角度来看，AIIMS 的医生对于个体责任的训话可能会让病人
感到困惑，同时，这也是在鼓励学生把疾病和病人身份理解为
绝对的个体化问题。

尽管 L 医生要求病人更加自主，但她也可能被病人的自信所冒犯。一次门诊中，一位 25 岁左右的年轻女性在她姐姐的陪同下进入诊室。这名患者沉着而自信，她用英语坚定而流利地表达了她自己的理解，即她的大脑里长了一个良性肿瘤。当 L 医生打断她时，她也没有停下讲话，但在 L 医生的坚持下她放弃了。L 医生一边低头看着病人档案中的一张纸，一边问起某项检查。姐姐礼貌地回答说，那个检查已经做了。L 医生怼了回去："很明显，她要是已经做了，那我面前这堆里就应该有。"拉姆认为，"在门诊和医院的空间里，说教主义作为一种权力模式被进一步强调了"。[60] 与在其他场合考虑到影响病人行为的社会现实并相应地调整自己不一样，在这些时刻 L 医生似乎坚决地要采用医生传统的说教模式。这是种堂而皇之的无礼，而不是简单地奉行效率至上，我不确定到底发生了什么。是不是因为病人的自我主张，或对自己身体的控制，被当作对医疗权威的威胁，显露出 L 医生所要求的病人要对自己的健康负责的局限？是不是当病人表现出与 AIIMS 医生相同的阶级惯习时，情况尤其如此，因为 AIIMS 的医生都习惯一种巨大的权力差距，还是说 L 医生反对这个中产阶级病人在 AIIMS 寻求治疗，因为穷人的需求如此巨大？ L 医生的学生接触到了相互矛盾的信息，而作为医学教育的一部分，或者我怀疑在医生自己的反思性实践中，没有空间或机会来讨论这些信息。这让我想起了医学人类学家凯博文的研究，他敦促我们思考产生和维护医学文化的"特殊人群"。作为社会行动者，他们的价值观为他们的实践提供了依据，但这些价值观往往不为人知。凯博文提醒我们，"医生既是一个专业人员，也是一个有自己深刻主体性的个体"。他认为，"这一专业角色潜在地要求的和这一专业人士的人格本身实际感受到但不能或不愿说出的东西之间，存在一种'隐性冲突'"。[61] 让 AIIMS 的隐性课程进入视野，意味着要去盘查这种冲突，并去制造空间来关注资深医生以及实习医生的主体性。

门诊（7）

一个中年男子带着他的儿子进入小诊室，他身材臃肿，脖子上有个大血管在明显地跳动。[62] 一看到他，L 医生立刻开始大声讲，如果他拒绝对自己负责，她就不会对他负责。在医生的一连串问话之下，儿子腼腆的笑容很快消失了。L 医生转向我，解释说，这名男子去年因充血性心力衰竭入院，后面充血得到了缓和，然后被纳入一个管理计划，出了院。然而，他一直没有回到 AIIMS——直到现在，又一次处于晚期充血性心力衰竭的状态的时候才来，而脉搏仅仅为 48。L 医生立即让他入院。当他和他的儿子离开房间后，L 医生告诉我，她知道许多 AIIMS 的病人"为了生存耗尽了全力"，只有当他们病得很重，似乎有绝对必要时才会回来。"站在他们的角度我能理解，但有时作为医生，我们也感到非常无助。"在这个场合，她的愤怒似乎是痛苦的一种表现。

巴拉布格尔

隐性课程并不只存在于德里的医院。AIIMS 社区医学中心负责哈里亚纳邦一个从农村变为城郊的地区的农村综合卫生服务项目。该项目距离南德里校园 45 分钟车程，涵盖了巴拉布格尔（Ballabhgarh）的一家社区医院和当地两个村庄的初级卫生中心。所有 MBBS 学生在第四年都会被派往巴拉布格尔参加为期七周的社区医学课程，并进行三个月的实习。对我遇到的许多学生来说，到巴拉布加尔是他们第一次体验城市以外的生活。在第六章中，我探讨了学生对社区医学的体悟，以及为什么许多人认为社区医学与 AIIMS 的身份不相称。在这里，我思考了我在巴拉布格尔访问时的两个例子，以说明农村综合卫生服务项目如何作为隐性课程登场的另一个舞台。在这个舞台上，隐性课程以不同的方式在医生和病人之间建立并再生产权力关系。

作为社区医学课程的一部分，我观察的那群四年级学生的任务是设计一个小展示，说明卫生系统对健康的重要性（用公共卫生的话语来说，就是 WASH 体系——水、环境卫生和个人健康）。之后，在一条把村庄一分为二的小溪旁边的空地上，学生们将其展示给三种不同的听众：一个全部由女性组成的官方社会健康活动家群体，一所中学的孩子，以及一群当地人。有关医学和发展的实践如何共同帮助认定特定形式的知识及其传播，长期以来一直是社会科学家关注的焦点。[63] 在这些场景中，受众都被塑造成科学知识的被动接受者，他们被期望将这些付诸实践，以改善他们的健康。而对这些学生来说，明显应在巴拉布格尔了解的那些导致不良健康状况的社会政治决定因素则未被纳入考虑。这些地方社区实际上是另一种类型的教育资源，它们的存在有助于确认 MBBS 学生初步建立起来的权威。通过告诉穷人洗手，学生们来扮演医生的角色。在场的几位社会健康活动家告诉我，他们经常是这些由不同学生完成的表演的观众，此时，这一课程的这一隐性层面就不可避免地显露出来。

　　在我的另一次访问中，一位教师的行为让我颇感震惊，他的行为间接地证实了社会等级制度的存在，而有效的社区医学课程至少应在讨论健康不平等问题时，向医学生揭示这种社会等级制度——先不谈去彻底改变。在参观完一个村庄的初级卫生中心后，我和几个学生坐在将带我们返回巴拉布格尔的小型公交车上。带领这次参观的教员来到车上，占了前面的一个座位，然后把他的笔记本电脑包放在旁边的空位上。天气很热，他擦了擦额头，向等在车旁的一位中心工作人员示意。几分钟后，一个年轻人走上巴士，端着一个托盘，上面放了一杯水。这位老师接过杯子，喝了水，把杯子放在托盘上，然后挥手让那人离开。校车满员了。最后到达的学生问老师是否可以移下他的笔记本电脑包，好让他们可以坐下，他摇了摇头，学生们挤在自己同学的座位边上，车子就这样驶离了。

　　我已经采访过这位教员，听过他关于需要在印度恢复初级医疗的想法，我还看到他在小组讨论中提醒学生要记住当地政治对乡村卫生实践的影响。我不太了解他，无法确定他在公交车上的行为是否受到种姓、阶级或他在 AIIMS 等级制度中的地位的影响（或三种因素的结合）。但他那天的行为是一个明显的例子，说明了隐性课程如何延伸到课堂之外，通过支持有损边缘化社区健康状况的社会现状，进而破坏明显的社区医学精神。[64]

"我们没有把病人当成一个'人'来看"

2015 年 3 月，精神病学系与医学教育和技术中心合作，组织了一次沟通技巧研讨会。研讨会是自愿参加的；虽然组织者预计会有 25 至 30 名学生参加，但开始时只有 6 名，最后只来了 13 名。参会的两位初级住院医生告诉我，即使学生想参加，但只要考虑到各种挤压时间的学术和临床要求，他们就会觉得很难。我在 L 医生的门诊认识的一位住院医生强调了学院支持的必要——L 医生明确鼓励她的学生参加这样的研讨会。

研讨会首先介绍了医疗实践中沟通的重要性。当学生被要求把自己想象成病人并阐明他们对医生的期望时，他们便会同意医生应该做到认真聆听，解释检查和诊断的方法，提供治疗方案，并解释其利弊。整个下午，在场的人都展现出一种自我批评以及讨论行为和规范的能力和热情，有时看上去与我们所处的机构环境格格不入。

精神病学系的一位年轻成员对这个小组坚定地解释说，病人被视为症状的集合体，而不是一个人。他说："我们没有把病人当成一个'人'来看。"医生们没有正确地倾听，他们太过专注于症状—诊断—治疗这一路径，而忘记了抬起头来，与他们面前的人交流。他敦促大家带着同理心去倾听，并要清醒地意识到病人在到达诊室之前已经经历的考验：他从比哈尔邦坐火车来，从凌晨 3 点开始在 AIIMS 排队，他可能没有吃东西，而且他生病了。"他有很多话要说，看在上帝的份上，给他半分钟的时间让他说他想说的。"这位教师告诉他们。

　　后来的一节课引导学生们进行了一次理想的医患对谈。老师解释说，语言是核心。以"为什么"开头的问题往往听起来带有指责性和威胁性，而且很少会有直接的答案。学生们被告知，医生应该告诉病人自己知晓了他们的病情，以此来给予病人安慰。医生应该对将要发生的操作和检查进行解释，即邀请病人到检查台前，解释要对其进行检查，而不是使用标准化的命令，让病人躺下，而这正是医院的走廊里回荡着的声音。老师说，问诊结束时，医生应询问病人是否还有任何问题。我不记得在 AIIMS 看到过这种情况。相反，问诊往往以一句反问句"好吧？"（*theek hai*？）以及医生从卡片堆里选出下一张，或告诉助手叫下一个病人进来结束。在 B 医生比较繁忙的一次门诊中，小诊室里有 12 个病人，一位老人坐在凳子上，看着一直在和他说话的高级住院医生离开房间。他一直耐心地坐着，直到医生回来，看着他，然后问他为什么还在那里。

　　在准备一个角色扮演时，一个学生说他不确定应该如何称呼病人，他得到的答案是把"您"（*aap*）作为默认的称呼方式，并采用"文化上合适的术语"，结合年龄、性别以及人们之间的关系。这让学生们懂得必须处理好"文化"和病人能动性之间的矛盾。两组学生被问及医生是否应该在告诉患者病情的坏消息之前要求女性患者的丈夫在场。这个情景让我想起了在 B 医生门诊时有几次看到的情况（这里有大量处于疾病末期的病人），当时我一时间很困惑谁是病人，因为信息被传达给了女患者的丈夫。还有的时候，在向子女解释病情的严重性之前，年迈的父母会被赶出房间。[65] 对于这个问题，一个小组的发言人说应该叫丈夫来，这反映了他们认为应该遵从围绕亲属关系和父权制的标准价值观。另一个小组的发言人则不同意，他引用生物伦理学文献，认为必须尊重妇女的自主权。

这些不同的答案说明了 AIIMS 里同时充斥着两种主流的而又时而矛盾的社会趋势。第一种趋势，提出要等待丈夫的小组就是一个明显的例子，说明医生的行为如何受到他们也置身其中的社会规范之网的影响；这些规范没有受到公开课程的质疑，还经常为课程的隐性部分所肯定。第二种趋势则呼应了学院成立时的任务，让社会规范被一种超国家性的生物伦理学话语取代，这种话语则暗示了对脱离 AIIMS 运作环境的"去文化医学"（culture-free medicine）叙事的遵从。[66]

虽然未在核心课程中受到重视，不过这样的研讨会有可能在 AIIMS 另辟一个空间，在这个空间里，临床互动中被强化的权力决定性因素被辨识并拷问。然而，在这种情况下，重点关注的是如何有效地把沟通作为另一种医疗工具。伯纳·格伯指出，这往往是许多医学院对沟通方法的研究取向。虽然学习提出开放性问题和认真倾听是非常重要的，但这种指导不足以让受训医生有效地参与这种格伯所描述的"非常**人性化的活动**，即试图辨别和治疗疾病，并减少随之而来的痛苦"[67]。

研讨会倡导要对他人抱有同情心，反对把实用主义作为不尊重行为的默认借口。但是，结构上的差异如何影响沟通在临床互动中的角色、实证主义科学的影响以及 AIIMS 的病人和医生对彼此的看法，这些并没有被列入讨论议程。沟通主要被理解为一种用来表达对这些身份不同的人的同情和礼貌的工具，不仅仅因为是病人而不同，在 AIIMS，差异还经常源于贫困和有限的文化水平。"沟通技巧"被简化为交流方式上的调整，而不是激发对临床互动中"塑造和反映权力关系、文化身份以及社会规范"[68] 的方式进行审视。

要摆脱这种狭隘的方法，就必须进一步认识到临床医学从根本上，以及不可避免地，意味着要与人类的各种处境打交道，这些处境既奇妙，同时又伴随着令人不安的复杂性。在倡导以哲学为根基的临床沟通课程方案时，格伯强调，"应该注意到病人作为拥有理性的独特个体的性质，以及这一点如何在性质上区别于某些自然科学所研究的相对稳定和简单的物理现象，如某些自然科学所研究的分子"[69]。虽然不可否认这是必要的，但我想在此再次引用凯博文的观点，说明对临床医生必须给予同样的关注。凯博文所倡导的是"照护工作中批判性自我反思的道德意识"，医学生可以经此学会思考"他们自己隐藏的和分裂的价值观，以及他们的病人和病人家属的价值观"。[70] 凯博文认为，如果不致力于把医学人文学科（包括人类学、历史、文学和艺术）融入医学院的课程，就像在其他地方已经有所实践的那样[71]，这种自我反思的伦理就不可能被建立起来。对 AIIMS来说，这并不是一个新的建议。事实上，提出创建该机构的《AIIMS 法案》中第 14 条有这样一项规定："在本科课程中提供人文学科的教学。"[72] 这项规定可能是由参与最初规划的社会医学教育推动者提倡的，但没有证据表明 AIIMS 曾经开设过此类课程。[73]

在结束本章之前，也许还需要说明的一点是，病人绝不是一个被动的客体，他们自己的行为也会影响到临床互动。本章也不是像微依那·达斯所说的那样，设法"让英雄的病人与无情的医生对峙"[74]。然而，穷人和病人两个身份重叠在一起时，他们与医疗机构之间的权力差距必然会显露无遗。在我的AIIMS调研结束之后，马哈拉施特拉邦的一起事件引发了媒体对印度各地医院病人暴力攻击医生事件的报道热潮，这便是很明显的一个例证。[75]虽然我在AIIMS没有看到过这种暴力行为，但我被告知偶尔会有伤医事件。在最初的媒体公愤之后，这种关注为医学界提供了一个机会，让他们自省，并尝试对临床中肢体暴力的动机及潜在的改进措施做出社会学分析。这也是一个潜在的教学机会，学院可以把公开的暴力作为一个起点，提醒学生注意权力和结构性暴力在临床中的运作方式。但恰恰相反，AIIMS住院医生协会的主席在媒体上回应说，之后将会教医生武术，以保护自己免受病人的伤害。[76]在这种情况下，医生和病人之间的权力差异被诠释为一条战线。

在讨论医学的隐性课程时，哈弗蒂和弗兰克斯指出："如果包围医学生的是一种不提倡某些感受、内省或个人反思的医学文化，以及以死记硬背为重点的基础科学课程，那他们可能会在培训过程中很早就开始患上……一种反射式近视。"[77]AIIMS的一些教师比其他教师更重视沟通方面的医患关系，但没有人有时间，也没有人有专业知识，来深入关注这对长期如此的社会不平等的影响。因此，学生们通过观察教师与病人的互动潜移默化地受到影响——一些学生可能会用自己的阅读来补充这种经验，少数学生可能会自然而然地得出自己的批判性结论。

他们没有正式的机会来反思临床互动中暴露出的社会结构，及其进一步得到强化的方式，而正是这些社会结构影响着病人的生活。

　　AIIMS 的病人既被视为降低机构效率的障碍，又被当作提高该机构卓越医学教育声誉的生物资源。然而，这种以教育换医疗的结果，并没有对迫使病人前往 AIIMS 就诊的问题有太大的影响。正如我将在下一章中讨论的那样，大部分从这种病人劳动力中受益的学生日后都会就职于高度专科化的私立环境，而不会在公立的初级或二级医疗机构工作——这样的医疗机构并没有被这所学院以及它所反映的社会赋予什么价值。离开德里后，我回顾了我在 AIIMS 的日子，意识到可以重新表述 E 博士的问题——这所机构是一所附有医学院的医院，还是正相反。我开始问自己："AIIMS 是为谁服务的？"

毕业

优秀的结果

我在 AIIMS 遇到的许多学生都已经处于 MBBS 课程的尾声阶段。从特纳的意义上来讲，学生们即将从过渡空间走出，从刚步入医学世界的大门到以医生的身份重新融入社会，至少从理论上来说如此。而在现实中，我遇到的学生中没有人打算直接用 MBBS 学位来行医。在关于南非医学教育的研究中，彭特科斯特和卡曾斯描述了"天生的使命、政治承诺、牧师式关怀，甚至企业家式的自我这些观念"如何与"特殊的社会、政治和医学行业历史"相结合，产生出相互对立的价值，还在成长过程中的医生在考虑他们的职业道路时必须权衡这些因素。[1] 本章关注的是 AIIMS 学生们对未来的看法，其中贯穿着有关成就、声誉、家庭、国家、金钱和技术的主题。这些主题结合在一起，生产出一套生物医学实践的等级制度，在这套等级下，传统智慧大行其道，其中包含了对 MBBS 学位和基础医疗服务的轻视，对追求城市化、高度专科化的职业道路的合理化。而高度专科化的医学会产生许多影响——对被迫如此的学生，对被其愿景鼓动的病人（这愿景又是私人医疗市场所鼓励的），以及对医学教育在培养医生去应对一个极不平等的社会中紧迫的医疗需求方面的作用。

正如我们将看到的，并非所有的医学生都会选择将医学作为职业道路。然而，无论学生是否渴望成为超级专家、公共卫生工作者、公务员或企业家，我认为，这种选择与 AIIMS 学生在入学时被赋予的地位都是密不可分的。[2]乔斯琳·蔡在她对于南印度年轻人的调研中写道："宏图大志不仅仅是抽象的概念。它们是现实中的坐标，人们借此在世界中定位自己，以此导向特定的未来，并因此参与现在，或有时因此失去参与现在的能力。"[3]正如我在下面几页中所展示的，赢取 AIIMS 一席之地的社会生活，加上围绕阶级、种姓、性别和亲属关系的社会规范的影响，使个人产生了对未来以及个体在其中的位置的期待，也拼凑出对这所印度最著名的医学院的毕业生的种种印象，这些印象不同，但相互关联[4]。

新的传统智慧

由于熟悉程度是检验可接受性的一个重要标准，能够被接受的观念就具有很大的稳定性。它们极具可预测性。为了方便，可以为那些在任何时候都因其可接受性而受到推崇的理念取一个名字，而且应该是一个能强调这种可预测性的术语。此后，我将把这些理念称为传统智慧。

——约翰·肯尼思·加尔布雷思，《富裕社会》

（*The Affluent Society*）

我在 AIIMS 期间至少与 30 名 MBBS 学生进行了一次深度访谈，其中 24 人打算从事医疗事业。在这些学生中，所有人都打算在读完 MBBS 后立即攻读研究生。这种想法蕴含了一种往往被认为无可辩驳的逻辑——如果只拥有 MBBS 学历就去行医，即使不是完全不可能，也肯定是一种职业上的自残行为：

> MBBS 已经变成一个初阶考试，它是"初阶"，所以真正的医生至少应该读研究生，否则你就不是一个医生。
>
> ——尼基尔

> 在这儿，[只有] MBBS 本身一点用也没有，如果只有 MBBS 学位，你就不会被视作一个好医生。你应该读研究生，然后再去做超级专科。即使读了研究生学位，如果没有超级专科文凭，你也不会被认为是一个好医生。我猜现在的情况就是这样。不仅仅是在 AIIMS，到处都在鼓励人们去拿更多的学位。我不太喜欢这种趋势。
>
> ——尼哈

> 在印度，如果你只持有一个 MBBS 学位，那没有任何意义。我的意思是，你没有任何地位。因为没有病人会愿意去找一个不专业的医生。所以，每个想留在医学界的人，都想走专科这条路。在这里，没有人仅凭一

个 MBBS 学位就能生存下来，在没有做专科的情况下。

——迪利普

迪利普的说法与其他学生的说法一致，但他特别提到了"生存"，这表明"生存"在不同语境下的多变性，或其多重含义。迪利普对生存的看法是由他自己所处的社会经济环境以及他作为 AIIMS 一员的身份决定的。从字面上看，他声称专科化是生存的关键，但只要把目光从最富裕的城市社区移开，就会发现他的说法并不全对，在城市以外的地方更是如此。对当地的 MBBS 医生来说，行医是一种生存**手段**，在低收入地区，这样的医生并不少见，他们弥补了非正式医生和专家之间的空白。在公共卫生的相关文献中，MBBS 医生在有关准确诊断和合理治疗的研究中往往表现不佳。5 这说明 MBBS 医生根本无法生存这种看法不那么可信，而认为每个不去从事专科的医生都是因为无法获得研究生名额而只能如此，这样的说法更加值得怀疑。

大多数打算攻读后续学位的学生计划在读完之后再去读精细化专科，少数学生还不确定，有三个学生打算"只"用研究生的学历来执业。这似乎反映了克里什和拉胡尔所阐述的这种过渡感，即必然向精细化专科转变。克里什认为，几年之内，医学生将根本没有选择：

二三十年前，MBBS 学位的医生可以做所有的事，不需要研究生、专科或别的那些。但现在研究生学位是一切，没有研究生学历我们什么都做不了。高度专科化是现在的趋势，没有超级专科，我们什么也做不了。目前，如果我在读研究生，在医学领域内，我这样仅仅算是及格，但按照我的时间，在五六年后，我会去做超级专科。[6]

在克里什所说的二三十年的时间里，印度企业式医院蓬勃发展，医疗市场得以创建——不仅声称要向病人推销"五星级"的体验，与此同时也影响了这些病人和未来医生眼中特定形式的医疗实践的价值：[7]

　　现在所有的医院都成了超级专科医院，所以他们只需要一个医生或其他什么……而医生的工作只是让病人转诊到其他专科。只有一般的病例，没有挑战性的病例，没有系统全面的病例，只有传染病之类的。如果收到任何心脏病例，或脑部病例，或肾脏病例，就必须转诊。而这样一来，医生就不会有机会去治疗病人。不过，如果你在某方面是超级专家，你将会拥有一个特定的病人群体……所以我认为再过十年，医生的工作将只剩下让人转诊。

　　　　　　　　　　　　　　　　　　——阿加姆[8]

让人们怀疑这种专科化是否必要的是，许多学生认为自己在完成MBBS后没有足够的能力去行医。这些焦虑在最后一年的实习中体现得最为明显，实习的目的已经成为学生和教师之间争论的焦点。[9] 由于研究生名额的竞争甚至比 MBBS 名额的竞争还要激烈，学生和教师之间有一种默契，即实习年至少有一部分时间是用来准备入学考试的，特别是最后八周的选修课时间。[10] 希亚姆将这种情况归咎于研究生入学考试特别强调理论。他觉得美国的制度更加有吸引力，因为更加注重临床技能：

> 我们必须通过竞争性考试才能攻读印度的研究生课程，我们必须拥有大量的理论知识。这与美国不同，在美国你必须同时有良好的临床技能……如果你没有积极地参加门诊，你就不一定能在这些考试中取得好成绩。但在印度，这更像是一场理论性的考试。只有一张试卷，一天时间，每个人都同时做那张试卷。有 200 道多项选择题，考试以此作为选拔标准，你解决了这些多项选择题，然后，你就入选了。因此，那些大部分时间都坐在房间里看书而不是去学校的人，他们的分数是最高的。所以很明显，人们为什么要到学校去？

这并不是 AIIMS 独有的后果——整个印度医学教育界普遍认为，由于研究生入学考试给实习生带来的压力，MBBS 学生的临床专业知识发展受到影响。对一些学生来说，学习的长跑在最后一年之前就开始继续了。尼基尔告诉我，他的一个学长在第二年开始的时候问他是否已经开始参加研究生考试辅导。他说：

"不，还没有！我刚刚参加了一个专业考试，我想在这么多的学习之后慢慢来。"

在一个辅导网站上，关于 AIIMS 研究生入学考试第一名的采访证实了这两个必要条件之间的紧张关系，这位同学指出优先考虑实习而不是准备考试的"错误"：

> 我在 MBBS 和实习期间所犯的错误是白白浪费了黄金时期。在实习期间我没有准备。我在享受做医生的最初日子和最初经历……我的好朋友在我实习期间告诉我："如果你做太多医生的工作，你就不可能在研究生继续读医。"虽然当时我没有太在意这些话，但现在发现这是多么正确。在实习期间培养你的临床敏锐度是非常重要的，毕竟你要成为一名医生。但是不幸的是，在我们国家，我们需要把 MBBS 的最后几年以及适合学习临床技能的实习时间，用来为研究生入学做准备。我喜欢实习，当时根本没读过书，但它让我失去了一年的时间。我希望没有人犯同样的错误。[11]

一些学生认为，这种体制也被教师们内化了，结果是实习生们没有得到足够的重视。在我们的采访见面前不久，希亚姆写信给 AIIMS 的院长，抱怨他被当作行政部门的跑腿，他要求给实习生更多的机会以获得正经的临床经验。两个月后我离开德里时，他还没有收到答复。安佳丽并没有什么耐心听教师们对实习生缺席的抱怨。她问道："你能指望什么？"很少有学生能在毕业后休无薪假，因此他们除在实习期间学习外没有什么选择。
"系统就是这样运作的。"她说。迪帕克进一步解释说：

> 我告诉你一个情况：如果我在 AIIMS 读 MBBS，
> 我的首要目标就是读研究生。而当我读研究生时，我
> 的首要目标会是成为超级专家。在这个过程中，我会
> 减少与病人的互动、从病人那里学新知识。因为人人
> 都会这样告诉自己，我为什么要浪费我的时间？我可
> 以回到我的房间，看书，做多项选择题，搞定超级专
> 科考试——我可以成为一个超级专家，为什么不呢？

目前的情况似乎在自我延续：MBBS 的毕业生坚持认为他们没
有办法获得可行的职业机会，因为他们觉得自己没有资格执业，
而这本身就是因为分配给长期接触临床的时间被用于准备研究
生入学考试。然而，这种说法并不是在所有情况下都成立的，
正如学生们谈到他们的技能会浪费在农村环境中。

破碎的护理

在看诊时，病人被要求随身携带的文件可以体现出他们在
印度分裂的医疗环境中的旅程。[12] 尽管人们对强大的医疗技术
充满信心，但纸张仍然承载着巨大的力量。通过不同的信头、
水印，以及全国各地的医院、医生和实验室的名字，纸张呈现
了病人寻求治疗的旅程。纸张上难以辨认的涂鸦浓缩了求医问

药的历程，纸张承载的责任在小心翼翼中得到表达。一对老年夫妇在纸张上贴了一张塑料膜。另一个病人的卡片被摸得很软，只有发黄的胶带能阻止它彻底破碎。在 A 医生的门诊，一位病人拿着破旧的纸张，上面有他的检测结果，这张纸已经破烂不堪，让人没办法确认上面的信息，因此必须反复阅读。文件通常被保存在塑料袋里，袋子上面写着它们来自法里达巴德的一家服装店或巴拉特普尔的一家批发商，文件也可能放在一个印有单色花的塑料病历夹中，病历夹由一名青少年男孩售出。无论什么天气，都能在 AIIMS 的门口找到这个男孩。在我的一次病房探访中，一位病人的丈夫从床垫下拿出一袋 CT 片，其对保护自己医疗记录的重视可见一斑。

支离破碎的身体（1）

　　一位中年妇女和她的丈夫进入咨询室。[13]这位妇女被诊断出患有抑郁症和其他多种病症，包括严重的背痛。她的丈夫从一个塑料袋里拿出一份又一份的文件，直到来自不同医院的检验报告和记录拼凑出的混乱的病史铺满整张桌子。当 P 医生翻阅这些文件时，新的化验单与旧的报告混在一起。他阅读了每份记录的最后一条，似乎只有通过细致地梳理现有的信息，他才会发现他想用的治疗方法已经由另一个部门的医生开过了。丈夫似乎也意识到了这一点。他要求 P 医生给他的妻子打一针。P 医生继续翻阅文件，发现一个结果显示该妇女的脊柱受到压迫。他把他们送到了神经外科门诊。P 医生说，这算是现在激增的 "反向转诊" 案例之一，即病人在去普通门诊了解清楚相关的平行治疗方案之前，就直接去找了多个专家。

"病人需求"

在谈到专科化高度发展的现状时，病人需求的增加是一个核心问题。我经常被告知，不断扩大的私人医疗市场，再加上互联网，在很大程度上使患者相信直接咨询专家的便利性，使医学生除追求这一职业道路外没有什么选择。一个高级外科住院医师告诉我："每个人都想来找超级专家。""如果有头痛，好的，那我们直接去问神经科专家。如果是胸痛，你就咨询心脏病专家。"克里希向我解释了这在他的家乡喀拉拉邦是怎样的情况：

> 真实情况是……如果我从这里获得 MBBS 学位，然后去喀拉拉邦，我坐在诊所里，病人不会来找我。这就是事实。我们不能仅凭一个 MBBS 学位来经营一家诊所。如果我有胸痛，如果我无法呼吸，如果我有一些呼吸困难，在喀拉拉邦发生的情况是，他们会直接去找一个胸部专家，甚至医学博士（MD）都不够，得是心肺科的研究医学博士（DM）①。他们会直接去找

---

① DM（Doctorate of Medicine，研究医学博士）是印度医学研究生学位的一种，在完成 MD（Doctor of Medicine，医学博士）之后学生可选择攻读。学生在 MD 阶段可选择不同专科领域深造，在 DM 阶段可选择更加精细化的亚专科攻读。例如，MD 选择内科，DM 选择心脏内科，这两者一般各需 3 年时间。

那个有研究医学博士学位的人。即使你是一名儿科医生，你也必须专攻一些东西，比如儿科心脏病学。早些时候，外科医生可以做所有的手术。如今，只有小儿外科医生能做儿童手术。

就像在低收入地区医疗科技的广告越来越常见一样，不断增加的还有各种招牌，宣称诊所里面的医生是心脏病专家、皮肤病专家或生育专家。这些小诊所存在于巨大的超级专科医院的阴影之下，而这些医院已经成为城市三级医疗的代表。然而，这并不意味着直接去找专家问诊是普遍现象。在微依那·达斯的研究点，她问德里低收入社区的居民为什么去看专科医生，"然后发现，对于有些'正常'的疾病，保持医生与病人之间的和谐关系被认为是必要的，这表明这些治疗方法是有效的，然后才有疾病的关键转折点——例如，当普通医生无法应对时，就必须去找'大'医生"[14]。对达斯所提到的病人来说，经济上的限制让他们无法直接求助于专科医生，也就排除了头痛与必须咨询神经科医生之间的关联。这并不意味着不受监管的医疗市场的信息不对称不会与鼓动性的消费主义结合起来，进而影响到社会的方方面面。然而，在我研究期间，在解释起如果可以直接看专家的话，没有病人会去看 MBBS 医生的原因时，学生们谈到了他们所出身的社会经济背景，以及他们之后打算执业的环境。但他们声称能够代表所有的人——除了最贫穷的人，他们这样做反映了利拉·费尔南德斯（Leela Fernandes）的论点："国家主流政治话语……越来越多地将城市中产阶级消费者描绘成自由化印度的公民代表。"[15] 对于这些公民，以及当代印度医疗卫生话语体系愈发地将他们框定在其中的方式，鲍德里亚早在 1970 年就已经写到过，当时他反思说："如今，健康不再是与生存有关的生物需要，而更像是与地位相关的社会需要。它不再是一种基本价值，而更像是一种'主张'。"[16]

在本书中，我已经以不同的方式举例说明，作为一个活生生的机构，AIIMS 既与大门外的种种社会和健康不平等现象隔绝开来，与此同时也浸润其中。以高度专科化为例，正是这些层面的相互作用表明了这所机构也是当下现状的**同谋**。有能力支付相关费用的印度病人越来越多地直接去找专家，这种观察可能无误，[17] 但学生不能仅凭自己的经验来证实这一假设。从定义上来看，为所有 AIIMS 的病人看诊的都是专科医生，即使他们中的许多人来到医院时并不确定他们需要去哪个科室，他们只是被告知"去 AIIMS"。因此，有关病人需求的叙述受到特定的社会经济现实的影响——专科医生服务明显增多，并且由于 AIIMS 所赋予的固有偏见而受到进一步巩固。由此产生的是一种新的传统智慧，即**所有**的病人都不再看重全科医生，而原因不在于医疗护理的缺少或不充分，这导致的是对超级专科医生的过分重视。

大卫·格雷伯在他有关价值的人类学理论研究中，描述了调和社会结构和个人欲望的困难。在这一点上，价值通过行动而产生这种观点就是一个例证，价值被理解为"人们把自己的行动的重要性呈现给自己的方式"，同时，"只有这种重要性被其他人承认时价值才有可能发生"。[18] 在格雷伯看来，"我们甚至可以说，虽然从分析的角度来看，众所周知，'社会'是一个流动的、开放的过程，但从行动者的角度来看，它更容易被定义：'社会'只是由潜在的观众组成，由那些对你的看法在某种方式上很重要的人组成，而不是……那些你根本就不会在意他们对你有何种看法的人"[19]。那么，价值就变得不完全是关于某人想要什么，因为欲望的概念还包括责任观念以及对合理性的衡量。正如格雷伯援引20世纪中期人类学家克莱德·克拉克洪（Clyde Kluckhohn）的观点所说的，"［价值］是人们判断哪些欲望是合理和值得追求的，而哪些不是的标准。如此说来，价值即便不关乎生命意义，至少也关乎个人生命中的合理欲求"[20]。马克斯·韦伯描述了与建立价值相关的双重过程——在一个层面上，某个团体的成员（例如医生）之间存在着竞争，出于"他们自己独有的荣耀观"，而在另一个层面上，"为建立这种特定的荣耀观，以及与之相关的，被认为与最高或最合理的价值相关联的生活方式，整个社会中存在着更大的斗争"。[21] 萨拉·平托在对北印度精神病学的研究中，将合理性描述为"一系列的观念"，制约着有关医学的后殖民时代对话。[22] 合理性也蕴含在医学价值的语言体系之中，关乎医学从业类别，以及从事这些类别的是哪类人。这就说明了为什么迪利普之前会用"生存"来谈论他的职业前景——在这样的群体中生存下来，并且以一种被他和其他人所承认的有价值的方式取得成就——以一种社区MBBS医生所不能企及的方式。

乔斯琳·蔡在反思她对喀拉拉邦年轻人自杀的研究时，指出了理解"个人和社区如何以不同的方式感知和争取过得下去的生活"的重要性，这是一个更大的项目的一部分，旨在解释人类"察觉可能性和遭遇生命的关键界限"的方式。[23] 我们也可以把这些想法与朗和摩尔的呼吁联系起来，即把对成就的理解建立在人类社会性的理论之上。[24] 摩尔在其他地方指出，主体经由成就而建立和转变的自我－他人关系，是"在幻想中建立起来的，基于一系列的认同及其流动……［并且］贯穿着社会想象力和权力的传递"[25]。那么，学生如何看待病人对医疗价值的理解，再加上其他影响因素，共同塑造了他们自己的观点和志向。

话虽如此，有些学生是出于对某一特定领域明显的兴趣才去追求超级专科的。维普尔告诉我，他对一个学科了解得越多，就越感兴趣，这促使他在 MBBS 期间选择专科进修机会，并鼓励着他选择专科。巴拉杰在学校就对"大脑和脊髓"产生了兴趣，并比以往任何时候都更坚定地要成为一名神经外科医生。算上他所向往的约翰斯·霍普金斯大学的那个专门的进修机会，他知道自己至少还要花十年时间进行培训才能达到目标。成为高度专科化医生的雄心意味着，对像巴拉杰这样的学生来说，入门会是一种持续的状态。虽然这种想法可能会让一些人感到疲倦，但另一些人也许会在这被拉长的过渡时期中得到安慰，这种过渡的状态会延续到未来，并且似乎会成为一种永远的状态。[26]

对专科化的重视，更广泛地反映在印度的卫生政策中，而对一个因缺乏可获得的、可靠的初级医疗而饱受折磨的群体来说，这有着令人不安的影响。[27] 学生们意识到了这一点，追求高度专科化职业的个人逻辑并不排除对这一趋势的批判性思考。维普尔所感受到的矛盾感很普遍：

> 从公共卫生的角度来看，这不是一件好事。因为人的病……像神经科这样的超级专科医生，他们不得不把病人转诊到除神经科外的任何地方。因此，从公共卫生的角度来看，这并不是一件好事。但对那些患有严重的疑难杂症的病人来说，高度专科化是有益处的。因此，我们需要平衡这两者。

医学专业研究生名额的匮乏，常常被认为是对专科化趋势的合理反击——在撰写本书时，全国每年有 5 万名 MBBS 毕业生，而只有大约 14000 个研究生名额，这一体制上的问题也是对走专科道路毕业生数量的一种制约（尽管对 AIIMS 毕业生来说这不算真正的威胁）。然而，这种叙事虽然在逻辑上行得通，不过考虑到价值问题就很难成立。那些没能考上研究生的人不一定会接受这个结果转而做全科医生。大量的毕业生花了几年时间参加和重考研究生入学考试，以努力进入某一专科。当我和印度全科医生协会的拉曼·库马尔博士见面时，他估计，在没有记录数据的情况下，印度有 30 万名 MBBS 毕业生没有从事全职工作。对被分配的研究生方向不满意的学生重考他们喜欢的专科的情况也时有发生。对 AIIMS 的社区医学中心来说，这种情况常有发生，对还在找寻不同方向的初级住院医生来说，这里算是一块暂时的垫脚石。

在这里，在更广泛的医疗领域中，我们再次遇到了 AIIMS 的同谋。正如 B 医生在我们讨论这个问题时所说的，"不仅仅是 AIIMS 的毕业生，任何毕业生都不愿意成为一名普通医生"。AIIMS 在很大程度上未能完成其创立之初的使命，即为国家系统地培养教学临床医生，这主要是由于缺乏配套的基础设施。然而，在新一代怀有梦想的医生的想象中，AIIMS 依然占据着无法替代的位置。因此，这也是导致这种医学价值观念被根植于其毕业生的心目中的部分原因，而且对那些以 AIIMS 学生为赶超的榜样的学生——那些因为没有更靠前的名次而无法成为 AIIMS 一员的人——来说，也是如此。在这个意义上，考入 AIIMS，然后毕业，这两种行为产生和确认的"社会知识"与价值所带来的影响，远远蔓延至这所机构的大门外，从而影响到全国的未来医生——AIIMS 的学生就是他们的目标，用来证明什么是最好的。[28]

支离破碎的身体（2）

天气很热，风扇在努力工作，笔记本、笔和听诊器都被用来压着纸张。[29] 一个戴着漂亮的绣花绿绒帽的大个子男人拖着脚走进房间，使那个将要承载着他的塑料椅子相形见绌。旁边有个人帮助他，我最初以为那是病人的兄弟，但他自称同事。在他们离开后，L 医生说，这个人很可能是一名受雇的陪护人员。除了身体协调性差，病人还有明显的神经系统问题：他说话很慢，还有点含糊不清，而且他似乎听不懂 L 医生的问题，即使她故意说得很慢。另一个人递过来一个文件夹，里面装满了各家医院的文件，包括阿波罗医院。他坚定而恭敬地对 L 医生说着英语，并试图去提供一些解释，尽管他显然对这个人的病史并不熟悉。这名男子说，病人的妻子患有癌症，他的孩子也有"问题"。文件显示病人患有糖尿病，但 L 医生找不到之前医生开的处方，而且病人和陪同一起来的这名男子都无法说出他在服用什么药。L 医生认为该男子的明显症状指向帕金森病，糖尿病加上甲状腺机能亢进和高血压，使得病情更加严重。但是，由于没有他目前所服用药物的任何记录，她不想冒着任何不良药物相互作用的风险开一个新的处方。她让接待员把病人带到神经科门诊部，下周再来找她。我希望能再次见到他们，但下周他们没有出现在门诊，而这也是我的最后一次门诊访问。据 L 医生说，这是一个典型的"偶发护理"（episodic care）案例，由于缺乏连贯的医疗记录和主治医生，病人被分割成一系列的症状，由不同的专科医生做出不同的应对。对这个病人来说，"治疗"似乎更多地被定义为向医生求助的行为，而不是真正获得可靠的治疗。

保持最佳

我在 AIIMS 读 MBBS，读完 MBBS 或研究生后，即便在一些社区中心或地区医院，我也没有发挥出自己的全部能力。如果我做超级专科，我将成为专科医生，只研究复杂的疾病。如果我在 AIIMS，我就应该成为他们中的一员。

——尼基尔

在第三章中，我说明了许多人在他们年纪尚小的时候就已经开始为进入 AIIMS 做准备。他们所拥有的社会和经济资本决定了教育机会和眼界，从而影响着这个选择。AIIMS 在学生与他们的家庭以及公众心目中的声誉激励着他们去完成入学考试所需要的准备，并维系着他们对未来的期望。考虑到这一点，也就不奇怪 AIIMS 的学生会暗示说他们不满足于当下，特别是如果还有更多更有竞争力的目标在眼前。对他们来说，名誉是很重要的：

我认为来到这里后，你的期望值真的会很高，人们对你的期望会很高。他们希望你能成为……你不应该满足于只有一个 MBBS。即使有人想这样，也会有来自父母或朋友的很多压力。

——阿施施

可以工作，这没有问题。你可以成为大医院的一员。但是，如果不去专培，你的名字就不会出现在任何地方。因此，主要的问题是会有一些社会污名……另一方面是人们拿的学位越来越多。所以，在这个竞争激烈的世界，这是你必须要应对的问题。

——阿扎姆

在这种情况下，与其说获得录取是一个具有持久影响的事件，不如说是一连串成就连锁反应中的第一个，而每一个成就都是以上一个成就为参照来追求的。然而，作为 AIIMS 的一员，不断取得成就的状态并不总是令人欣慰的。拉胡尔的父亲在考入研究生之前曾做过几年的全科医生。但拉胡尔觉得，对他来说，虽然休息一下听上去很有吸引力，但重新开始学习的挑战太大。"我从上学开始就一直在学习，"他说，"这是一个永不停歇的循环。"一位资深住院医生告诉我，他觉得他的职业生涯很少有意识地做出决策："我从未想过……我只是觉得，我必须这样做，我必须那样做，然后事情就这样自然而然地发展下去。"

我们已经看到，家庭往往对学生申请医学院的决定有所影响。在家里的墙上，那些骄傲的证书和报纸文章表明，孩子的成就不仅仅是——用苏珊·贝利（Susan Bayly）的话说——"一个孤军奋战的人的胜利"[30]。贝利在其关于越南的研究中描述了"成就者集体"，我们可以通过这个概念理解家庭、教师和同龄人群体，这些人促成了 AIIMS 学生个体的成就，并且学生个人可能也会感受到这些人所尽的责任。[31] 安佳丽提到了这一点，但只有阿扎姆明确谈到了耻辱——如果他不与那些被认为最成功的人竞争，他的"名字就不会出现在任何地方"。退出这个生态系统，就意味着转身离开自己被 AIIMS 录取时照片登上报纸的光辉时刻，转而在这群观众的面前消失，而正是这些观众让他们得以确认自身的价值感。[32]

因此，追求越来越细分的专科，不仅是为了这个方向上的自我实现，也是为了继续将自己（以及自己的家庭）与其他有志青年区分开来。例如，在一个拥有十几亿人口的国家里，成为少数几个神经外科医生之———在一个中产阶级的年轻人眼中，像这样不断积累一项专长技艺，会带来非常稳定的安全感，尤其当他所在的社会系统中，身边的每个人都在不断地争夺地位、名誉和体面生活的保证。对我们的学生来说，这趟旅程，以及最终目的地所蕴含的特权地位，都从这张 AIIMS 的录取通知书开始。

（假定的）家庭医生的衰落和堕落

劳伦斯·科恩（Lawrence Cohen）在其关于印度老龄化的著作中写到过这种常见的慨叹，即在全球化、西方化和城市化这三股持续的无情力量的摆布之下，大家庭的生活方式及其所囊括的关系逐渐消散。[33] 从黄金时代过渡到被侵蚀的当下，这套话语表达出的是中产阶级社会对后自由化现代性的多变需求，以及回报的焦虑。类似的话语涉及医疗服务的历史，从全科医疗和家庭医学的贬值可见一斑。这种说法认为，很久以前，每个人都有一个当地的家庭医生，他为同一个家庭的多代人服务，也被认作家庭的一部分，会被邀请到家中庆祝婚礼和节日。[34] 这是一种牢牢根植于城市中产阶级经验的叙述，我的一些对话者特别喜欢强调家庭医生现象在小城镇仍然存在，似乎是在为自己辩护，以免被指责为像城市里的人那样人情淡薄。

由于最后一代这样的家庭医生已经离世，没有人可以取代他们，病人只能选择去找那些过度收取不必要的检查费用的超级专家，他们的动机是金钱，而不是对病人的关心。[35] 相对于病人寻求超级专家治疗的需求，这种怀旧情绪是一种反叙事，虽然是一种传闻，但这可能是家庭医学在企业的支持下复兴的先兆，因为现有的医疗品牌和新的企业都认识到医疗的个体化路径所具有的市场潜力。

在印度，家庭医学需要专门的研究生文凭，因此不能将家庭医生直接等同于 MBBS 医生。然而，MBBS 医生在从事一般医疗工作的同时，参加家庭医学的研究生课程是很常见的。印度 2002 年的国家卫生政策阐明了优先考虑家庭医学的必要性，但这一充满希望的政策与其他许多政策的命运一样，2015 年的政策也没有解决同样的问题。然而，更根本的障碍是，按照印度医学委员会的规定，家庭医学没有被纳入 MBBS 的课程要求，在 AIIMS 也没有这门课程。[36] 国家医学委员会的文凭课程每年会输出 200 名家庭医学毕业生，而医学博士项目提供的名额则依然微不足道——在撰写本书时，卡利卡特的政府医学院每年只提供两个名额。印度医学委员会——一个完全由专家组成的机构——被指控出于既得利益而阻拦建设家庭医学，因为他们担心这样会流失那些寻求专科治疗的病人群体。[37]

安佳丽是在开始独立探索自己的选择时才碰到家庭医学这个潜在职业选项的。正如她对我说的，"即使我们对家庭医学感兴趣，我们也不会知道，因为我们没有接触过"。即使是像哈里这样不寻常的学生——他计划在卡利卡特的家乡做一名全科医生，他所在的学院有印度仅有的两个家庭医学博士名额——也不知道有这种选择，他坚持认为自己需要攻读的是内科医学博士学位。我问安佳丽AIIMS的学生从事家庭医学的可能性有多大时，她说：

> 我与来自英国和其他各地的学生交流过，我和他们一起做过项目，我意识到对他们来说，家庭医学实际上是一个独立的专培项目。我的意思是，你可以参加家庭医学的专培项目，然后就可以到此为止。而这也被认为是很好的项目，你不会这样小声说："嘘，家庭医学。"然而，对我们来说，至少在AIIMS，没有人想成为普通人，谁都想成为自己领域顶尖的人，而达到这个目的的唯一途径是通过专科培养。我的意思是，如果你是一个家庭医生，你是谁？你只是一个小地方的一名小医生。其次，每个人都会考虑收入这些事情。没有哪个家庭医生能赚到很多钱。而如果你走专科培养路径，你想要多少钱就能要多少钱。所以，我的意思是，这会是……在你从医的时候，甚至在你学习生物的时候，就可以预测到的事情。

我采访过的一位前AIIMS院长对这种情况给出了更简短的评价："AIIMS扼杀了全科医生。"

正如我们在第二章中所看到的，AIIMS在1956年成立后，初级和二级医疗基础设施没能提供必要的支持，这让AIIMS无法作为一个三级转诊机构发挥作用。正如前院长所解释的那样：

[AIIMS] 用了不到五年的时间就建立起来了……很快国家就知道了这是一个与众不同的机构。现在，我想告诉大家的是，我们在哪里出了问题。正如我所说的，AIIMS 的创建是为了成为一个教学中心，对吗？我不能说 AIIMS 错了，是政府错了。他们认为："我们已经创建了全印度医学院，我们不会再做其他事情了。"所以，看到了吗？这样，最终的结果是，在德里，伴随着人口的增长，本应该建立医疗服务和医学教育的中心，但政府没有这样做。因此，最终的结果是，所有咳嗽、感冒和腹泻的病人都开始来AIIMS——一个真正的重点本来是研究生教育的专门场所。而我们没有办法关闭我们的大门。所以你为你的效率付出了代价。初级医疗、二级医疗真的不应该归你管，你应该关注的是三级医疗。这是你被创建的目的。这才是它的用处。但是，由于政府没有创建其他的医疗服务场所，人们能去哪里？人们说，我们会躺在医院外面，直到我们能被收入院。因为政府没有介入，没有在全国范围内［提供］医疗服务。

我问从哪个阶段开始，AIIMS 出现需要初级护理的病人，前院长答道：

第一天，病人不断增加。你无能为力……在 1960 年，也就是 20 世纪 60 年代初，他们设想我们每天会有 600 个病人来到门诊。到了 20 世纪 90 年代，也就是 30 年后，每天有 3000 人前来就诊，这意味着病人增加到了 5 倍。而今天，据说每天有 10000 人前来就诊。当然，人们意识到，我们应该进行中期修正。我们成立了一个委员会，研究 AIIMS 的工作，并进行中期修正。我们确实为此准备了一份报告，并把它递交给了政府，它一定躺在某个地方。我们说，要把初级医疗和二级医疗分开。我们不能关上大门，但我们可以把它们［诊疗制度］分开。但这也没能做到。不过这仍然是可以做到的。如果政府愿意，它可以做到。[38]

S 医生是 AIIMS 的首批教员之一，他表示同意：

> 刚开始时，这里的目标是成为一个转诊中心，而不是成为一个综合医院。由于人口压力、病人或其他原因，AIIMS 没有办法继续保持这一特有属性。如果它仍然是一个转诊中心，大家工作起来就会更加容易。我为那些需要看大量病人的临床医生感到难过，你明白的。我的意思是，期望他们在这种条件下工作是不公平的。除此之外，我认为到目前为止，这一切还在坚持着，虽然拥挤不堪，但它还在坚持着。

前院长说，在这种情况下，唯一的教育优势也被挥霍掉了：

　　现在唯一值得庆幸的是……本科生也学会了初级诊疗。不然的话，AIIMS 的毕业生将只懂得三级护理。但随着医学的发展、专科的发展和高度专科化的趋势，AIIMS 的基础生源非常好，他们可以非常容易地进入专科和超级专科。在入学的 50 名学生中，我想也许这 50 人毕业后都会深造。那么我们做了什么？我们扼杀了全科医生。所以这些都是我们犯的错误。我们没有把全科医生看作一个专科，我们没有把急诊医学看作一个专科。[39]但我们把所有的心脏、神经、肾脏这些都当作我们自己的专科，我们创建了所有这些专科。但我们扼杀了全科医生，也扼杀了急诊医学。

马丹在 20 世纪 70 年代也听到过类似的批评声。一位教师说："对专科和超级专科的强调，生产出了这样一些医生，他们不愿意或不会处理最常见的疾病，也因此不能帮助大多数病人。"另一位教师告诉他："从一开始，这个研究所就拥有一支训练有素、以专科为导向的教师队伍。其结果是，我们这里有积极分子在热烈号召专科培训，而这自然会以牺牲全面的通识教育为代价。如果不强调全科医学和外科，又怎能培养出好医生呢？"[40]

　　在上一章中，我讨论了 AIIMS 的学生如何获益于接触大量的、有着不同病情的病人。这个问题在这里再次出现，因为前院长声称，尽管学生接触到初级医疗会有好处，但 AIIMS 对全科医生的消亡负有责任。这也是我的论点，即 AIIMS 是更大范围内的健康不平等的同谋，因为病人对学生教育的价值没有被机构转化到全科医生身上，而全科医生的技能可能会部分缓解 AIIMS 的非三级治疗需求。L 医生告诉我，AIIMS 对社会责任问题的关注太少。她说，相比于那些从事初级医疗工作的学生，让学院更加自豪的是学生的 USMLE（美国医师执照考试）成绩，而缺乏榜样是追求其他职业路径的另一个障碍。

支离破碎的身体（3）

一位中年妇女独自进入诊室。她看起来营养不良，并且很茫然。她讲话很慢，口齿不太清晰，也让人很难听懂，尽管她说得很少。在她的耳朵后面还有一些粉红色，那是庆祝胡里节时留下的痕迹。一时间，她的生活场景出现在我的脑海中，不再局限于医院，不再局限于把她带到这里的痛苦。在她交给 L 医生的文件中，有一张胰岛素处方和一张心脏病专科医生的说明。由于沟通上的困难，L 医生无法知道这位女士是否做了某些检查，或者她是否在服用任何药物。她告诉我，这位女士的就诊是"挑选医生"（doctor shopping）的一个例子——这是无序护理和传统智慧（追求专科治疗）的另一个表征。但这位女士的情况并不像是她有条件去主动寻求多方意见。我想知道到底发生了什么，她的故事又是什么。[41]

医生–公民

本书中，所有学生的声音代表的都是有志向的中产阶级。但这个大概念之下也存在很大的差异，最明显的例子是安佳丽和苏西尔之间经验上的鸿沟，前者是上层种姓，是五代城市医生中最新的一代，后者来自表列部落家庭，家人文化程度很低，不懂英语。然而，当涉及学生的未来志向时，这些差异并没有自动导向不同的结果。

在关于印度理工学院马德拉斯分校的才能和种姓身份之间的话语关系的研究中，苏布拉马尼安描述了上层种姓不仅有能力抹去积累的社会和文化资本的贡献，也抹去了国家在他们成就中的作用。她在写到印度理工学院学生的职业抱负时指出，前几代人的才能是通过成为与国家前途息息相关的科学专家而确立的，而现在，"才能已经获得了一种作为超越的新价值，即不仅是对政治的超越，而且是对国家和公共部门的超越"[42]。苏布拉马尼安引用了一位教授的话，他哀叹印度理工学院的教育已经基本上沦为一张受到补贴的入场券，帮助人们获得私营部门丰厚的薪水，而且往往是在印度之外。[43] 这种感叹在 AIIMS 也能听到，尽管与苏布拉马尼安在印度理工学院学生和校友中听到的相比，我与学生的谈话表明他们对公共部门的态度更加模糊。这可能是工程和医学的另一个不同之处，后者还保留有使命和公共服务的光环（虽然并不一定总是这样），尽管这两者经常被放在一起谈论，作为可互换的职业选择。

学生们感受到国家的方式各不相同，因此，国家也以不同的方式影响了他们的未来志向。对一个出身富裕家庭的学生来说，可能他会在 AIIMS 首次接触到作为教育和医疗提供者的国家。然而，对那些已经熟悉了国家的这重身份的人来说，

AIIMS 代表着伴随成就不断积攒起的责任。尼基尔非常清楚地意识到，他在中央政府管理的 JNV 学校（Jawahar Navodaya Vidyalaya）上学时欠下了国家的债。他从六年级到十二年级都住在学校，他回忆说，学校为他提供了一切，从教育到住宿，到他需要的图书、衣服和牙刷。他说："从六年级开始，我就完全由政府资助。"我问道，这是否会影响他的未来计划？他点了点头，肯定地说他将留在印度行医——尽管不一定会在政府机构中。他说："我欠了这么多。"（*Banta hai itna.*）

阿扎姆没有上过政府学校，但也许诺会在印度工作。因为他觉得在 AIIMS 上学时已经接受了高额的补贴，以至于感觉自己已经积攒下许多要还的债，所以他觉得这样算是一种偿还手段。当时，AIIMS 的 MBBS 费用不到 6000 卢比。阿扎姆说："因此，无论我得到什么，都是公众的钱。无论我做什么，我都是用他们的钱做的。这是他们交的税，增值税，即使他们买一包饼干，也会交一定的税，这就是我上学的钱的来源。所以我有一定的义务，我必须偿还他们。"

温德兰在马拉维的医学生中观察到的，以及彭特科斯特和卡曾斯在南非发现的对家庭、职业、国家和病人的"想象中的义务冲突"，在 AIIMS 也可以看到，在打算留在印度的学生中，对家乡的依恋感显著增加。[44] 然而，留在家乡的承诺并不一定等同于对国家福利和发展负责。

从历史上看，大量的 AIIMS 毕业生离开了印度，到其他地方建立了自己的事业，尤其是在美国。[45] 虽然在现在的学生中这不被当作什么了不起的大事，而且据 L 医生说，AIIMS 的管理部门将其视为一件值得骄傲的事情，但在那些在印度度过了职业生涯的老医生中，移民仍然是一个颇有争议的话题。"你给这个机构，给这个国家回报了什么？没有。"在我们讨论这个问题时，E博士说："他们在这里砌了多少块砖？没有。"20世纪70年代末，在马丹开展研究期间，关于AIIMS最早几批学生中高达80%的人移民国外这一现象，一位受访者将其描述为"巨大的国家浪费"。[46]近年来，这一趋势逐渐减缓。学生们一再告诉我，在印度当医生能够获得舒适生活的机会越来越多，因此没有必要出国。一些人选择留在国内，以保持与家人和朋友的联系，即使美国仍有一定的诱惑。在那些打算去美国的学生中，有几人已经有了由朋友和家人组成的支持网络。有几个学生计划先过去学习，然后再回印度实践，尽管这种说法常常遭到其他人的怀疑。尼哈和安佳丽则都怀疑出于经济动机的移民这一设想——表面上看起来常规的计划掩盖了他们在国内被剥夺的对独立的追求，正如我将在本章末尾解释的那样。

　　在与我交谈的学生中，维韦克显得与众不同，因为他的部分童年是在美国度过的，这使他对全球流动心生向往，并且身处其中也感到从容自得。这是来自一名新生代的全球公民的观点，对他来说，距离和国界并不妨碍他为印度做出贡献：

　　　　即使我选择住在美国，我也不认为有什么理由可以说我无法帮助印度，因为这是一个全球化的时代。人们参加视频会议，人们去这儿去那儿，举办讲座，开研讨会，举办讲习班。我认识一位急诊医生，他是

> 我们家在美国时的一个朋友，他在印度大约四所学院
> 里开办了急诊医学系。因此，这并不意味着，如果你
> 不在这里生活，你就不能帮助印度。

数字医疗的发展意味着这种方法在印度国内也将变得更加普遍，因为不愿意离开城市中心的医生将有更多机会远程为农村医疗服务做出贡献。

除了专业知识，AIIMS 的医生受人尊重还因为，人们假定他们在公共部门行医会有一定的物质牺牲。那些面对私营部门的高薪诱惑依然留在 AIIMS 的资深教员，受到了人们的钦佩，这其中蕴含着一种道德上的评判，就像对那些几十年前前往美国且再也没有回来的人的评判一样。如今，我们没有理由认为留在印度的愿望等同于在公共部门工作的愿望，特别是如果企业医疗的新机会阻碍了毕业生移民的话。尽管如此，长期以来，对公私二元对立过于简单的叙述，掩盖了病人和医生为追求治疗和／或就业而在不同场域之间的正常流动。[47] 巴鲁写到过 AIIMS 的退休医生，以及他们对私营部门的看法，并主张对致使病人和临床医生被印度公共医疗异化的过程进行一种更细致的理解。她认为，这些过程与印度中产阶级构成上的变化以及他们所处的经济结构有关。巴鲁的受访者回应了关于印度中产阶级"堕落"的这一夸张叙述——从印度独立后的尼赫鲁时代为国家服务的节俭生活方式，到当代的后自由时期自私的消费主义困境[48]——他们描述了近几十年来随着在私营部门获得高薪的机会增加，印度医疗行业发生的变化。[49] 与此同时，在架构

的另一端，地方性小规模私人从业一直是医疗行业的一个显著特点。[50]

在我们的谈话中，学生们往往一开始会谈及对公立医疗机构的偏爱，然后再解释说，实现这一理想会受到各种结构和意识形态上的阻碍。一些学生确实对公共服务做出了明确的承诺。拉胡尔希望在公立医院工作，这是他觉得自己在受教育期间欠下的债带来的直接后果，再加上他对从痛苦中牟利感到厌恶：

> 我［对私营部门］不感兴趣。因为那里收的费用，仅仅一个基本的咨询，就有几百块……而在我们这里这是免费的。所以这对我来说不是一个正确的事，我在剥削我的……政府在花费……我花100块钱上学，但我仍然从那些为我的教育交税的人那里拿走这么多钱！这不是一件好事。他们对我进行了投资，所以我也需要回报他们。很明显，服务没有私人诊所提供的那么好，那么先进……但是当我去私人诊所工作时，我会觉得我在利用某个人的疾病，那个人正在遭受痛苦，而我正在利用它。这是件坏事，这是我受的教育。

对巴拉杰来说，在公共部门工作也是个人道德问题，抵挡的是私立医疗的腐败性质。他这样认为：

> 我想在公共部门工作，因为我想要的那种病人只有在这些公共部门的医院才能收到。因为在私营部门，

> 这是一个非常困难的工作，而且一旦你进入私营部门，你就会……我不知道为什么，你的心态就变得像是你只能够赚钱，你会忘记所有的人性。而我不想把这种理念卷入我自己的生活。我想工作……如果可以的话，我只想在 AIIMS 工作。那是最好的地方。

新德里 AIIMS 的特殊性体现在它在学生心目中的独特地位。不止一个学生倾向于为了物质上的舒适而去私人诊所从业，除非 AIIMS 出现了一个职位，提供地位和研究机会，他们才愿意接受较低的薪水。[51]

除了觉得自己会从治疗弱势病人中获得更大的满足感，克里希还预判，在公共部门从业不会那么焦虑：

> 因为在我的工作中不会有竞争。病人会来，病人会走，而我会治疗他们。但在私营部门，医生之间的竞争会更激烈。因为要抢到病人……如果病人少了，［医生］在医院的管理上就会出现问题。但在公共部门，没有这样的问题。如果我们是发自真心的，那么我们可以去工作，即使我们得到的钱比较少，但满意度会比较高，压力会比较小。生活更快乐。

相反，对米希尔来说，在政府医院工作的唯一好处是，医生会较少面临被病人诉讼的威胁，而且医生和诊断机构之间不正当的经济关系比较少。[52]然而，这些所谓的优势也有其限制，米希尔不确定他是否愿意捍卫医学和道德的结合，如果这意味着拒绝对自己来说报酬更丰厚的机会："因此，如果你想以道德的方式行医……政府医院仍然比私立医院更好。但我看到的是，它的回报率并不高。你只能在一段时间内坚持你的道德，之后你会觉得你错过了很大一部分……"

浪费、缺失、不足

> 这些孩子被告知，他们是全国最好的 36 名学生。我的意思是，你还能说什么去说服他们做当地的社区医生……不是吗？
>
> ——安佳丽

所有的 MBBS 学生在第四年都会在哈里亚纳邦巴拉布格尔的综合农村卫生服务项目中待七个星期。在一次访问中，我陪同学生去了一个特殊的安哥瓦迪中心（*Anganwadi*）①。该中心是印度中央政府的整合儿童发展服务项目的一个典范。这个中心里的小房间的墙壁被涂成了绿松石色，上面粘贴着每周的菜单，以及描绘各种政府计划的海报，并敦促人们为儿童接种疫苗。有一张海报是与卫生政策有关的日历。学生们开始用手机拍照，将其转化为一个学习辅助材料，用于帮助记忆他们已

---

① 译者注：*anganwadi* 在印度语中有"庭院"之意，由印度政府赞助，是为儿童提供保健、营养、教育服务的幼儿保育院。

经知道会出现在社区医学考试中的日期。这似乎概括了学生们对社区医学岗位的普遍反应，他们认为这是一个需要打钩的方框，一个需要记住的政策规定清单，以及对"乡村生活"的有趣一瞥，与他们的职业抱负关系不大。

安佳丽总结了她的同龄人对社区医学的普遍看法：

> 是的，这令人感到很无力。你和别人谈起社区医学，他们会说，有这么一本书，你应该读一读关于卫生设施和蚊子的东西。就像是，谁想知道这些？谁会想知道如何建造一个厕所？我的意思是，我们将要成为的，是五分钟内切掉阑尾的人！这被看作完成割除阑尾的目标途中一件需要被完成的事情。

苏珊·贝利写到过成就"复杂的地理环境"——时间和空间维度。[53]我们也可以通过空间视角来看待 AIIMS 学生的成就和志向，通过城市内部所蕴含的大好前程与外部的缺失之间的分割线。在关于城市医生移居拉贾斯坦邦农村的研究中，乔斯琳·基尔默（Jocelyn Killmer）将缺失描述为她的对谈人理解农村景观，也包括其居民的决定性视角。[54]在 AIIMS，学生们将众所周知的糟糕的医疗基础设施作为在城市以外的公共部门工作的主要障碍。[55]缺乏安全感，特别是对女性来说，缺乏支持网络和周围的基础设施，而这正是城市相对富足之处的显现。[56]

国家忽视城市以外的公共医疗，从而参与共谋了对那种城市化、专科化以及往往是私人化的医疗实践的价值的生产。对一些学生来说，这种情况凸显出 AIIMS 身份的独特价值，因为这揭示了他们不可能从事的医学类型，正如维普尔解释的那样：

> 公共卫生系统更……政府，我不知道，他们期望太高。正如我所说的，初级卫生服务系统，他们没有足够的设备，他们没有心电图、X 光这些……如果让 MBBS 医生去那里从业，那么你必须给他足够的机会来实践他在五年中所学到的东西。但是政府不愿意……［这］就是为什么大多数人不愿意去那里。而且，像工资这点根本不是问题，因为在德里和哈里亚纳邦地区，工资水平已经足够了。

苏希尔也认为钱不是主要的阻碍因素，如果政府能尽其所能地改善条件，医生应该愿意改善农村的医疗服务：

> 政府应该让……国家初级保健中心应该是这样的，它具备的条件和环境应该让人们可以留在那里工作。就像初级医疗保健中心，这个场地和楼房是有的，但那里甚至没有 X 光机。没有各种药，只有数量有限的药品。没有床位……没有医生。医生在别处提供私人医疗服务，他会以某种方式出勤，但他在外面执业，他要赚钱……因此，在某种程度上，我们也应该像医生一样思考。卫生系统不是一个赚钱的行当。工程师、律师、商人，这些是。如果你选择了这个职业，那么

你就不应该眼里只有钱。你不能用金钱来衡量健康，也不能用金钱来衡量某个人的生命。我认为，改变初级卫生系统是我们和政府两个方面的事情。我们也应该做好准备去那里工作。

彭特科斯特和卡曾斯指出，在南非，"机构和公众对医学的想象"的主要印象是"拯救生命，与此同时通过技术推进医学和科学"。[57]克莱尔·温德兰在反思马拉维的情况时提出："生物医学技术即使在缺失的情况下也可能会塑造价值，也就是说，它们改变了医学的想象，从而改变了它的经济生态。"[58]在 AIIMS，这样一种认为城市中心以外的地区在技术上会有欠缺的观念，会影响学生们对政治优先级的看法，并延伸到对特定类型医学职业的相对合理性或价值的判断。在这里，我并不是说对技术上的欠缺的担忧是毫无根据的，也不是说高度技术化的医学就该被认为"缺失情感，同时缺失'关怀'"，正如德尔维奇奥·古德所说的那样。[59]事实上，技术上的缺失也暗含着人们对国家如何理解和建立（或忽视）关于乡村贫困人口生命的责任的看法，他们在城市里的生物利用率可能会促进医疗培训，但他们在自己的家乡却很少接受到同等规格的得当照护。[60]

然而，对一些人来说，在对技术缺失所感到的挫折感中，还包含着对农村医疗更复杂的理解。有一种感觉是，这不是 AIIMS 的人应该从事的医学，因为它不够复杂。尼基尔说，即使在区级医院担任专家，他也不能发挥出"全部的自己"，而米希尔则说这是"浪费精力"：

> 按照我们接受的这些培训，如果你去周边的机构，
> 你能接触到的病例大多无法利用你所拥有的全部知识。
> 我们在这五年中获得了这么多的知识……再加上大概
> 三年的研究生培养——一个拥有如此多知识的人，他
> 为什么要浪费他所付出的这些努力呢？他什么忙都帮
> 不上，也就是给大家开开扑热息痛药什么的。

农村实践往往意味着对感冒、发烧和腹泻的对症治疗，以及开补液盐或扑热息痛的处方，或者包扎小伤口。[61] 那么，打消学生积极性的不仅仅是设备的缺乏，还有这种因缺乏基础设施而得以强化的"农村病"观念——缺乏足够的复杂性来证明 AIIMS 培养出的人才的优越性。[62] 这不禁让人想起苏布拉马尼安在与印度理工学院校友讨论时的反思，即他们的特殊感部分来自一种感觉，即印度理工学院"提前于国家的时间线"——在全国其余的地方准备好吸收其第一批毕业生之前，这所机构就已经成立了。[63]

将这种认为农村医疗缺少挑战性的看法，与前一章中那些认为自己在读完 MBBS 后做**哪种**医生都不够格的学生言论相结合，我们就可以很明显地看到成就及其相关的价值和合理性观念的复杂后果。

在马拉维，克莱尔·温德兰观察到，一些医学生在遇到"病态的"政府和"病态的"国家经济体的缺陷时，开始变得激进。这些不足既反映了那些把病人带到了医院的灾难性的贫困和疾病，也反映了学生自己在面对资源限制和腐败的医疗政治时因无法提供有效的医疗服务而产生的无力感。[64] 这种现状带

来了一种对病人的认同感，彼此成了身处同种困境的盟友，也因而可以说带来了"共同存在的时刻"——我认为这在 AIIMS 是不常见的。[65]

温德兰指出，这种学生行为与来自全球北方的经验形成对比，有关后者的研究一直强调学生对病人的"冷嘲热讽"。[66] 根据我的经验，AIIMS 的学生徘徊在这两种态度之间——事实上，医院的基础设施和印度本身的社会经济性质也是如此。在本书中，我们已经看到，在 AIIMS，医生和病人之间的权力差异因社会经济差异而加剧，受教育程度低的贫困病人既被认为是效率的阻碍，也被认为是资金充足的机构中具有生物利用价值的教育资源。但我们也看到，学生们认识到了印度公共医疗系统的缺陷，这些缺陷迫使大量的病人前往 AIIMS，学生们也意识到——有时是深切地意识到——这些病人之中很多人的生活状况。相比之下，马拉维的学生在一家资源匮乏的医院接受培训，他们认为自己和受此折磨的病人一样，都是同一系统缺陷中不同类型的受害者。温德兰指出，这种共情关系会产生一种生物公民身份，让医生可以和病人一起参与其中："如果我们把生物公民身份的概念理解成，在某种程度上，是大写的传统'病人'角色的一个例证（也就是说，一个集体的病人身份，基于共同的生物脆弱性或病理，有权向国家提出治疗要求），那么我们也可以设想，在国家或跨国舞台上，对传统医生角色进行一种平行重组。在这里，医生的诊断和治疗责任不（仅仅）是针对病人的身体，而是针对集体的病人，即政治体。"[67] 在 AIIMS，不一定是当下共享的困苦体验产生了既包括医生也包括病人在内的生物或医学公民身份的可能性。相反，这似乎是受到以往的经验或在读 MBBS 期间寻求课外的健康政治教育的启发。如普鲁什说的情况：

> 医疗保健对人们来说就像是一种奢侈品。因此，他们是那类人，那种统治阶级，他们从我们的各种机构中获得良好的医疗服务。从个人角度来说，他们不愿意关注这个问题，因为他们不是那种亲民的政府。他们还没有从任何这样的运动中走出来，他们对候选人的选择或无论什么，包括对政府的选择，还没有用真正民主的方式。因此，如果有一个更广泛的运动出现，改变了民主的形式，那么显然，医疗保健和教育乃至一切都将改变。即使他们会在孤立的情况下保持这些小的试点项目和运动，这些项目和运动也一直在变化，也有一些改革，但我仍然认为这些改革是不够的，因为不管是谁在掌舵，人们都没有兴趣去改变它。他们不断给那些做得很好的人打电话……不断给他们打电话，让他们加入政府的咨询委员会，但如果你没有政治意愿去工作，并且没有经济上的资助，那就没有用。我们谈到的贫穷和忽视的问题……所以最终，即使你关注初级医疗，但若不关注人们的整体生活水平和贫困问题，那也是没有任何意义的。因此，需要采取一种全面的方法，以及政治和经济上的投入。而我们现在的这些系统不可能允许这些。

在 AIIMS，普鲁什和苏希尔都在以前的学生和某些教师的影响下接受了某种形式的政治教育。受"人民健康扶助团"——一个由 AIIMS 校友在恰蒂斯加尔邦农村地区建立的社区卫生服务计划项目的启发，普鲁什和苏希尔计划在读完研究生之后建立他们自己的农村医疗项目，关注当地需求，同时他们也非常确信，不会有任何政治巨变即将到来。

就像温德兰在马拉维研究的学院一样，尽管社区卫生部门的教师们时不时地努力，但 AIIMS 的教学仍然更重视治疗医学、个体化医学，而公共卫生和预防医学则被忽略。[68] 在南非，虽然学生们被要求在毕业后完成一年的社区服务，但彭特科斯特和卡曾斯强调，医学教育仍然偏重于"追求个人职业发展，而不是对病人福祉的承诺和对痛苦在结构上的产生方式的关注"[69]。正如我在本章后面有关安佳丽的故事中会讲到的，安佳丽最初被吸引到公共卫生领域，是因为她在巴拉布格尔的工作让她明白，MBBS 项目没有让学生理解有关健康政治的全貌[70]：

> 我没有觉得在课程的哪一部分，我们被系统地介绍过这一切是如何运作的。是的，我们学过那些覆盖直肠的腹膜褶皱，但没有人真正教过我们这些规则的来源，在国际层面上发生了什么，什么样的压力在相互作用，政策是如何制定的，谁在设计政策……没有人真正讨论这些，因为这种是……我的意思是，我不知道，这可能是我们的错，可能是……这是一个非常

多方面的问题，这不是任何人的具体错误。只是我们带着这样的观念，比如说，好吧，我将打开人们的大脑等，我不需要知道事情的方方面面。而医生们本身就是负责实操的执业医师，无论做什么，他们都对自己手上的事很专心，他们只谈这些。因此，不会有人来告诉你这一切作为一个整体是怎样运作的。社区医学部门尝试这样做，但失败了。首先，因为没有人真正认为了解这一切是非常重要的。其次，我认为教师们也不太擅长沟通。

作为对比，米希尔对他在巴拉布格尔度过的时光进行了坦率的反思，明确表示这对他的世界观和他的未来计划影响不大，至少在中期内是这样：

> 一般来说，当你在像 AIIMS 这样的地方，你知道有什么设施，你知道你能怎样利用它们，你会想在条件最好的地方工作。我们没有那么多的社会意识，不会被那些，你知道的，贫穷，或者那些地区缺乏的基础设施所打动。这些真的没有那么容易打动我们。所以，是的，我们在巴拉布格尔的短期停留肯定加深了我们的认识。但我不会说，这样就说服了我去做公共卫生，至少到现在为止。也许如果我在 40 或 45 岁时经济上有了保障，完全满足了，我可能会想这个问题。但不是现在。[71]

学生们计划用不同的方法来解决他们所理解的印度的问题。尚卡尔已经开始了创业之路，与同事一起建立了一个健康教育公司。他打算申请美国的公共卫生和工商管理联合硕士（MBA-MPH），其中哈佛大学是他的首选。完全离开医学界，攻读工商管理硕士学位（后文简称为 MBA）以进入金融领域，是学生们常提到的一个选择，但与我交谈的人中没有人打算这样做。在那些打算离开临床的学生中，除两人外，其他人都是为了加入印度行政服务（IAS），这是竞争激烈的公务员职务中最受欢迎的。

这些学生对他们所遇到的贫困和医疗服务不足的后果都有明显的不适感，无论是在 AIIMS，还是在巴拉布格尔的诊所，或者在塔西的例子中，在阿鲁纳恰尔邦（Arunachal Pradesh）的家里。然而，与温德兰在马拉维的学生中观察到的激进化不同，这些 AIIMS 的学生并不打算通过与病人结盟来对国家进行批判，相反，他们选择成为国家机器本身的一部分，从而希望有一天能够对其运作产生足够的影响。卡兰从 AIIMS 毕业后，在北阿坎德邦山区的一个社区卫生中心工作了几个月，得出了这个结论：

> 作为一名医生，我的工作不是为了解放贫困人口。因为有很多因素，主要是缺乏基本的生活设施。除非他们能得到这些，否则我对他们没有任何好处。没有什么可持续的……不会有正向的可持续发展。你知道的，我在那里，我在竭尽全力为他们提供医疗服务，

但这不是可持续的。

在艾滋病毒或艾滋病检测方面，谢赫（Kabir Sheikh）和波特（John Porter）写道，许多印度医生认为自己拥有必要的"反向力量"来抵制政府的指导方针，并能够根据自己的判断行事，但缺少"正向力量"来公开表达他们的反对意见，以此来影响政策制定本身。[72] 他们认为，这是印度公共卫生话语和医疗实践之间无益的相互排斥症状。AIIMS 的学生对这种鸿沟的认识似乎为他们离开医学界提供了依据，尽管他们更多的是选择公务员而不是公共卫生事业，这表明他们在 AIIMS 接触到的社区医学未能使他们相信其对卫生政策和实际情况的影响潜力。

然而，考公务员的共同志向并没有转化为改造印度医疗保健的共同战略。当尼哈谈到设计新的医学课程时，桑托什则打算通过监督和惩罚来促进行为的改变。他打算将表现不佳的医生和教师停职。"如果我当众责骂他们的话，我觉得会起作用。"他这么跟我说。我想知道他在 AIIMS 的经历是否让他打消了这个念头。

N 医生是试图向学生非正式地介绍印度医疗保健的政治经济的教员之一。他很同情学生出于本能离开医学界，但同时也认为这是学生的天真，并对此感到不屑。"他们不应该生活在那个傻瓜的天堂，"他说，"如果他们加入官僚机构，他们什么也做不了。做医生的话，他们可以做得更多。"但谁来说服 AIIMS 的学生呢？"我们在这个阶段需要好的榜样，非常需要。"E 博士已经告诉过我。

被排除在外的未来

> 终极自由不是创造或积累价值的自由，而是（集体或个人）决定什么才是活着的价值的自由。
>
> ——大卫·格雷伯，《迈向价值的人类学理论》
> （*Toward an Anthropological Theory of Value*）

学生们的成就位于一个关系之网中。一方面，这有益于阐明不同形式的必要资本，而这些资本被个人才能的叙述所掩盖。但另一方面，这也意味着认清这种网络会如何限制个人欲望，影响决策并导致意想不到的结果。在第四章中，我们看到，因为利用的是保留名额，普鲁什和苏希尔不得不与高种姓同学的预先假设相抗衡，以证明自己有权利和能力从事与 AIIMS 身份相称的医学工作。这里，我讲述两个普通类别的女生的案例，她们的志向受到了其他类型的社会规范的限制。

尼哈

在尼哈的小宿舍房间的角落里有个金属衣柜，在衣柜的右侧门上，尼哈贴了一份清单。这是几张 A4 纸，上面写满了密密麻麻的字。这些字迹充分地展示了为参加众所周知的高难度公务员入学考试，尼哈需要学习的课程大纲。她笑着说："我把它放在这里是为了激励我学习。"我惊讶于她在完成 MBBS 第四年的学习的同时，还要给自己设定这么多任务。我问她为什么打算离开医学行业。她回答说，在巴拉布格尔的工作让她了解到印度农村的医疗服务需求，她觉得作为一名医生她无法彻底解决这些问题：

> 所以，后来我改变了主意，现在我正在考虑做公务员，以便给基层带来一些变化。这样我就能影响更多的人。如果我成为一名医生，我可能会接触几个人的生命，然后拯救他们。但如果我成为一名印度行政服务官员，那么我将能够改变一些政策。这样，他们就能得到帮助。

她的计划之一是改革医学课程：

> 我认为我可以帮助制定新的课程，比 MBBS 的时间短。像我们的课程有五年半时间，我认为这时间太长了。你可以教……比如说 MBBS 课程的入学考试也是非常困难的，有很多学生出身贫寒，负担不起参加辅导班的费用。而参加辅导是通过这个考试的必要条件，我也参加了辅导班，每个人都参加辅导以进入大学。所以我可以设计一些其他的课程，时间比较短，这样就可以解决基本的医疗保健问题。而且，应该让入学变得更容易，这样就有很多人可以进入这个行业。

几周后，我在校园的咖啡馆里见到了安佳丽。我们聊了一会儿她自己不断调整的计划，但当我问到尼哈的考试准备时，安佳丽摇了摇头。尼哈已经放弃了加入印度行政服务的计划，专注于美国医师执照考试。她的家人已经开始提及婚姻，虽然她的 AIIMS 证书会在相亲过程中派上用场，但尼哈担心她将嫁到一个会控制她的职业生涯的家庭，甚至可能不允许她外出工作。

在我离开德里之前，尼哈没有回应我的见面请求，但在我的一次短暂回访中，我在女生宿舍外碰到了她。我说我从安佳丽那里听说她的计划有变。她试探性地看着我，似乎不相信安佳丽的动机，问道："你怎么看？"我犹豫了一下，意识到这个问题背后暗藏的信任问题。我告诉她，我能明白这个决定有多复杂，我理解她可能会觉得在美国有更多的自由。"是的，"她说，点点头，看起来松了一口气，"就是这样。"

安佳丽

安佳丽是她家族五代医生中最新的一代，她发现与其说是规划，不如说她能到 AIIMS 学习是顺理成章的。她充分地意识到继承的特权使她的入学之路更加顺畅。当我们第一次见面时，她对自己的未来计划并不确定：

> 成为一名医生并不是我想做的事。因为如果你是一个外科医生……或者如果你是一个水平很高的医生，你只是一个医生，对吗？你的生活中没有别的什么可以做。我不认为我很喜欢这样，让它成为我生活的全部。我决定 2015 年我要认识自己，了解我想做什么。

和尼哈一样，安佳丽也受到了在巴拉布格尔的经历的启发，以至于她开始设想在完成 MBBS 后攻读公共卫生硕士学位（后文简称为 MPH）：

> 我当时想，这就是我想做的事情，这太不可思议了！我的意思是，我们有所有的技术，但谁在接受这些技术？大概只有 1% 或 2% 的人口。我当时就想，这就是我想做的事。然后很明显，我的父母和其他人都向我灌输了一些道理。

很明显，安佳丽对学习公共卫生的前景感到兴奋。与尼哈对公务员制度的看法一样，她把这看作推动变革的手段，并对她解决健康不平等问题的动机做了这样的解释："军队里有很多士兵，但战略制定和几乎所有战争的结果都是由将军决定的。我的意思是，当你可以成为将军的时候，谁还想在军队里待着？"

安佳丽的"父母和其他人"在她的头脑中"灌输了一些道理"的努力似乎与她自己对可能性的探索并行不悖。"在这个时候，"她告诉我，"我的目标是与尽可能多的人交谈，以便知道我之后能做什么。"在透露她的 MPH 计划之前，安佳丽曾告诉我，她计划申请 MBA。她后来解释说，这是战略性的："我的父母不是很看重 MPH，没有人看重。所以我想，如果我能出国，至少在那里读一个 MBA，那我可能会最终去往一个更加偏公共健康的工作环境。"在几个月后的一次谈话中，安佳丽告诉我，她的母亲说 MPH 是一个"无用的学位"，所有她遇到的有 MPH

学位的人"都是白痴"。

身处过渡状态，安佳丽的未来充满了多种可能性，但这种过渡状态或"自由"也受到她具有最终决定权的父母的威胁。尽管她致力于公共卫生事业，但她并没有放弃临床实践的可能性；当我问到她想从事的医学分支时，她说她已经参加了美国医师执照考试的第一阶段。她正在分散风险并处理人际关系。"我最终可能会这样做，因为如果我妈妈给我打电话说：'安佳丽！我认为你应该成为一名外科医生！要开始准备了！'那么我就会这么做。我好像生来就这样……听从我的父母。"这里的选择也有其复杂性。过了一会儿，安佳丽去和一位曾是外科部门负责人的叔叔讨论她的选择。他告诉她："有些事情女孩永远不能做，比如手术，因为她们必须抚养孩子。"她略带困惑地笑了笑，说："这好像并不对。"医学内外的价值等级与社会规范和家庭期望交织在一起，直到前面的道路显得越来越晦暗，越来越被排除在想象中的未来之外。

在我们最初的谈话后不久，我在校园的咖啡馆里碰到了安佳丽。她的新计划是完成美国医师执照考试，并在美国完成住院医生培训，然后在可能的情况下探索公共卫生这个选项。但她也被警告过，鉴于"印度的竞争体系"和"对进步的不断要求"，她不太可能在住院医生岗位上停下来，她承认这可能就是事实。她的家人希望她"先走一条常规的路"。自从参加最近的一次家庭婚礼后，安佳丽自己的订婚就被她的父母提上了日程；她同一级的两名女学生最近也订婚了。她说："一谈到这个话题我就把手机调成静音。"她可以预见自己在印度的未来，可以看到自己被直接推到父母的私人医疗机构，看到自己进入婚姻。"被困住了，"她说，"我不能那样做。"对尼哈来说，移民成为一种逃离令人窒息的期望的手段，但也因此牺牲了自己的理想——为帮助那些被印度的健康政治边缘化的人而工作。

几个月后，安佳丽已经接受了她将在美国定居的事实。"即使我说我会回来……没有人会回来。"她补充说，至少在五十多岁之前，除非有特里汉 ① 那样的身份，要不然是不会回来的。[73]安佳丽坚持认为，美国的生活会让她更加独立，而更灵活的培训体系将使她能探索更广泛的兴趣。她这几年都不想离开。她的父母对此"无所谓"，她说，"只要我结婚"，为此，他们已经开始坚定地寻找新郎（对于安佳丽不再与去年研究生的第一名约会，他们已经不再耿耿于怀）。安佳丽说她明白他们的观点——"没有人会独自去那里"，她指她的学长们——当这个话题出现时，她没再说要把手机调成静音。

从表面上看，尼哈和安佳丽只是另外两位即将前往美国的 AIIMS 毕业生，在这个过程中，一些人会赞许，一些人会佩服。在讲述中，她们早期想推动政策变化以帮助印度农村贫困人口的愿望，在与 AIIMS 身份相称的不断追求卓越的叙事中，以

---

① 译者注：特里汉（Naresh Trehan），印度知名心胸外科医生，毕业于印度乔治王医学院。1971—1988 年在美国纽约大学曼哈顿医疗中心就职。在美国取得成功后，他回到印度创建了埃思考特心脏研究所（Escorts Heart Institute and Research Centre），2009 年创建了梅第奇支柱医院（Medanta The Medicity），并担任主席一职。自 1991 年以来，他一直担任印度总统的健康顾问。

及在对婚姻的性别化期望中，渐渐湮灭。而她们追求独立的勇气——我们可以解释为坚持她们个人对价值的定义而做出的努力，这种努力经由特权成为可能——将被重新解释为拥有相称的野心。

在安佳丽的宿舍里，在她床边的墙上，她写了一些摘抄的句子。其中一句出自丁尼生的《尤利西斯》："暂停、结束是多么无趣；尚未燃烧就已生锈，没有在使用中闪耀！"另一句则出自《安娜·卡列尼娜》："没有任何解决办法，除了生活给所有问题甚至那些最复杂、最难以解决的问题的那套通用方案：一个人必须生活在当下的需要中，也就是说，忘记自己。"

"那么，是价值带来了宇宙的存在。"大卫·格雷伯指出。[74]医学的政治及其相关的价值，在某种程度上是印度后殖民时代与现代国家应该是的样子之间的争斗的缩影。关于医生是什么和应该是什么，有着种种不一致的观念，以至于允许以下几种情况同时存在：私营部门的医生因其成功而受到赞誉，同时又被怀疑有腐败行为；善良的乡村医生既被视为英雄，又被认为没有能力进行复杂的实践；国家忽视公共医疗，并期望AIIMS的学生通过高度专科化的城市医疗服务体现医学现代化的巅峰。2014年10月，印度总理纳伦德拉·莫迪（Narendra Modi）在AIIMS的毕业典礼上对毕业学生的讲话明确指出了这种不一致。正如媒体所报道的那样，莫迪恳请毕业生记住他们在培训期间对国家的债务，他最后说："我保留着希望，希望作为有幸在这里学习的印度母亲的孩子的你们，能够回馈社会，因为社会给了你们这么多的爱。"[75]而在此之后不久，莫迪政府将国家卫生预算削减了近 20%。[76]

AIIMS 在印度的版图上被确立为一个最权威的后殖民机构，它被尼赫鲁式的技术科学发展观和全面医疗的需求所推动。社会科学家探讨了发展和现代性的叙事是如何提供框架的——在这些框架中，不同的人试图利用自我技术来（重新）塑造自己，无论是通过"努力工作"的概念，使自己的身体资源可被国家的新医疗技术利用，能自我调节对不断增加的医疗产品和服务的消费，还是成为"最好"的那种医生。[77] 因此，AIIMS 的学生不仅因通过入学考试这一社会成就脱颖而出，还因他们处于印度医学现代化的先锋地位而与众不同，对这一点的理解牵涉到价值和合理性的概念，这反过来又影响了学生对未来的自我想象。

最终，我们可以把获得 AIIMS 名额的成就理解为，既是价值的一种生产形式，也是一种对其确认的形式。这一点在医学生的培养环境中得到了加强，不仅影响了学生以后想要做什么，还影响他们认为自己**应该**做什么，因为他们之前的成就使他们处于这样的关系矩阵之中。因此，对一个毕业生来说，选择一个不同于预期的未来，可以理解为一个决定，这个决定不仅是对追求特定的职业道路提出质疑，而且是对新的"传统智慧"本身的合理性以及价值的质疑。

这些 MBBS 学生入学 AIIMS 时一般是 18 岁，个别也有 17 岁的。他们往往为赢得进入精英俱乐部的机会投入了多年的时间，却不知道或没有被人问过他们是否想学医，为什么要学医。我们很容易忘记他们有多年轻，就像我们很容易忘记全印度医学院的部分创办宗旨是培养教学医生——未来，他们将在全国各地工作，以满足国家的穷人的需求。这些细节在一个被需求淹没的机构中被掩盖了，机构关注的主要是维护卓越声誉，而这份卓越声誉是由越来越专精的医学专科化决定的。在这个过程中，我们失去了促进本科医学教育的机会，因为这项事业与公民身份和个人潜力有关，而与追求预先确定的、被社会认可的理想无关。

对抗不平等

印度医学教育的未来

医学是一门社会科学，而政治只不过是更大尺度的医学。

——鲁道夫·魏尔肖

2016 年 3 月，我在印度公共卫生基金会做了一次演讲，题目是《AIIMS 扼杀了全科医生》，间接提及我在第六章提到的一位 AIIMS 前院长的评论。我一到场就被告知，我的题目引起了"一些惊愕"，演讲后将进行辩论，听众可以反驳我的主张。[1] 最终，研讨会的召集人认为，鉴于演讲的煽动性比预期的要小，所以没有必要进行辩论。为了化解可能留下的任何紧张气氛，召集人在他的总结中建议，与其说 AIIMS 是全科医生消失的唯一原因，不如说它代表了整个印度的一个普遍趋势。这个战略性的回应回避了一个问题，即 AIIMS 本身是如何凭借其创始任务和作为国家杰出医学院的持久声誉而成为规则的制定者的。而它所巩固的是 AIIMS 作为一种医学教育和实践的象征，在印度的版图上保持着独特的地位。这也让人想起萨拉·平托对"机构权威是想象和实践之地"的描述，并让我们审视这会对培养年轻医生的创变性方法有着怎样潜在的影响，这种方法致力于对抗，而不是再生产社会——因此也包括健康——的不平等。[2]

AIIMS 的构想始于英国殖民统治下的最后几年，但在新独立的印度政府的管理下步入正轨。这所学院虽肩负起雄心勃勃的任务，但也反映出后殖民时代的科学发展精神并没有考虑到基层卫生的基础设施。AIIMS 的任务是成为印度最重要的医疗机构，将最好的研究和医疗设施与对新一代印度医生的高质量培养相结合。它的目的是建立一个新的标准——它的存在是为了成为最好的。它还打算将社会医学应用于国家的各种健康难题，其中许多问题，无论是过去还是现在，都与贫困和社会排斥纠缠在一起。这一复杂使命使得 AIIMS 很快被卷入了科学技术强调的发展同健康的更广泛的社会决定因素之间的对立关系，同时还必须应对城市医院以外，缺乏活力的公共医疗政策所带来的后果，而且 AIIMS 作为一个清楚自己的精英地位的机构，去做出弥补不平等的努力时，必然会面对固有的矛盾。正如本书所展示的，这些复杂的问题从未消解，显现于学生的 MBBS 体验和被培养成的医生形象之中。

马丹在对 20 世纪 70 年代 AIIMS 医生的研究结论中提出："一个机构必须成长，而不是停滞不前，那些建立它的人可能无法预见未来一代的要求。"[3] 从字面上看，AIIMS 自创建以来各数字指标一直在成倍增长：预算、建筑、部门、病人、教师、预备考生（巨大增长）和实际的学生（适当增幅）。最引人注目的是，AIIMS 作为一种模式已经成倍增加，自 2012 年以来已经有 14 个新机构建立，还有几个处于不同阶段的机构正在筹划中。

这些机构全部打算复制德里的原始机构，包括其教育方法。种种迹象表明，社区导向型的 MBBS 课改尝试并不会受到那些拥有权力和资源来规定新机构运作方式的人的欢迎。

新德里 AIIMS 医院继续弥补着印度北部缺乏合格的、负担得起的医疗服务的缺陷，也维持着其拥有全国最好的医学教育的声誉。AIIMS 的品牌不仅靠身居高位的校友的高知名度来维持，还靠一种市场机制来维持，即确保绝大多数参加入学考试的考生都不成功。正如我们在本书中所看到的，并不是所有学生都对在 AIIMS 读 MBBS 的实际生活印象深刻。尽管如此，在与我交谈的人中，即使是那些感到失望的人也注意到，AIIMS 在基础设施、财政资源、班级规模、某些教师的教学质量、研究和参与会议的机会以及许多人（但不是所有人）所享有的社会自由等方面，比其他学院优越。抨击这里长期存在种姓歧视的教师们承认，AIIMS 仍然是一个比其他学院好得多的工作场所，尤其是在印度北部。绝大多数病人都明确表示，与其他医院相比，他们对在 AIIMS 获得更好的医疗服务抱有更高的期望，也确实有更佳的经历。

从象征意义上来说，AIIMS 是否有所发展则更值得商榷，特别是就它肩负着树立本科教育的国家级标准以及树立当代优秀印度医生的典范而言。在本书的写作过程中，我提供了各种视角，通过这些视角可以更清楚地看到 AIIMS 作为一个变革场所的未来可能性和当前的局限性。这意味着要关注社会和文化资本、财政资源和运气如何共同构成了 MBBS 录取过程的关键，而没有包括任何对于为什么想做医生的说明；讨论才能和医学至上的话语如何通过考试排名和围绕平权行动的叙述进行折射；展示临床中的社会不平等如何加剧——而不是把这纳入学生教育的一部分；描述该机构如何依靠 AIIMS 身份的声誉发展壮大，这些人后来成了超级专家，而牺牲的是这所机构中最年轻的医生的自我反思和对医学意义的追求。

在这个过程中，我们看到，AIIMS 既不是一个与社会差异间的裂缝绝缘的机构，也不是被歧视这种公开暴力所扰乱的机构，而在学生、教师和正在分析关于这里的田野笔记的研究者的视线中，不平等的问题时隐时现。在与普鲁什的谈话中，我开始考虑是否是 AIIMS 的精英主义性质阻碍了其对健康不平等问题的承诺，也阻碍了机构对于自身的再塑造——一连串的学生自杀事件理应在一所医学院引发这种思考。这种再塑造要求重新审视医学院和医学生的责任，不仅仅是在毕业时宣誓的不伤害原则，对社会不平等的寻根究底同样应该是他们的责任。对抗这种"无须负责"的传统观念即是要迈出的第一步。这意味着期望提供高等教育的公共机构在提供技术性技能培训的同时，培养学生去结合批判性思维和自我反思，因为这其中蕴含着医学在社会层面上真正的人文性和变革的潜力。

疫情时期的医学教育

这本书花了一段时间才与读者见面。我在 AIIMS 的研究结束之后，一些事情无疑发生了变化。一个承包给塔塔咨询服务公司的现代化改造项目对医院进行了品牌改造升级，让医院周围的标识更加清晰可见，扩大了有遮挡的等候区，并引入了数字预约系统。现任总理通过齐抓保险方案和基础设施建设，来提高公共医疗在政治议程上的可见度，这其中包括 AIIMS 网络的快速扩张——尽管这主要是三级专科类型医院。AIIMS 正计划重新审视 MBBS 课程，随着一项新的年度病人调查的结束，AIIMS 管理层表示，将会重点向医生传递沟通和——用更流行的说法——"软技能"的重要性。[4]

　　在全国范围内，一些例子表明事情朝着更加不利的方向发展了，社会不平等被利用，并且剧烈变化。[5]当我写下本书的最后篇章时，一场席卷世界的大流行病将这些割裂呈现在光天化日之下，并且也加深了这些裂痕。COVID–19 的爆发，让日常化的结构性压迫显露无遗——这决定了谁在突发公共卫生事件中会遭受最大的伤害。对印度来说，这意味着要对公共卫生的真正意义和一直以来的政治性忽视进行早该完成的审视。这不能仅仅停留在对基础设施不足的诊断上，因为它无法应对大流行病的复杂性。相反，它要求我们正视这样的现实，即印度的不平等得以持续的部分原因是缺乏与"公共"相互依存的公民意识，缺少二者之间的联系。而在国家是"一个高赌注或竞争性的游戏，个人或团体在其中寻求特定的优势"[6]的情况下，回到普拉塔普·巴努·梅塔的话，"公共"意味着那些不能在特定社区的社会边界内，负担起私有化生存的人对不稳固的国家服务的依赖。

　　新型冠状病毒让印度人民认识到身体与身体之间生物上的相互依赖性，富裕的社会群体也不能轻易地通过消费来逃过此劫。到目前为止，还没有任何设备可以把病毒从家中的空气里过滤出去，就像用设备净化污染性颗粒物那样。然而，这种大流行病并不是风险和脆弱的社会校正器；相反，它证实了我们已经知道的事情，即突发公共卫生事件加剧了现有的不平等。[7] 在印度，那些因封城而失业的民工，从工作的城市回家而后离世，鲜明地说明了许多被边缘化的公民对生命的掌控多么脆弱。[8] 这是身处特权阶层的印度人所没有经历过的一种存在性不安。但事实是，在现代化印度，在这个前所未有的时刻，特权阶层不能再选择相信穷人的健康与他们没有什么关系。在一个大流行的时代，如果贫困家庭不能保持健康，富裕家庭就不能保持健康，反之亦然。当边缘化的社区被剥夺了干净卫生的生活环境和可负担的医疗时，他们就几乎没有机会保持健康或恢复健康。[9] 政治领袖们不能再回避印度无尽的社会不平等问题对其整体人口健康的深远影响。[10]

在所有剩余的社会编织网都被拆开时，公共健康领域才真正开始思考对其本身的影响。在这一疫情还只是传言之时，印度一些最边缘化的社区就已经因针对性暴力的激增而陷入困境。[11] 还是在这个国家，干旱地区负债累累的农民的自杀现象多年来一直在新闻中反复出现。[12] 无论种姓和阶级，针对妇女和女孩的暴力也变得越来越明显。[13] 印度长期处于公共卫生的紧急状态：这次疫情只是让那些以前缺乏动机去关注的人注意到了这一点。

重构卓越

在这样的时刻，对一般的医学教育，特别是对一个被委任制定国家标准的机构来说，意味着什么？我认为，最重要的是，要去审视以往通过隐晦的暗示和明确的例子向学生传递的有关"卓越"和医生在社会中的作用的整体观念。萨蒂什·德什潘德写道，"卓越，是一个强大的概念，在传统和现代意识形态中都有很深的根基"，并且，"在塑造合理化的社会结构"中发挥着关键作用。[14] 他继续写道，这一概念的力量部分来自它"将逐渐衰减的过往权力转化为当下的新兴形式"[15]。在这里，德什潘德讨论的是卓越与"才能"的同义效应——后者被上层种姓用来默默地捍卫流传下的特权，正如我们在第四章看到的那样。如果在医学领域内，卓越的内核是用来保护精英阶层利益的守门工具，那么，想要以重新定义的方式去应对不平等依然显得鲁莽。但是，当一场无差别地对待任何人的国家公共卫生危机突然出现，恰逢 MBBS 学生接触到医学的公共价值之时，也许我们会看到一线希望。

向全国各地的其他机构展示医学教育的最高标准，是 AIIMS 的一个创始目标。正如前面马丹提到的，这些标准不可能是一成不变的，它们必须适应于国家在特定时期的需求。只要社会不平等现象被自然化而不是被审视，它们就会继续作为医学教育的一部分而被再生产。在印度，这次疫情所揭示的是，国家长期以来一直需要一种强调不平等的医学教育模式，让年轻医生能够理解健康的社会决定因素，因为它们对每个人都有影响，包括对医生自己。

在 1975 年的尼赫鲁纪念演讲中，当时的 AIIMS 院长拉马林斯瓦米博士感叹道："发展中国家的医生在培训过程中，反而与自己的人民疏远了。最有能力的男女青年并没有在解决最尖锐和困难的问题。"[16] 这反映了一个重要的层面，即如何定义卓越，并且出于谁的利益，也就是在医学教育和实践中如何理解"困难"。我们在第六章中看到，通过追求高度专科化的医学来维护 AIIMS 的金字招牌的压力产生了这样的结果：一些学生声称农村医学配不上他们；同时，由于他们缺乏经验，对于去往任何临床方向他们都感到准备不足。正如安佳丽告诉我的那样，AIIMS MBBS 的学生期望成为的是"五分钟内就能切掉阑尾的人"。掌握一些关于蚊子和卫生设施的知识只是通往手术台的必修课程，在学生眼中，手术台才是真正的挑战所在。在 AIIMS 的培养体系中，让学生感到困难的，不是去理解社会和环境的不平等如何影响并使病人的疾病体验和医生的应对复杂化。MBBS 的录取过程要求学生一心一意地准备生物、化学和物理考试，而不考虑其他因素（在之后的学校考试中，学校也是以完全相同的方式衡量学生是否优秀），没有问过申请人为什么要学医。正是由于必须严格遵循既定的路线，才能迈入 AIIMS 的大门，成为一名 MBBS 学生，这些年轻人中的大多数根本没有被鼓励去思考不平等问题，或者医生的社会角色。

但正如我们在本书中所看到的，许多学生对 MBBS 课程之外的医学世界充满了好奇，有很多思考，有时还很有自己的见解。普鲁什谈到成为一名医生并把每个人都看作潜在的病人，他期待这会化身为一种公平的力量，取缔原有的个人身份。米希尔间接地反驳了这一点，他认为他的一些同龄人对病人的生命和精英医学的声誉构成了威胁，因为是平权行动使他们能够出现在 AIIMS。安佳丽在她宿舍的墙上贴上了从书中抄下的有意义的生活的本质是什么的语句。MBBS 教育需要以更全面的方式吸引和启迪新入行的医生，学生们自己说得很清楚，他们也有能力回应。MBBS 是他们成为医生之路上的成形阶段，应该抓住这个关键的机会，趁他们还没有挤上那条渐行渐窄的成功之路。

泰勒和温德兰提醒我们，教育模式有可能发生变化："通过这些有助于维持现有的阶级和权力关系的方式，教育机构系统地教导人们**不去看**他们的社会世界——但教育**本可以**教导人们去清楚地**看到**他们的世界，并支持他们改变它的能力。"[17] 鉴于大多数教师与 MBBS 学生一样，都是同一个系统的产物，不太可能期望他们在没有接触到其他可能性的情况下，就能构想出或实施一套不同的方式去培养新一代医生。在 AIIMS，这个过程可以从回看《AIIMS 法案》的第 14（c）条开始，这一条款记录的新机构的预期功能中，有一条是："在本科课程中教授人文学科"[18]。过时的社区医学模块会局限学生对于健康的社会决定因素的认识，健康的社会决定因素应被重新置于包含人类学、哲学、历史、艺术、电影和文学在内的健康人文课程中，这样将邀请学生不仅从不同的角度去探讨疾病经验和不平等问题，而且会去探讨卓越的概念和医生的社会角色。[19] 正如凯博文所说的，"去探讨被隐藏起的价值和分裂的自我的教学法，是对临床医生作为一个全面发展的人的道德建设。这样的教学法不是要把学生教育成社会科学家、人文主义者或伦理学家，而是去培养和发展一种更深刻、更丰富、更敏锐的感性：批判性的，美学上敏锐的，以及道德上敏感的"[20]。把人文科学纳入医学课程作为对抗社会不平等的手段，不是让年轻医生去寻找补救措施，而是为新的以及不同的关注方式创造空间。我在本章开头引用了病理学创始人鲁道夫·魏尔肖的话，对他来说，医学是一门社会科学，但他指出，这并不意味着医生有责任去解决社会问题。他们有责任去做的是"指出问题并尝试从理论上解决问题"[21]。要做到这一点，就必须建立起一些结构，让医学生能够在其中反思——成为和做一名有自我道德意识的医生，如何"由社会、文化、政治或经济过程塑造，并受制于当地的道德世界"[22]，正如彭特科斯特和卡曾斯所说。

不能指望一个机构来改变整个国家的医疗文化，即使这是一个被委以这样的使命的机构。但它可以利用自己的特权地位来指明方向。目前，由 AIIMS 生产和重申的狭隘的规范和对于卓越的观念，扼杀了 MBBS 项目及其学生的潜力，以及他们最终可能会对印度健康和医学产生的变革性影响。对 AIIMS 的本科教育目的的重新审视，可能会使"从这个国家久负盛名的医学院毕业"这一点对所有相关方来说都变得更有意义。在这一过程中，它也可以使一个机构在实践中与在构想中一样出色。

在谈到民族志可以揭示医学训练的哪些内容时，文卡尼·亚当斯（Vinceanne Adams）和莎伦·考夫曼（Sharon Kaufmann）

写道："对社会正义和健康倡导的努力始于……对自我工作的性质、自我在世界中的位置以及自我作为医疗专业人员的效用的个人道德反思，但这种个人努力产生的效果会远远超出个人的预期。"[23] 在我看来，这对社会科学家和医疗专业人员同样适用。无论如何，人类健康史上的这一特殊时刻促使我们所有人更加努力地去揭示和解决不平等问题，揭示这些不平等如何决定了与我们同享一个地球的人的不同的生活机会。虽然这本书是对一个特定机构的研究，但我也把它作为一个更广泛意义上的论据，来主张要更多地关注作为卫生系统之一部分的医学教育。我们如果要加深对健康不平等如何产生并得以持续的理解，就必须深入理解主流的医学和医疗模式如何通过教育生成并复制结构性不平等，以及这对学徒医生和他们未来病人的影响。我们所有人，包括所有的医疗专业人士，都必须重新学习权力的形成和再生产，以及运用权力的后果。精英机构本身也必须致力于向内审视，坚定地面对他们灌输和再生产社会与健康不平等的方式，进而找到为了所有人的利益而变革的意愿。

致　谢

这本书是几年来的爱与耐心的结晶。这远不是靠我一个人就能完成的，我很高兴有机会用这一篇章表达我的感激之情。

首先，我感谢新德里 AIIMS 的教师、管理人员、学生和病人，他们满足了一个陌生人的好奇心，使我的这项研究成为可能。最重要的是，感谢 B 医生，是他打开了那扇门，选择了信任我。

感谢我的父母特丽·鲁多克（Terry Ruddock）和本·鲁多克（Ben Ruddock）。终于出书了！感谢你们对这本书以及我所有的努力从未中断过的支持，同时感谢你们的关心和支持，这些才使这本书成为可能（这也是写给爷爷的）。

感谢我的兄弟约翰（John），你不解于我的执着，激励着我前行。同时，感谢西里奥尔（Siriol）的鼓励。感谢奥尔文（Olwen），三年前她出现在这个世界上，生活从此多了一个甜蜜的新视角。

特别感谢苏尼尔·基尔纳尼（Sunil Khilnani）、维兰德·保罗（Virander Paul）和凯沙夫·德西拉朱（Keshav Desiraju）为我获得 AIIMS 的研究权限提供支持。

感谢我的研究助理普丽缇·古拉蒂（Preeti Gulati），她使我的田野调研成为可能。她是一个不可或缺的助手，同时（几乎）成功地把她对医院的抵触全都藏了起来。

感谢纳扬塔拉·阿普尔顿（Nayantara Appleton）、罗摩·巴鲁（Rama Baru）、德班贾丽·比斯瓦斯（Debanjali Biswas）、丹尼尔·肯特·卡拉斯科（Daniel Kent Carrasco）、普拉蒂克·查克拉巴蒂（Pratik Chakrabarti）、丽兹·查特吉（Liz Chatterjee）、苏珊娜·迪恩（Susannah Deane）、维普尔·杜塔（Vipul Dutta）、苏瑞卡·嘎瑞梅拉（Surekha Garimella）、詹姆斯·汉纳（James Hannah）、文卡特什·HR（Venkatesh HR）、克丽蒂·卡皮拉（Kriti Kapila）、拉法埃尔·汗（Raphaëlle Khan）、阿西姆·汗（Aasim Khan）、乔斯琳·基尔默（Jocelyn Killmer）、瑞秋·劳埃德（Rachel Lloyd）、西达尔特·马拉瓦拉普（Siddharth Mallavarapu）、让－托马斯·马泰利（Jean-Thomas Martelli）、基尔蒂·纳克雷（Keerty Nakray）、德瓦基·南比亚尔（Devaki Nambiar）、阿维纳什·帕利瓦尔（Avinash Paliwal）、布朗·帕里（Bron Parry）、亚历·佩雷拉（Ale Pereira）、桑卡尔普·普拉塔普（Sankalp Pratap）、克里希纳·迪潘卡尔·拉奥（Krishna Dipankar Rao）、卡比尔·谢赫（Kabir Sheikh）、安·斯诺（Ann Snow）、维娜·斯里拉姆（Veena Sriram）、克莱尔·温德兰

（Claire Wendland）以及萨斯基亚·威尔文（Saskia Wilven），感谢在这个项目的过程中你们的鼓励、交流、分享研究的时刻和友谊。

感谢马赛拉·马克斯菲尔德（Marcela Maxfield），托马斯·布洛姆·汉森（Thomas Blom Hansen）和斯坦福大学出版社的团队。感谢两位匿名审稿人，他们的意见让这本书变得更好。感谢萨蒂什·德什潘德、斯特凡·艾克斯（Stefan Ecks）和卡琳娜·基尔曼（Karina Kielmann），在他们的鼓励和支持下，这项研究逐渐变成书稿。

感谢米斯拉（Misra）一家——苏哈斯（Suhas）、阿布哈（Abha）、SN、尼迪（Nidhi）、罗希特（Rohit）、希雅（Shreya），当然还有阿迪亚（Aadya）。几年来，他们把我当作家庭的一员。感谢你们，感谢你们的热情和善良。感谢苏哈斯，感谢我们一起冒过的险，感谢所有的讨论和分析，这些促成并完善了这本书。

这本书完成于COVID–19疫情期间，我与安娜·吉奥莱卡（Anna Gkiouleka）在家共同度过了这段时日。感谢你的安抚和庆祝，感谢你阅读我的文字，感谢你帮助我勇敢面对——无论是这件事，还是其他一切。

附录 方法论

"你是间谍吗？"

> 在这类事情上，城堡进展缓慢，最糟糕的是，人们永远不知道这种缓慢意味着什么。它可能意味着事情正在被考虑，但也可能意味着它还没有被采纳……从长远来看，它也可能意味着整个事情已经被解决，然后出于某种原因，这一承诺已经被取消……人们永远无法发现到底发生了什么，或者只有在很久之后才能发现。
>
> ——弗朗茨·卡夫卡，《城堡》

2014 年 4 月，一位朋友在耐心听完我为获得 AIIMS 的研究权限的辛酸之路后，送给我一本卡夫卡的《城堡》。在小说中，

K 来到一个村庄，他自认为被居住在城堡里的权贵任命为土地测量员。城堡坐落在一座山上，在村庄的生活中扮演着重要角色。故事中 K 一次次令人晕头转向的努力，为的是让他的职位得到城堡的承认，这样他才可以开始工作。

2014 年 1 月我抵达德里，相信经过 9 个月的准备工作，我在 AIIMS 的研究已经安排妥当。这始于 2013 年 4 月在德里的探索之旅，在此期间我会见了高级医生和行政人员。我记得有位行政人员面无表情地告诉我，我的研究是不可能的，如果我"动动脑筋"读一读他塞给我的指南，我就会知道一切我想知道的。通过在伦敦为我联系到 AIIMS 的那个人，我得以向印度卫生和家庭福利部提出申诉。我这样做了，尽管想到精英网络在促成我的研究方面的作用，我并不感到完全的心安。我想知道，我作为一个独立行动者的可信度是否已经因为我会去利用这种关系而受到损害。而纠缠高级公务员让我进行研究，这到底意味着什么宏伟企图？

在卫生部，我被护送到一个助理办公室的台式电脑前，并被告知要给卫生部部长写一封信解释这一情况。我照做了。然后我被带到部长面前，被告知要把我几分钟前在隔壁房间电脑上打的信交给他。研究初始，这就证明了白纸黑字在南亚的官僚机构中有着不可动摇的力量。[1]

部长看了这封信，嘀咕了几句关于 AIIMS 为配合当下情境利用和放弃其机构自主权的事情。他抬头看着我："那么，你是间谍吗？"

进入研究所

在我争取进入 AIIMS 开展研究的这一过程中，夹杂着各种笑话、怀疑、绝望和胜利的时刻。[2] 在此过程中，各种策略和各种人的性格说明了在一个著名的政府机构内寻求研究许可的特殊性。我的经历不一定能被认为是典型的，尤其在印度之外。虽然菲利普·艾布拉姆斯（Phillip Abrams）曾写过一个悖论，说公共机构比私人机构更难进入，[3] 但马西娅·英霍恩（Marcia Inhorn）发现，在埃及和黎巴嫩，获得进入公共医院的研究许可比获得进入私人诊所的研究许可更简单。[4] 在巴布亚新几内亚，艾丽斯·斯特里特（Alice Street）描述了她是如何作为他们艰难工作环境中的一个见证，从而受到医院工作人员的欢迎的。[5]

对我来说，虽然这一切都取决于最终由研究教务长写的那封关键的官方批准许可信，但个性和关系的建立——这些人类学田野工作的传统标志[6]——在我与机构迷宫进行斡旋的过程中起着重要作用。从一开始，我就非常幸运地得到了医院一位资深医生——B 医生的支持，他的冷静、善意和慷慨贯穿于我的田野工作中。B 医生一开始就明确表示，他之所以帮助我，是因为他在伦敦的同学——我最初的 AIIMS 联系人——要求他这样做。他确实对我的研究有真正的兴趣，并鼓励我继续研究，但他最初的动机也说明了使这种研究得以进行的关系网络。尽管个人坚持至关重要，但获得研究权限绝不是靠我一个人的努力——我仍然相信，如果没有 B 医生的支持，我就不可能有机会开展研究。

在获得许可的过程中，我面临的最大挑战是上述行政部门的高级成员，他没打算批准我的研究计划。[7] 在一次会议上，另一位非常支持我的行政人员决定去询问下这位同事，他解释说，"问题"在于我可能会发表我的研究，没有人愿意为开启一连串可能会损害 AIIMS 的事件负责。尽管他竭力阻止我进入这个研究所，但我也对他有某种尊重，因为他能明确地阐述自己所担心的后果。这并不令人惊讶，但在那之前没人提出来，一直都是隐含的。在这种情况下，这位管理者也许证明了民族志作为一种方法的潜在力量，正如迪杰·法桑所指出的，它可能被认为是值得"避免、怀疑或支持"的，"因为它允许去到当地见证，去到那些当权者不希望让人看到正在发生什么的地方"。[8]

尽管这样，在我得到官方许可开始研究之后，也不是所有人都觉得我的研究方法奇怪，或者会带来威胁。虽然 AIIMS 的科研文化不可避免地会受到临床服务需求的挤压，但它是这所机构的形象的重要一面，我怀疑是在这种导向下，某些教员很支持我的研究，即使我的研究与他们自己的大相径庭，分隔两路。[9] 令我欣慰的是，在我上面所说的那次会议结束时，大家达成一致，说我需要一位高级教员向院长担保。[10] 果然，B 医生很慷慨地同意为我负责。起初，在成为该机构中一个合法存在之后，我觉得这带来的喜悦和让我产生的感激会遮盖掉我的批判能力，我担心这个问题会一直存在。随着时间的推移，我又恢复了看法，特别是写作过程中的距离感，使我能够对 AIIMS 的 MBBS 学生的经历进行批判性分析，同时也能向该机构中为我的研究提供便利的那些行动者表示真挚的感谢。

　　我于 2014 年 5 月初开始实地调查，一年后我离开了德里。研究部门从来没有兑现他们所承诺给我的正式职位，但那封许可信成了我的护照，让我得以进入这所机构，它在我的田野调查中一直发挥着作用。在我离开德里的时候，信封已经破烂不堪，这封信本身也变得破烂，但它仍然是一个象征，象征着坚持不懈，象征着一些人愿意将他们的机构开放给一个陌生人去审视。

研究方法

　　在为期 12 个月的田野调查中，我进行了一系列的采访，也在一些门诊和 B 医生的病房中进行了规律的结构式观察。同时，我也有一些较散漫的时间在校园里度过，无论是在咖啡店采访学生，还是在医院周围采访病人，或是去参与"脉搏"活动，又或者是空档期间随处逛逛。

医院民族志

　　尽管基于社区的关于疾病经验和寻求医疗服务的研究在印度已经非常成熟，但医院民族志仍然是一个有自己独特的方法论和伦理困境的新兴子领域。温德（Gitte Wind）将自己在她所研究的荷兰风湿病诊所中的地位描述为依赖于"每天不断的谈判"，这种谈判在某些日子里比其他日子要顺利。一些工作人员对她的出现以及她对他们工作的兴趣感到高兴；而另一些人则感到迷惑、焦虑，甚至有点怀疑他们自己在受到监视。[11] 同样，扎曼（Shahaduz Zaman）在孟加拉国医院的研究参与者要求他解释他的研究的实际用途。在印度，尼希特（Mark Nichter）也面临着来自政策制定者的同样要求。[12] 在 AIIMS，在我拿到了具有象征意义的许可信之后，一般情况下我都会受到欢迎，医生们会在门诊时发表很多评论，解释流程，并鼓励我提问，尽管他们的工作压力也很大，而另一旁的我则坐在助理塞进来的椅子上，尽管这间诊室已经显得十分拥挤。

本书基于我在伦敦国王学院攻读博士学位时进行的研究，大学批准了这项研究的伦理申请。我也相应地向每个与我直接打交道的人征求知情同意。我采访的所有学生和教员都提供了书面同意书。当我和我的研究助理普丽缇对病人进行简短的采访时，在解释了我的角色和研究的性质后，我们得到了口头同意，因为当时拥挤的环境和病人较低的文化水平使得书面同意书并不容易获得。因为不舒服以及缺少隐私的环境限制，我们会刻意使这些交流简短一些，除非病人自己另有指示。在第五章中我们可以听到那些喜欢更深入地分享自身故事的人的声音。在我观察的门诊中，极其拥挤的环境和快速的周转让我无法在我访问期间寻求病人的知情同意。我获得了门诊医生的同意来观察他们的互动交流，与此同时，我意识到，我也成了我所要研究的等级制度的一部分。[13]

我对本书中出现的每个人都进行了匿名处理。我也对我所观察的门诊进行了匿名处理，第五章中的小故事就出自这些门诊。有人会说，我只有通过匿名化 AIIMS 本身才能保证个人的匿名性。这在研究与相关机构无紧密关系的现象时是可行的，但在我的研究的情况下，研究的焦点是一个非常特别的、高知名度的机构，匿名会使这项研究失去其预期的内容。

然而，让机构露名确实会给一些人物的匿名带来困难。[14]虽然我没有说明我观察的门诊的科室名称，但如果读者有此意愿，通过我的描述可能会推断出来。通过那些我并没有掩饰的性别代词，个人的识别也更有可能。同样，虽然我对姓名进行了匿名处理，但与退休教师有关的访谈摘录中包含了一些可能有助于识别的细节，不过，我是在征得同意后将它们包括在内的。

我从贾瓦哈拉尔·尼赫鲁大学招聘了我的研究助理普丽缇，她正在那里攻读历史学的硕士学位。普丽缇协助我对医院周围的病人进行了简短的采访，她将这些采访转录并翻译成英文——出于澄清的原因，我保留了印地语原文。普丽缇还帮助安排了对 AIIMS 一些高级住院医生的采访，然后我独自用英语进行了采访。她还在中心秘书处图书馆做了一些档案工作。我在这里说明了普丽缇的帮助，不仅是为了反对一些研究者对助手帮助的"沉默"，也是为了阐明我带着慢性病进行田野调查的经验，我在下面会详细说明。[15]

学生

在我进行田野调查时，本书中的大多数学生都处于 AIIMS MBBS 课程的第四或第五年。我还与初级和高级住院医生以及应届毕业生交谈过，但数量较少（见表 3）。四年级学生正处于教学课程的最后两个学期，而五年级学生已经完成了期末考试，正在各科室轮转实习，以积累临床经验——至少在理论上如此。[16] 我在访问巴拉布格尔的农村综合卫生服务项目时第一次遇到了四年级的学生。一组有 15 名学生，他们刚刚开始为期七周的工作，我陪同他们在当地的村庄开展服务和学习活动。我对其中几个学生进行了半结构化的采访，并通过滚雪球的方式和班长给我的联系名单联系到了其他学生。我在 2015 年 2 月的 AIIMS 校友野餐会上见到了实习生们，并在随后的几个月里对他们进行了采访。我没有选择申请在上课时观察学生。除了避免申请更多许可的麻烦，还因为我决定把注意力集中于课堂之外的生活，因为我的兴趣不在于这些医学知识如何在表面上传递给 AIIMS 的学生，而更多关注他们成为医生过程中受到的那些并不显而易见的影响。

我在巴拉布格尔遇到的这群学生刚刚开始他们第四年的学习，他们的经验与经历让这些访谈变得充实。他们既能够反思他们在 AIIMS 度过的时间，又能去思考从 MBBS 毕业之后日益迫近的未来。几个月后，我遇到的实习生的观点也是如此，但值得注意的是，MBBS 之后的未来在当下变得无比真实，对一些人来说，他们一年前对自己的职业前景的确定感也随之消失了。因此，这两组学生对他们经历过的事情和未来的事情都有所反思。鉴于这些优势和有限的时间，我选择把重点放在与这些学生建立关系和对他们的了解上。这种方法带来的明显后果是，AIIMS 低年级的学生在本书中没有得到充分的体现，本书无法提供一个更加纵向的视角描述学生们的 MBBS 经历。

我以半结构化的方式深入采访了本书中提到的所有学生，

采访时长主要由回答决定，从 25 分钟到 70 分钟不等。在最初的采访之后，以及在我于 2015 年 9 月和 2016 年 3 月对 AIIMS 进行短暂的后续访问期间，我与其中几个学生进行了交流，并且不止一次。对学生的采访大多是在露天的校园咖啡馆进行的，这样做的好处是既能方便学生，同时也能让我更多地沉浸到校园生活之中，还能够增加与我已经认识的学生的碰面机会。这些偶然的相遇和非结构化的访谈——无论是发生在咖啡馆、宿舍周围，还是在前往巴拉布格尔的车上——共同丰富了我的民族志材料。

　　确保每次采访都能按计划如约进行是一个挑战。教师们的日程安排非常紧凑，而且常常无法预测行程；学生们必须平衡学术和社交的需求（以及睡眠），虽然许多人会很慷慨地付出他们的时间，但也有些人很难确保有时间。不可避免的是，有些学生在最后一刻取消预约，有些学生在我想要确定采访日期时沉默不语，尽管他们已经很热情地同意见面。令人沮丧的是，这种情况也发生在几个我特别想与之交谈的女学生身上——因为男生在 MBBS 学生中占很大比例，所以我特别希望与她们交谈。我知晓缺少性别分析是本书的一个不足之处，我对此感到遗憾。

　　本书中的声音来自那些非常愿意，有时甚至热衷于与我分享经验和意见的学生。我不知道那些不愿意或无法与我交谈的学生的经历是否会与这些叙述相矛盾或互补，又是否会改变我的分析。如果我花更多的时间在学生宿舍里社交，我可能会积累起更多的临时"线人"。然而，就目前的情况而言，我愿意承认任何民族志都是在为寻求部分真实而做出尝试。[17] 在思考以访谈为主要组成部分的研究时，我遵循了克莱尔·温德兰的反思："我必须假设，学生是他们自己成长为医生的过程的最好的证据来源，同时，也有些证据是缺失的，或者具有误导性。"[18]

除了学生，我还与现任教师和退休教师、AIIMS MBBS 第一届的两名成员以及外部人士进行了深入的半结构化访谈。表 3 中，我列举了我进行深入半结构化访谈的全部人员。这没有算上我与某些学生的多次访谈。

表 3　采访对象（按照年龄和性别划分）

类别	采访对象人数	男女比例
MBBS 三年级学生	1	1:0
MBBS 四年级学生	15	13:2
MBBS 五年级学生（实习生）	11	8:3
毕业生（2009 级）	2	2:0
初级住院医生	2	1:1
高级住院医生	4	4:0
博士生	1	1:0
在职教职员工	10	9:1
退休教职员工	3	1:2
1956 级毕业生	2	2:0
AIIMS 赖布尔教职员工	2	1:1
麦克斯医疗集团董事	2	2:0
总计	55	45:10

有障碍的田野

反身性，或者说人类学家的立场对其研究领域的影响，自
20世纪80年代以来一直是这一学科的关注点，无论是在田野调
查时，还是在田野调查后的写作当中。[19] 近来，人类学有些去
中心化的尝试，让不同类别的人类学家——不是指不同的下属
分支学科，而是指不同的个人身份——都拥有机会。这样也会
为民族志实践和写作的讨论增添性别、性和种族的价值维度。[20]
在此，我想扩大这一对话，为讨论带有残疾的人类学实践拓展
空间，并指出传统上将田野工作与正常的、非残疾的身体联系
起来的残疾歧视 ①。[21] 从青春期开始，我就患有一种叫作肌痛性
脑脊髓炎的神经系统疾病。这是一种复杂的、慢性的、变化的、
疾病，会严重限制精力，并带来疼痛和认知症状。[22]

在开始田野工作之前，我没有遇到任何文献谈到作为一个
残疾人类学家的经历，也没有察觉到这门学科有多么疏远残疾
人，因为长期以来，忍耐一直被视为民族志学者的伟大美德。
在我的经验中，方法书是由非残疾人写的，也是为非残疾人写
的，他们的身体被认为是符合要求的研究工具。在我的田野工
作中，有一些典型的经历。我要离开的时候，是我刚感到完全
融入的时候；我最终得到了更多的材料，远远超过了我能用的；
而且我还偏执地认为我可以做得更多，看到更多，与更多人交
谈，做更多的笔记。这种偏执对大多数人类学家，特别是研究

----

① 译者注：ablelism，又译为身体健全主义。

生来说是很熟悉的，我们会调侃它，但很少有人对它背后的身体健全主义进行审视，这意味着"要做更多，要更努力"。

在 AIIMS 做田野调查是一种特权。它引人入胜、令人兴奋，却也会让人极度疲惫。我回过头来想我是如何做到的，直到我想起，我是按照自己的情况，在我的"残疾时空"内做到的。[23] 我没有整天待在 AIIMS，我采用轮班工作的方式。我没有参加许多我可以参加的清晨会议，也没有在晚上去与学生社交。即使在我的能力范围内工作，我平均每周也会有一天因病不能出门，我不止一次地取消备受期待的采访和门诊观察。我担心自己"做得不够"，也知道持续的过度劳累会让我根本无法工作，甚至会危及整项工作。一些初出茅庐的人类学家把田野后的疲惫作为一种"成人礼"来夸耀，但这种状态并不是每个人都能够去为之冒险的。我很快意识到我需要帮助，于是我招募了普丽缇作为研究助理，除了在采访病人时担任翻译，她还负责转录采访内容，协助查找档案和图书馆资源。如果没有普丽缇，如果我没有遵从我自身条件的限制放弃"再多做点"的念头，我就不会完成这个项目。

我的病与我的田野工作经历密不可分。这也是我长期以来对专业性医疗权力的形成，及其对不平等的影响的兴趣的一个来源。然而，我不想夸大我自身的残疾对我自己的田野观点的影响，所以我故意没有在书中加入任何此类思考。[24] 现在，我写下这些简短的评述，以期为提供一个更加安全的世界给多样化的人类学从业者及其研究对象做出贡献。

注　释

第一章　"AIIMS 就是 AIIMS"

1. 印度最负盛名的工程学院——印度理工学院（IITs）在同一时间成立，其使命是将最高标准的科学和工程整合到这个新独立的国家的发展中。印度理工学院和 AIIMS 之间有许多相似之处——它们在国家想象中的位置，以及它们再生产社会等级的方式，正如我在本书中所讨论的。在此过程中，我参考了苏布拉马尼安有关印度理工学院马德拉斯分校的研究：A. Subramanian, *The Caste of Merit: Engineering Education in India* (Cambridge, MA: Harvard University Press, 2019)。

2. 参见《1956 年全印度医学科学研究所法案》：Government of India, "The All India Institute of Medical Sciences Act, 1956" (1956), 5–6, https://www.aiims.edu/images/pdf/aiimsact.pdf。

3. 马丹在 20 世纪 70 年代对 AIIMS 的研究中，引用了 1974—1975 年的以下数据作为该机构发展的标志：450291 名门诊患者、19782 名入院患者和 33949 例外科手术。参见 T. N. Madan, ed., *Doctors and Society: Three Asian Case Studies: India, Malaysia, Sri Lanka* (Ghaziabad: Vikas, 1980), 45。2016 年，一

项筹划已久的扩张计划得到批准，其中包括在一个占地 6 公顷的新场地上新增分属 7 个科室的 1800 个床位。参见印度政府新闻信息局《卫生部部长为 AIIMS 创伤中心的扩建提供了支持》一文：Press Information Bureau, Government of India, "Health Minister gives go ahead for the expansion of AIIMS Trauma Centre," February 22, 2016, http://www.aiims.edu/images/press-release/HFW-AIIMS%20Trauma%20 Centre-22%20Feb2016.pdf。

4. 有关其媒体形象的一个例证：用浏览器搜索与萨夫达君医院（Safdarjung Hospital，AIIMS 正对面的一家较老的政府机构）相关的新闻报道，得到 12700 个结果，而同样搜索新德里 AIIMS 得到 468000 个结果。关于 AIIMS 的新闻文章和评论文章通常是批评性的，指控其腐败（M. Rajshekhar, "High Patient Inflow, Corruption, Nepotism and Talent Exodus: The Problems That Have Plagued AIIMS," *Economic Times,* March 12, 2015），运营不善（D. Gupta, "Tidy up Delhi's AIIMS before Building Many More across India," *Times of India,* July 21, 2014），以及疏忽或不当行为（V. Unnikrish-nan, "AIIMS Director Mishra in Trouble: RS MPs Seek Privilege Motion," *Catch News*, August 3, 2016）。还有些故事强调了 AIIMS 医生的高超医术，如为患有疑难杂症的患者进行复杂手术：《切除一名女子腹部 17 公斤重的肿瘤》（"17 Kg Tumour Removed from Woman's Abdomen," *India Today*, March 4, 2015），《8 小 时、30 名医生和新的生命：AIIMS 成功地分离胸部和腹部相连的双胞胎》（N. Chandra, "Eight Hours, 30 Doctors and a New Lease of Life: Conjoined Twins with Fused Chest, Abdomen Separated Successfully at AIIMS," *India Today*, July 22, 2013, 10）。2016 年夏天的一场冲突中，一个 AIIMS 眼科外科医生团队飞去检查伤员，这些人在军队用弹丸枪制服抗议公民时受伤，其中一些人被空运到 AIIMS 进行手术（N. Iqbal, "Pellet Gun Victims Pin Their Hopes on Doctors at AIIMS," *Indian Express*, July 27, 2016）。德里及其周边地区可怕罪行——尤其是强奸儿童——的年轻受害者，通常也会被带到 AIIMS 救治（D. Pandey, "Child Rape Victim Shifted to AIIMS as Outrage Spreads," *The Hindu*, April 20, 2013）。

5. 在撰写本书时，除新德里的原始机构外，还有 14 个全印度医学院，另外还有

8 个正在筹划中。媒体经常强调一些新机构的缺点,包括招聘上的困难和基础设施的缺乏。但新德里 AIIMS 仍然独树一帜。尽管一些教师参与了支持其他全印度医学院发展的相关工作,但人们普遍担心这些对"AIIMS 招牌"的影响。除了偶尔提及,本书重点关注新德里 AIIMS,我将其简称为 AIIMS。

6. J. Livingston, *Improvising Medicine: An African Oncology Ward in an Emerging Cancer Epidemic* (Durham NC: Duke University Press: 2012); A. Street, *Biomedicine in an Unstable Place: Infrastructure and Personhood in a Papua New Guinean Hospital* (Durham, NC: Duke University Press, 2014); C. L. Wendland, *A Heart for the Work: Journeys through an African Medical School* (Chicago: University of Chicago Press, 2010); S. Zaman, *Broken Limbs, Broken Lives: Ethnography of a Hospital Ward in Bangladesh* (Amsterdam: Het Spinhuis, 2005).

7. V. Patel, R. Parikh, S. Nandraj, P. Balasubramaniam, K. Narayan, V. K. Paul, A. K. S. Kumar, M. Chatterjee, and K. S. Reddy, "Assuring Health Coverage for All in India," *Lancet* 386 (2015): 2422–35.

8. 自从我在 AIIMS 进行研究以来,医院已与塔塔咨询服务公司签订合同,制定的现代化计划有所进展,体现在新的候诊区、更新的标牌以及初步完成的数字预约系统。

9. 近年来,有两个特别明显的政治干预 AIIMS 管理的事例。继 2006 年以 AIIMS 为中心反对增加来自其他落后阶层的学生和教师的保留名额的抗议(据称得到了院长的支持)之后 [V. Venkatesan, "The Dynamics of Medicos' Anti-Reservation Protests of 2006," in *Health Providers in India: On the Frontlines of Change*, ed. K. Sheikh and A. George (New Delhi: Routledge, 2010), 142–57],国会政府的卫生部部长被指控持续干预,最终导致 AIIMS 院长被免职(T. Rashid, "Dr. Ramadoss Plays the Boss, Pushes AIIMS Chief to Brink," *Indian Express*, June 15, 2006)。最近,公务员桑吉夫·查图维迪(Sanjiv Chaturvedi)在两年半的时间里调查了 165 起涉嫌腐败的案件后,被解除了 AIIMS 首席警戒官的职务——人们普遍认为这一举动是出于政治动机的考量,以保护与查图维迪的调查相关的政府高级官员和 AIIMS 管理人员的利益。参见 *Business Standard*, "Sanjiv Chaturvedi: The Man Who Uncovered AIIMS

Corruption," 29 July, 2015; N. Sethi, "Parliamentary Standing Committee Report on Corruption in the Hospital Has No Foundation: AIIMS," *Business Standard*, June 3, 2016。

10. 现任政府的几名成员曾在 AIIMS 接受过治疗，其中包括外交部部长苏什玛·斯瓦拉杰（Sushma Swaraj）和财政部部长阿伦·贾伊特（Arun Jaitley），他们在 2019 年去世前都在这里接受治疗。一个 AIIMS 医疗小组参与了对议员沙希·塔鲁尔（MP Shashi Tharoor）的妻子苏南达·普什卡尔（Sunanda Pushkar）的中毒事件的调查，此事引起了媒体的广泛关注。2016 年 10 月，AIIMS 的一个专家团队飞往钦奈，就泰米尔纳德邦首席部长贾亚拉利塔（J. Jayalaalitha）的治疗方案与私立医院阿波罗医院的医生商讨。2018 年 8 月，印度前总理阿塔尔·比哈里·瓦杰帕伊（Atal Bihari Vajpayee）在 AIIMS 去世后，一名记者称他为"AIIMS 将永远铭记的患者"，因为几十年来一直由这里的医生为他提供医疗服务。参见 D. N. Jha, "Humble till the End: A Patient AIIMS Will Remember Forever," *Times of India,* August 27, 2018。当然，那些在 AIIMS 住院的政客是在单独的私人房间里接受治疗的。AIIMS 的 2300 张床位中，有 265 张是私人床位。

11. T. N. Madan, *Doctors and Society*, 90.

12. D. Haller and C. Shore, eds., *Corruption: Anthropological Perspectives* (London: Pluto, 2005), 6; S. Nundy, K. Desiraju, and S. Nagral, eds., *Healers or Predators? Healthcare Corruption in India* (New Delhi: Oxford University Press, 2018).

13. V. Das, *Affliction: Health, Disease, Poverty* (New Delhi: Orient Blackswan, 2015), 159–80.

14. 有关该排名框架的结果和其所用参数的解释，请参阅 National Institutional Ranking Framework, Ministry of Human Resource Development, Govern Government of India, https://www.nirfindia.org/2018/MEDICALRanking.html。

15. D. Fassin, "Why Ethnography Matters: On Anthropology and Its Publics," *Cultural Anthropology* 28, no. 4 (2013): 621–46.

16. Ibid., 629.

17. 马丹在 20 世纪 70 年代对 AIIMS 医生进行调研，这依旧是唯一一次从社会科学角度对该机构进行的实质性考察。他的研究基于问卷调查、访谈和二手资料，他用这些拼凑出了该机构的历史。尽管马丹所做的不是民族志研究，关注点也不是 AIIMS 的学生，但对于观察自 20 世纪 70 年代以来研究所风气的保留与变化，仍有宝贵的参考价值。我在整本书中参考了他这本书的数据：T. N. Madan, ed., *Doctors and Society: Three Asian Case Studies: India, Malaysia, Sri Lanka* (Ghaziabad: Vikas, 1980)。当医学和公共卫生历史学家关注 1947 年之后的情况时，他们偶尔会提到 AIIMS 的建立［R. Jeffery, *The Politics of Health in India* (Berkeley: University of California Press, 1988) ］。潘迪特在回忆录中谈到自己参与了 AIIMS 的早期规划，这为了解该机构的创立提供了资料。参见 C. G. Pandit, *My World of Preventive Medicine* (New Delhi: Leipzig Press, 1982)。

18. V. Das, *Affliction*.

19. 我认为对印度健康和医学感兴趣的社会科学家在很大程度上忽略了 AIIMS，原因有两个。首先，那些关注健康不平等和社会正义的人更倾向于进行以社区为基础的研究，这些研究可以深入了解当地的疾病生态系统和寻求治疗的过程。参见 V. Das, *Affliction*, 2015; S. Pinto, *Where There Is No Midwife: Birth and Loss in Rural India* (Oxford: Berghahn, 2008); C. Van Hol- len, *Birth on the Threshold: Childbirth and Modernity in South India* (Berkeley: University of California Press, 2003)。其次，获得大型公共机构的研究权限是一项艰巨的挑战，并且需要大量的时间，并非所有研究人员都负担得起——有关我获得 AIIMS 的研究资格的说明请参阅附录。

20. 有关方法论的讨论，以及研究精英政府机构的门槛，请参阅附录。

21. "印度的卫生系统无法被一概而论，因为与此有关的战略在不同方向上彼此拉扯：初级保健系统没有充分运作，严重超负荷的公立医院与资金充足的私立医院在同一场域竞争，不同的保险政策缺少统一协调，以及毫无疑问地，缺乏良好的监管环境来控制私立部门的疯狂增长。此外，还有腐败猖獗，监督、衡量和监测健康成效的能力低下。"参见 S. K. Rao, *Do We Care? India's Health System* (New Delhi: Oxford University Press, 2017), 27。

22. S. Acharya, "Health Equity in India: An Examination through the Lens of Social

Exclusion," *Journal of Social Inclusion Studies* 4, no. 1 (2018): 104–30.

23. 这几段中，有关健康不平等的数据来自 V. Patel, R. Parikh, S. Nandraj, P. Balasubramaniam, K. Narayan, V. K. Paul, A. K. S. Kumar, M. Chatterjee, and K. S. Reddy, "Assuring Health Coverage for All in India," *Lancet* 386 (2015): 2422–35.

24. V. Das, *Affliction*; J. Drèze and A. Sen, *An Uncertain Glory: India and Its Contradictions* (London: Allen Lane, 2013); S. K. Rao, *Do We Care*?

25. 印度全国农村健康计划开始于 2005 年，随后在 2014 年与新出台的全国城市健康计划合并为一个共同的国家健康计划（National Health Mission）。拉奥（S. K. Rao）从她当时作为卫生部部长的角度对这一时期进行了概述，参见 S. K. Rao, *Do We Care?*。

26. 截至 2015 年 3 月底，只有 21% 的初级保健中心和 26% 的社区保健中心按照印度卫生和家庭福利部制定的印度公共卫生标准（IPHS）运作。阻碍政府开办的初级医疗服务有效运转的因素包括：地点遥远，开放时间不便捷——导致前来诊治的病人要付误工费，医疗保健工作人员缺勤率高、态度冷淡。参见 Patel et al., "Assuring Health Coverage for All in India," 2425。

27. K. D. Rao and A. Sheffel, "Quality of Clinical Care and Bypassing of Primary Health Centers in India," *Social Science & Medicine* 207 (2018): 80–88.

28. V. Patel et al., "Assuring Health Coverage for All in India," 2427.

29. 参见印度政府的《全国卫生政策 2015 年草案》：Government of India, "National Health Policy 2015 Draft," http://mohfw.nic.in/WriteReadData/l892s/18048892912105179110National%20Health%20policy-2002.pdf; J. Drèze and A. Sen, *An Uncertain Glory*, 143–48。

30. 参见 http://data.worldbank.org/indicator/SH.XPD.PUBL.ZS。2014 年 5 月，印度多数派人民党赢得大选，纳伦德拉·莫迪当选总理后的几个月内，他的政府将医疗预算削减了近 20%，并将责任归咎于"财政紧张"。最近，一个议会小组报告说，到 2017 年 3 月，这五年中用于卫生方面的预算拨款还不到为印度增长和发展制定的第十二个五年计划中规划的一半。2018 年 12 月，莫迪承诺他的政府（在 2019 年 5 月他以更大的优势再次当选）将在 2025 年前，将公共医疗支出增加到之前广泛宣传的 2.5%。目前，印度经济增长放缓，加上政治承诺的不可靠，意味着这一目标不太可能实现。参见 A. Kalra, "India Slashes Health Budget, Already One of the World's Lowest," *Reuters*, December 23, 2014; J. Singh, "Budget Allocation for Health Less than Half of 12th Plan Promises," *Live Mint*, April 28, 2016。

31. P. Bala, *Medicine and Medical Policies in India: Social and Historical Perspectives* (Lanham, MD: Lexington Books, 2007); I. Qadeer, K. Sen, and R. Nayar. *Public Health and the Poverty of Reforms: The South Asian Predicament* (New Delhi: Sage, 2001).

32. D. Arnold, *Colonizing the Body: State Medicine and Epidemic Disease in Nineteenth-Century India* (Berkeley: University of California Press, 1993); M. Harrison, *Public Health in British India: Anglo-Indian Preventive Medicine 1859–1914* (Cambridge: Cambridge University Press, 1994); P. Bala, *Medicine and Medical Policies in India*, 2007; S. K. Rao, *Do We Care?*.

33. 有两个明显的例外是泰米尔纳德邦和喀拉拉邦，这两个邦在提供邦立医疗服务方面的成功与北印度形成了鲜明的对比，这表明了在联邦制度内解决这一不断被推诿的问题所面临的困难。在泰米尔纳德邦，80% 的儿童完成了全面的免疫接种，而印度的平均比例为 43.5%；喀拉拉邦和泰米尔纳德邦的婴儿死亡率分别为 12% 和 22%，而印度的平均比例为 44%。这些成功被反复表扬，但究其原因却解释不详。有分析认为这可能与南方有针对社会问题开展政治活动的历史传统有关。参见 J. Drèze and A. Sen, *An Uncertain Glory*, 168–77。

34. S. Amrith, *Decolonizing International Health: India and Southeast Asia, 1930–65.* (Basingstoke, UK: Palgrave Macmillan, 2006); P. B. Mehta, *The Burden of Democracy* (Delhi: Penguin, 2003).

35. 参见 N. G. Jayal, *Citizenship and Its Discontents: An Indian History* (Cambridge, MA: Harvard University Press, 2013), 22。有关争取健康权益的人如何将此阐述为第 21 条的一部分，参见 M. Khosla, *The Indian Constitution* (Oxford: Oxford University Press, 2012)。

36. J. Drèze and A. Sen, *An Uncertain Glory*, 143–48; P. B. Mehta, *The Burden of Democracy,* 135; M. Banerjee, *Why India Votes?* (Abingdon, UK: Routledge, 2014).

37. L. Saez and A. Sinha, "Political Cycles, Political Institutions and Public Expenditure in India, 1980–2000," *British Journal of Political Science* 40, no. 1 (2010): 91–113.

38. P. B. Mehta, The *Burden of Democracy*, 120.

39. 一些医生不喜欢"超级专科"一词，他们认为这是私立医院的营销部门对更准确的"亚专科"的滥用。然而，这个词在印度的社会医学话语中已经根深蒂固，在医学生中也是如此，我在书中使用这个词就是出于这个原因。

40. 土地分配通常意味着私人医院要承担起照顾处于经济弱势地位的群体的义务，即其有必要分配一定数量的床位来为这些病人提供免费治疗。这一条件经常无法被满足，这一点已经开始引起媒体的关注。参见 K. K. Sruthijith, "Delhi's Upscale Hospitals Are Turning Away the Poor in Whose Name They Got Land, Subsidies," *Huffington Post* (blog), September 20, 2015, http://www.huffingtonpost.in/2015/09/13/delhi-dengue-hospitals_n_8128704. html; B. Lefebvre, "The Indian Corporate Hospitals: Touching Middle Class Lives," in *Patterns of Middle Class Consumption in India and China*, ed. C. Jaffrelot and P. van der Veer (New Delhi: Sage, 2008): 88–109; V. Patel et al., "Assuring Health Coverage for All in India," 2428。

41. V. Patel et al., "Assuring Health Coverage for All in India," 2428.

42. A. Phadke, "Regulation of Doctors and Private Hospitals in India." *Economic and Political Weekly* 41, no. 6 (2016): 46–55.

43. V. Das, *Affliction.*

44. J. Baudrillard, *The Consumer Society: Myths and Structures* (London: Sage, 1998), 218; L. Fernandes, *India's New Middle Class: Democratic Politics in an Era of Economic Reform* (Minneapolis: University of Minnesota Press: 2006), 131–36; S. K. Rao, *Do We Care?*, xviii.

45. 参见 T. Sundararaman, I. Mukhopadhyay, and V. R. Muraleedharan, "No Respite

for Public Health," *Economic and Political Weekly* 51, no. 16 (2016): 39–42。为了弥补其中的一些不足，2018 年 2 月，政府宣布了 Ayushman Bharat，即印度全国健康保护计划（National Health Protection Scheme）。这项雄心勃勃的计划证实了印度对健康保险模式的接受度，旨在为大约 1 亿个家庭提供 50 万卢比的保险，用于在获准的医院里进行二级和三级医疗。这一计划将使卫生预算增加 11%——预计实际实施费用为 12000 亿卢比，由中央政府和邦政府各自分担 60% 和 40%。这样一个复杂计划的具体执行方案还有待确定。虽然该计划可能使一些病人用可负担得起的花费获得某些医院的特定种类的治疗，但它并不是为补救印度医疗服务的系统性失败而设计的。分级护理不会因此整合，医疗系统人力资源的教育、培训和分配问题也不会因此解决。参见 J. P. Narain, "Is Ayushman Bharat a Game Changer?" *Indian Express*, 7 February, 2018; K. S. Rao, "Deconstructing Ayushman Bharat and Infusing Institutional Reform," Hindu Centre for Politics and Public Policy, November 20, 2018, https://www.thehinducentre.com/the-arena/current-issues/article25545260.ece。

46. V. Das, *Affliction*, 17.

47. C. Lahariya, "Mohalla Clinics of Delhi, India: Could These Become Platform to Strengthen Primary Healthcare?" *Journal of Family Medicine and Primary Care* 6, no. 1 (2017): 1–10.

48. M. Pentecost and T. Cousins, "'The Good Doctor': The Making and Unmaking of the Physician Self in Contemporary South Africa," *Journal of Medical Humanities*, August 23, 2019: 7–8.

49. 在研究期间，我问过一些学生，按他们的说法，申请者从 5 万至 20 万不等，这反映出附着在这种激烈的入学竞争之上的传说和想象。AIIMS 的年度报告指出，2016 年有 245865 名考生报名，其中 189357 人参加了 MBBS 入学考试。在当时开办的 7 所全印度医学院中，总共有 672 个名额。学生们被根据入学考试排名分配到各分院，按照学生们的偏好诞生了新的等级制度（新德里稳居榜首）。不过对于我在德里采访的那批学生，这点当时还不在他们的讨论范畴。在参加 AIIMS 的年度学生节 "脉搏" 时，我与来自博帕尔

AIIMS 的学生交流，他们乐意接受他们的学校与德里的创始学校相比存在不足之处。虽然我在这本书中关注的是新德里 AIIMS，但对新的分支机构的研究在未来将会有很大的价值，它们既脱离起初的全印度医学院发展出独特的身份，同时又与之相关。

50. 参见 http://data.worldbank.org/indicator/SH.MED.PHYS.ZS。

51. S. Anand and V. Fan, The Health Workforce in India, Human Resources for Health Observer Series 16 (2016), World Health Organization, Geneva.

52. M. G. Deo, "Doctor Population Ratio for India—The Reality," *Indian Journal of Medical Research* 137, no. 4 (2014): 632–35; D. C. Sharma, "India Still Struggles with Rural Doctor Shortages," *The Lancet* 386 (10011), 2015: 2381–2.

53. V. Patel et al., "Assuring Health Coverage for All in India," 2427.

54. Ibid.

55. A. Ruddock, "Incorrect Dosage," *Caravan*, October 27, 2015; D. Shetty, "Fixing Healthcare," *Seminar*, September 2015; M. K. Unnikrishnan and A. Sharma, "Misplaced Reverence for Super-Specialists Has Led to Lopsided Public Health Priorities in India," *Economic and Political Weekly* 53, no. 44 (November 3, 2018), https://www.epw.in/engage/article/misplaced-reverence-for-super-specialists-has-led-to-lop-sided-public-health- priorities-in-india.

56. 也有越来越多的人呼吁实施统一的毕业考试，以解决医学教育中的多重标准问题。参见 S. Rao and S. Naik, "Supreme Court Directive on Making NEET Compulsory Is Move in the Right Direction," *Indian Express*, May 10, 2016; M. K. Singh, "Govt Plans Exit Exam for All MBBS Students," Economic Times, July 27, 2016。

57. A. Ruddock, "Incorrect Dosage," *Caravan*, October 27, 2015; D. Shetty, "Fixing Healthcare," *Seminar*, September 2015; M. K. Unnikrishnan and A. Sharma, "Misplaced Reverence for Super-Specialists Has Led to Lopsided Public Health Priorities in India," *Economic and Political Weekly* 53, no. 44 (November 3, 2018), https://www.epw.in/engage/ article/misplaced-reverence-for-super-specialists-has-led-to-lop-sided-public-health- priorities-in-india.

58. 私人通信，2016 年 3 月 9 日。

59. 2015 年，在最高法院的指示下，一个由三名法官组成的小组负责监督印度医学委员会的工作，因为长期存在与此有关的不当行为指控。2016 年 7 月，有报道称政府委员会将提议以一个新的国家医学委员会来取代印度医学委员会。拉奥评价道："多年来，印度医学委员会未能建立透明的程序来给医学院排名，未能更新课程，未能遏制高额的患者人头费，也未能确保这些机构里产生出的产品的质量和可信度。这些失败对我们国家的声誉和病人护理的质量产生了不利影响。由于没有有效标准来衡量结果，这一面不得而知。"参见 S. K. Rao, *Do We Care?*, 412。

60. V. Patel et al., "Assuring Health Coverage for All in India," 2428; T. Manuel, "India Produces 50,000 Doctors a Year: If Only Medical Education Were Better Regulated," *The Wire*, August 28, 2015; A. Sethi, "The Mystery of India's Deadly Exam Scam," *The Guardian*, December 17, 2015.

61. 有关私立医学院中腐败现象的精彩演绎，可观看 2007 年上映的电影《大行善者》（*Sivaji*），由尚卡尔导演，泰米尔语著名影星拉吉尼坎塔出演。

62. A. Macaskill, S. Stecklow, and S. Miglani, "Rampant Fraud at Medical Schools Leaves Indian Healthcare in Crisis," *Reuters*, June 16, 2015; J. D'Silva, "India's Private Medical Colleges and Capitation Fees," *BMJ*, no. 350, January 21, 2015, https://www.bmj. com/content/350/bmj.h106.full.print; V. Krishnan, "Most Medical Colleges Show Little Interest in Research: Study," *The Hindu*, April 21, 2016.

63. V. Patel et al., "Assuring Health Coverage for All in India," 2427.

64. Rachel Prentice, *Bodies in Formation: An Ethnography of Anatomy and Surgery Edu cation* (Durham, NC: Duke University Press, 2013).

65. J. L. Chua, *In Pursuit of the Good Life: Aspiration and Suicide in Globalizing South India* (Berkeley: University of California Press, 2014); C. Jeffrey, *Timepass: Youth, Class, and the Politics of Waiting in India* (Stanford, CA: Stanford University Press, 2010); R. Lukose, *Liberalization's Children: Gender, Youth, and Consumer Citizenship in Globalizing India* (Durham, NC: Duke University

Press, 2009); S. Poonam, *Dreamers: How Young Indians Are Changing Their World* (Delhi: Penguin Random House, 2018).

66. UNFPA, "State of World Population 2017," https://www.unfpa.org/swop.

67. S. Deshpande, "Exclusive Inequalities: Merit, Caste and Discrimination in Indian Higher Education Today," *Economic and Political Weekly* 41, no. 24 (2006): 2438–44; S. Deshpande, "Caste and Castelessness: Towards a Biography of the 'General Category,'" *Economic and Political Weekly* 47, no. 15 (2013): 32–39; A. Subramanian, *The Caste of Merit*.

68. V. Venkatesan, "The Dynamics of Medicos' Anti-Reservation Protests of 2006".

69. A. Subramanian, *The Caste of Merit*, 153–257.

70. C. Jeffrey, *Timepass*; S. Poonam, *Dreamers*.

71. B. Arnoldy, "In India, the Challenge of Building 50,000 Colleges," *Christian Science Monitor*, January 16, 2012.

72. C. Jeffrey, *Timepass*; S. Poonam, *Dreamers*.

73. 到目前为止，AIIMS 的课程还没有受到任何政治干预，尽管纳伦德拉·莫迪曾发表了臭名昭著的评论，从印度教的象头神神话推断出整形外科的古印度渊源。有关私人捐助者的奖励，参见 A. Kohli, *Poverty Amid Plenty in the New India* (Cambridge: Cambridge University Press, 2006); N. Sundar, "India's Higher Education Troubles," *New York Times*, August 5, 2018。

74. P. Bourdieu, "The Forms of Capital," in *Handbook of Theory and Research for the Sociology of Education*, ed. J. Richardson (New York: Greenwood Books, 1986), 83–95.

75. J. L. Chua, *In Pursuit of the Good Life*, 5–6.

76. V. Turner, *The Forest of Symbols: Aspects of Ndembu Ritual* (Ithaca, NY: Cornell University Press, 1967).

77. S. Pinto, "Development without Institutions: Ersatz Medicine and the Politics of Everyday Life in North India." *Cultural Anthropology* 19, no. 3 (2004): 337–64.

78. F. W. Hafferty and R. Franks, "The Hidden Curriculum, Ethics Teaching, and the Structure of Medical Education," *Academic Medicine* 69, no. 11 (2004): 861–71;

J. S. Taylor and C. Wendland, "The Hidden Curriculum in Medicine's 'Culture of No Culture,'" in *The Hidden Curriculum in Health Professional Education*, ed. F. W. Hafferty and J. F. O'Donnell (Lebanon, NH: Dartmouth College Press, 2014), 53–62; K. Ram, "Class and the Clinic: The Subject of Medical Pluralism and the Transmission of Inequality," *South Asian History and Culture* 1, no. 2 (2010): 199–212.

79. S. Bayly, "For Family, State and Nation: Achieving Cosmopolitan Modernity in Late-Socialist Vietnam," *in The Social Life of Achievement*, ed. N. J. Long and H. L. Moore (Oxford: Berghahn, 2013), 158–81; N. J. Long and H. L. Moore, eds., *The Social Life of Achievement* (Oxford: Berghahn, 2013).

80. S. Pinto, "Development without Institutions."

第二章　开始——AIIMS 建立之初

这一章的部分内容可见于 A. Ruddock and P. Chakrabarti, "The 'Indian Predicament': Medical Education and the Nation in India, 1880–1956," in *Medical Education: Historical Case Studies of Teaching, Learning, and Belonging in Honour of Jacalyn Duffin*, ed. S. Lamb and D. Gavrus (Montreal: MQUP, 2022)。

1. R. Jeffery, *The Politics of Health in India.*

2. 我采用"西方医学"这一说法，而不是更现代的"生物医学"，是为了和当时的说法保持一致。1947 年后，这个词变得更加有争议。印度的第一任总理贾瓦哈拉尔·尼赫鲁更倾向于使用"现代医学"，以此表示科学知识的发展是"西方"和"东方"共同努力的结果。参见 J. Nehru, *Jawaharlal Nehru's Speeches*, vol. 2, 1949–1953 (Delhi: Publications Division, 1958), 550。当然，印度医学和治疗的悠久历史伴随着该地区最早的人口而出现，参见 P. Bala, *Medicine and Medical Policies in India*。

3. R. Jeffery, "Recognizing India's Doctors: The Institutionalization of Medical Depen- dency, 1918–39," *Modern Asian Studies* 13, no. 2 (1979): 302–3.

4. P. Bala, *Medicine and Medical Policies*, 72–74; K. Kumar, *Political Agenda of Education: A Study of Colonialist and Nationalist Ideas* (New Delhi: Sage, 2005),

52–54.

5. 参见 D. G. Crawford, *A History of the Indian Medical Service*, 2:436, cited in R. Jeffery, T*he Politics of Health in India*, 78。某些机构重新引入了本土方言教学（尽管不是本土医学的教学），但为了保证与英国医疗当局保持良好关系，方言教学被从主要的医学院转移到边缘学校。参见 K. Kumar, *Political Agenda of Education*, 133–36。

6. R. Jeffery, *The Politics of Health in India*, 76.

7. 参见 R. Jeffery, "Doctors and Congress"。英国医学总委员会明确表示，只有在明确区分接受的是西方医学还是本土医学的情况下，印度的医学学位才能得到国际认可。全印度医学协会（后来改名为印度医学协会）撤销了最初对于接纳本土医生的支持，然后于 1938 年在孟买管辖区为本土医生建立了一个单独的登记册。参见 R. Jeffery, *The Politics of Health in India*, 53-55。在后来几年里，尼赫鲁似乎更想认可印度自己的医学传统，他在 1964 年对 AIIMS 毕业生的毕业致辞中建议该学院努力"弥合"这两种传统之间的差距。参见 B. Singh, *Jawaharlal Nehru on Science and Society*, 264–66。

8. IMS 起源于东印度公司船上的"外科大夫"——早在 1614 年，该公司的军医处长就安排了这种服务。到 17 世纪 70 年代，这些外科医生被专门招募来为该公司在印度的民事雇员服务，到 1749 年该公司开始招募常备军时，其在印度的雇员中有 30 名"医务工"。从 1763 年开始，在加尔各答、孟买和马德拉斯新成立的医务处，医务人员的数量大幅增长，到 1823 年，这三个管辖区的医务部门共有 630 名委任官员。参见 R. Jeffery, *The Politics of Health in India*, 60–61。

9. 关于医学生的精确人口组成的可靠数据很少，但我们知道，通常来说，高种姓的印度人占主导地位，尽管与高等教育的其他科目相比，婆罗门较少（参见 P. Bala, *Medicine and Medical Policies in India*, 30。其中有讲述历史上医学与不洁行为的联系，因而不适宜婆罗门），并且基督教徒（最初是欧洲人，后来是欧亚人或英裔印度人）的比例过高，在孟买还有帕西人。穆斯林只在 1920 年和 1930 年引入保留名额后才开始有一定比例的代表。参见 R. Jeffery, *The Politics of Health in India*, 84。

10. Ibid.

11. A. Phadke, "Regulation of Doctors."

12. Bengal Administration Report, 1885, 306–7, 转引自 R. Jeffery, *The Politics of Health in India*, 83。

13. R. Jeffery, *The Politics of Health in India*, 33.

14. Ibid.

15. M. Harrison, *Public Health in British India*, 20–21.

16. 参见 R. Jeffery, "Recognizing India's Doctors", 311。在 1919 年设定招收印度人的最低限额后，到 1938 年这一比例增长到 37%。杰弗里认为这一增长更多是由英国医生就业前景改善导致的英国申请人的短缺，以及 1919 年改革中固有的对高级职位的威胁，而不是主动将更多的控制权让给印度医务人员。

17. R. Jeffery, *The Politics of Health in India*, 64.

18. Ibid., 217–221.

19. *Representation of the Bombay Medical Union*, 1.

20. "Memorandum on the Present Position and Future Prospects of the Indian Medical Service, 1913/14, Medical Appeal Board: Constitution of, Appointment, etc.," British Medical Association, India Office Records, Africa and Pacific Collections, British Library, London, IOR/L/S&G/8/305, 1. 苏布拉马尼安指出，在当时，对印度的工程师也有同样的评价。参见 A. Subramanian, *The Caste of Merit*, 37–38。

21. *Royal Commission on the Public Services in India*, 19–30.

22. Ibid., 1–23.

23. P. Chakrabarti, "Signs of the Times: Medicine and Nationhood in British India," *Osiris* 24, no. 1 (2009): 188–21.

24. 对战时大环境下的印度医学教育体系来说，梅塔所做的努力依旧显得不寻常。即使地方卫生政策和官僚机构越来越多地把管理权下放到各省，殖民政府仍然保留了对 IMS 的中央监督，不允许民族主义政治家自治。这种安排进一步加深了民族主义者对 IMS 的深刻怀疑，并可能影响了 1947 年废除 IMS 的决定，取而代之的是将支配卫生系统人员的权力下放到地方政府。参见 P. Chakrabarti, *Bacteriology in British India: Laboratory Medicine and the Tropics* (Rochester: University of Rochester Press, 2012), 84。

25. 1942 年的《贝弗里奇报告》（The Beveridge Report）详细地说明了这一点，该报告预示了英国国家医疗服务体系（National Health Service）的建立。

26. Government of India, *Health Survey and Development Committee*, 1:1.

27. R. Jeffery, *The Politics of Health in India*, 243.

28. Government of India, *Health Survey and Development Committee*, 4:60.

29. 参见 T. N. Madan, *Doctors and Society*, 30。代表团的主要人物包括约翰斯·霍普金斯大学的共产主义医学史学家亨利·西格里斯特（Henry Sigerist），牛津大学萨默维尔学院的校长珍妮特·沃恩（Janet Vaughan）——她在闪电战期间管理了伦敦的第一个血库，是最早探究疾病与贫困之间关系的人之一，以及牛津大学的社会医学先驱约翰·赖尔（John Ryle）。参见 P. Murthy, A. Sarin, and S. Jain, "International Advisers to the Bhore Committee: Perceptions and Visions for Healthcare," *Economic and Political Weekly* 48, no. 10 (2013): 71–77。

30. A. V. Hill, *A Report to the Government of India*, 17.

31. C. G. Pandit, *My World of Preventive Medicine*, 147.

32. Ibid. 以印度理工学院为例，苏布拉马尼安描述了一种相似的动力，即向国外的学院学习。这里参照的对象是麻省理工学院（MIT）。参见 A. Subramanian, *The Caste of Merit*, 69。

33. Ibid., 157，原文强调。

34. "The Training of Doctors: Report by the Goodenough Committee."

35. C. G. Pandit, *My World of Preventive Medicine*, 158.

36. 这些受到了预防和社会医学系主任、该领域的先驱 J. A. 赖尔（J. A. Ryle）教授的特别推动。他向委员会介绍了自己除授课之外的教学方法，包括会邀请病人参加的互动研讨会。"我也会讲授疾病是一个社会和经济问题这种观念。"他告诉来访者。参见 C. G. Pandit, *My World of Preventive Medicine*, 161。

37. Ibid.，原文强调。

38. Government of India，Health Survey and Development Committee, 4:70.

39. Ibid., 165. 在同一时期，萨卡委员会（Sarkar Committee）建议成立印度理工学院。然而，与 AIIMS 不同的是，印度理工学院始终被设想为一组机构，1951—1960 年间，不同地区共建立了 4 所印度理工学院。参见 A. Subramanian, The Caste of Merit, 71–72。

40. 国际援助还包括 1960 年美国技术联盟计划对主要医院的建设，以及洛克菲勒基金会资助的医疗设备和图书馆资源。参见 T. N. Madan, Doctors and Society, 36。尼赫鲁在 1964 年的演讲中提及了这种帮助。

41. 历史学家详尽记载了印度殖民地时期通过科学技术呈现出来的知识政治。参见 D. Raina and S. I. Habib, Domesticating Modern Science: A Social History of Science and Culture in Colonial India (Chennai: Tulika, 2004)。社会科学家也对后殖民背景进行了分析，包括那些指出科学作为印度发展项目之一部分具有局限性的人，他们认为科学的内核是帝国主义传承，因而会带来认知暴力，具有内在的压迫性。有关工程学如何被当作独立后国家发展的主要工具的论述，参见 G. Prakash, Another Reason; S. Ravi Rajan, "Science, State, and Violence: An Indian Critique Reconsidered," Science as Culture 14, no. 3 (2005): 1–17. J. Phalkey, "Introduction: Science, History, and Modern India," Isis 104, no. 2 (2013): 330–36 ; A. Subramanian, The Caste of Merit。

42. D. Arnold, "Nehruvian Science and Postcolonial India," Isis 104, no. 2 (2013): 360–364; W. Anderson, "Postcolonial Technoscience," Social Studies of Science 32, nos. 5–6 (2002): 643–58.

43. 东南亚一些地区的民族主义运动由受过科学和医学训练的人士主导。相比之下，印度的独立运动则是由律师主导的。有关科学爱国主义的例子，参见 W. Anderson and H. Pols, "Scientific Patriotism: Medical Science and National Self-Fashioning in Southeast Asia," Comparative Studies in Society and History 54, no. 1 (2012): 93–113。

44. J. Phalkey, "Introduction", 331.

45. D. Arnold, "Nehruvian Science," 364.

46. G. Prakash, *Another Reason*, 201–26.

47. 转引自 R. Jeffery, *Politics of Health*, 244–45。

48. Government of India, "All India Institute of Medical Sciences Bill," 263.

49. Ibid., 264.

50. AIIMS 法案在其第 14 条中保留了"在本科生课程中提供人文教学"的规定。这条规定可能是受到社会医学整体教学的倡导者的影响，但没有证据表明 AIIMS 曾经开设过此类课程。同时参见 T. N. Madan, *Doctors and Society*, 82–83。

51. H. Miller, *Medicine and Society*, vol. 352 (London: Oxford University Press, 1973), 81.

52. D. Arnold, "Nehruvian Science," 366.

53. A. Subramanian, *The Caste of Merit*, 73.

54. D. Arnold, "Nehruvian Science," 366.

55. A. Subramanian, *The Caste of Merit*, 194.

56. Ibid., 72–73.

57. Ibid., 265.

58. Ibid.

59. Ibid.

60. Ibid.

61. V. Ramalingaswami, *Medicine, Health and Development: Ninth Jawaharlal Nehru Memorial Lecture*, 13, 8–9, 转引自 T. N. Madan, *Doctors and Society*, 103。

62. T. N. Madan, *Doctors and Society*, 105.

63. 在潘迪特的回忆录中，他哀叹 AIIMS 未能成为"整个国家的教师培训机构"。他把这部分归咎于印度独立后 IMS 迅速被废除，他认为这破坏了其最初计划中所需的中央－地方合作。1962 年，穆代利委员会（The Mudaliar Committee）负责汇报卫生部门自"博尔报告"以来的表现。报告指出 IMS 的废除"在卫生管理领域产生了一定的离心作用"，并建议按照印度行政服务（IAS）的方式建立全印度卫生服务。该建议未被采纳。参见 C. G. Pandit, *My World of Preventive Medicine*, 166。前卫生部部长拉奥主张建立一支国家公共卫生骨干队伍。S. K. Rao, *Do We Care?*

64. C. G. Pandit, *My World of Preventive Medicine*, 162.

第三章 录取——成为最优秀的人

1. M. Pentecost and T. Cousins, "The Good Doctor," 7; L. Eisenberg and A. Kleinman, *The Relevance of Social Science to Medicine* (Dordrecht: Reidel, 1981), 12.

2. 当代印度精英与他们的前辈没有什么分别，他们把孩子送到国内最精英的学校。之后，他们的孩子去国外读本科，然后可能会也可能不会回到印度，成为流动性极高的全球精英的一员。参见 L. Fernandes, *India's New Middle Class*; C. Fuller and H. Narasimhan, "Information Technology Professionals and the New-Rich Middle Class in Chennai (Madras)," *Modern Asian Studies* 41, no. 1 (2007): 121–50。

3. 布迪厄提出了资本的"三种基本形式"。第一种是经济资本，"可立即直接转换为金钱，并可能以产权的形式被制度化"。第二种是文化资本，"在某些条件下，可转换为经济资本，并可能以教育文凭的形式制度化"。第三种是社会资本，"由社会义务（关系）组成，在一定条件下可转换为经济资本，并可通过贵族头衔的形式制度化"。参见 P. Bourdieu, "The Forms of Capital," 84。这一理论的关键是不同形式的资本可相互转化，以及这一过程中固有的劳动。布迪厄特别关注教育系统是怎样对社会结构进行再生产的。参见 P. Bourdieu and J. Passeron, *Reproduction in Education, Society and Culture* (London: Sage, 2015)。

4. C. Wilson, "The Social Transformation of the Medical Profession in Urban Kerala: Doctors, Social Mobility and the Middle Classes," in *Being Middle Class in India: A Way of Life*, ed. H. Donner (Abingdon, UK: Routledge, 2011), 139–61.

5. C. Fuller and H. Narasimhan, "Information Technology Professionals"; A. Subramanian, "Making Merit: The Indian Institutes of Technology and the Social Life of Caste," *Comparative Studies in Society and History* 57, no. 2 (2015): 291–322; A. Subramanian, *The Caste of Merit*.

6. 尽管大多数和我提到工程的人都把它与信息技术和软件工程联系起来，但普里亚似乎指的是更加传统的土木工程，即一个雇员可能会被派往全国各地的不同地点短期出差。苏布拉马尼安注意到工程学科内部出现的新的等级分化："概念性培训和实践性培训之间的差异已经成为机构分层的关键，其中印度理工学院被认为是最讲求概念性的工程学院。参见 A. Subramanian, "Making Merit," 316。

7. 2011 年在普里亚那一批 72 名 AIIMS 学生中，有 20 名是女生，这一比例略高于后来的批次，后来的批次中女生的数量为 15—18 人。

8. 参见 P. Froerer, "Education, Inequality, and Social Mobility in Central India," *European Journal of Development Research* 23 (2011): 695–711; C. Jeffrey, *Timepass*, 64–66。这些论述主要关注社会经济地位较低的群体，关注他们从初级教育到中等教育发生的转变，这是必要的。不过，中产阶级学生处于高等教育阶段时的性别与决策问题也很有研究潜力，见 H. Donner, *Domestic Goddesses: Maternity, Globalisation and Middle-Class Identity in Contemporary India* (Aldershot, UK: Ashgate, 2008)，其中一个例子说明了这一过程的开始，即加尔各答的中产阶级母亲寻求将她们的孩子安置在"合适的"学前班。需要更多研究关注女性如何驾驭、塑造和抗衡性别化的做法，关于这点也可参见 C. Jeffrey, *Timepass*, 178。

9. C. Wilson, "The Social Transformation of the Medical Profession in Urban Kerala: Doctors, Social Mobility and the Middle Classes," in *Being Middle Class in India: A Way of Life*, ed. H. Donner (Abingdon, UK: Routledge, 2011), 139–61.

10. 在丹德卡尔（V. Dandekar）对马哈拉施特拉邦医学生的研究中，她发现在普通类别的学生中，排名前三位的激励因素是个人决心、父母，然后是老师。而对保留类别群体的学生来说，顺序是老师、个人决心，然后是父母。参见 V. Dandekar, "Reservations in Medical Education in Maharashtra: An Empirical Study," in *Beyond Inclusion: The Practice of Equal Access in Indian Higher Education*, ed. S. Deshpande and U. Zacharias (New Delhi: Routledge, 2013), 120。

11. 在马丹于 20 世纪 70 年代末对 AIIMS 医生的调查中，超过三分之一的人回答说他们的父母或其他家庭成员直接参与了他们从医的决定。参见 T. N.

Madan, *Doctors and Society*, 55。

12. C. Wilson, "The Social Transformation of the Medical Profession," 149.

13. C. L. Wendland, *A Heart for the Work*, 80, 74, 81.

14. M. Pentecost and T. Cousins, "The Good Doctor," 5–6.

15. J. Kasper et al., "All Health Is Global Health, All Medicine Is Social Medicine: Integrating the Social Sciences into the Preclinical Curriculum," *Academic Medicine* 91, no. 5 (2016): 628–35.

16. M. Pentecost and T. Cousins, "The Good Doctor," 6.

17. Ibid., 73.

18. 在有关印度马德拉斯理工学院的研究中，苏布拉马尼安写到过工程学科中也有类似的叙述。参见 A. Subramanian，*The Caste of Merit*, 149。

19. P. Bourdieu, *Distinction: A Social Critique of the Judgement of Taste* (Abingdon, UK: Routledge, 2010).

20. 本节标题的灵感来自雷·布拉德伯里（Ray Bradbury）的《华氏 451》："安心点，蒙塔格。让人们比赛谁记得最多流行歌曲的歌词，或是州首府的名字，或是艾奥瓦州去年出产了多少玉米。给他们填满不易燃的信息，拿'事实'喂饱他们，让他们觉得胃胀，但绝对是信息专家。这么一来，他们就会觉得自己在思考，明明停滞着却有一种动感，他们就会快乐，因为这样的事实不会变化。"（译者注：此处采用于而彦译文，《华氏 451》，上海译文出版社 2012 年版，第 75 页）参见 R. Bradbury, *Fahrenheit 451* (1953; London: Harper Collins, 1998), 61。

21. P. Jeffery, "Hearts, Minds and Pockets," in *Educational Regimes in Contemporary India*, ed. R. Chopra and P. Jeffery(New Delhi: Sage, 2005), 13–38; K. Kumar, *Political Agenda of Education*; K. N. Panikkar, T. Joseph, Geetha G. and M. A. Lal, Quality, *Access and Social Justice in Higher Education* (New Delhi: Pearson, 2011); M. Priyam, *Contested Politics of Educational Reform in India: Aligning Opportunities with Interests* (New Delhi: Oxford University Press, 2015).

22. P. Bourdieu, "The Forms of Capital"; P. Bourdieu and J. Passaron, *Reproduction*

in Education; S. Deshpande, "Exclusive Inequalities: Merit, Caste and Discrimination in Indian Higher Education Today," *Economic and Political Weekly* 41, no. 24 (2006): 2438-44; P. Jeffery, "Hearts, Minds and Pockets".

23. C. Bayly, *Empire and Information: Intelligence Gathering and Social Communication in India, 1780–1870* (Cambridge: Cambridge University Press, 1996); N. Crook, ed., *The Transmission of Knowledge in South Asia: Essays on Education, Religion, History, and Politics* (New Delhi: Oxford University Press, 1996); K. Kumar, *Political Agenda of Education*.

24. 克鲁克·奈杰尔（Crook Nigel）建议，从概念上将知识分为原始数据和驾驭这些数据的能力，以此来理解教育和知识传播的历史（C. Nigel, *The Transmission of Knowledge*, 4, 11）。19 世纪 50 年代末，在旁遮普邦，公共教学主任威廉·阿诺德（William Arnold）预设了实践和理论知识之间有着明确的界限，他认为北印度被殖民前的知识往往是"专业化的、艰深的，而不是互动和概括性的"。他在 1857—1858 年考察该邦，他的考察报告反映了他对教育方法和教育理想的浓厚兴趣，以及他对印度现有做法总体上的困惑，其中包括对背诵的强调——在 19 世纪初印刷术传入旁遮普邦之前，背诵通常是分享文本和传播知识的一种手段。参见 K. Kumar, *Political Agenda of Education*, 52–56。

25. 贝利对等级森严和被分割的知识以及"知情人"的假设提出质疑，并认为在英国人强加自己的行政系统给印度时，认识论群体之间已经存在一定程度的知识共享和外向性，这表明与殖民权力相关的教育"革命"的种子在印度前殖民时期知识的传播和转移景观中就已经存在。参见 C. Bayly, *Empire and Information*, 290–91, 309。阿诺德致力于这样的教育理想——促进批判性能力在事实性知识上的应用，对像他这样的管理者来说，新课程的效果可能是令人失望的。阿诺德的报告反映出，他已经认识到"将大量的文本和零星的信息存入记忆是传统的、本土的教学法使用的主要技能"。当他看到男孩们能够讲述印度的历史，遵守"前四条算术规则"，并在地理方面"良好地通过考试"时，他对旁遮普邦教育发生的"转变"充满热情，但他似乎忽略了这一点——这些结果主要是通过他不赞成的死记硬背和记忆技巧获得的。

参见 K. Kumar, *Political Agenda of Education*, 60。

26. Ibid., 66.

27. 当代，教师角色贬值的后果包括缺勤和任意虐待学生。参见 R. Chopra, "Sisters and Brothers: Schooling, Family and Migration," in *Educational Regimes in Contemporary India*, ed. R. Chopra and P. Jeffery (New Delhi: Sage, 2005), 299–315; M. Priyam, *Contested Politics*, 210–17。

28. 参见 K. Kumar, *Political Agenda of Education*, 68。关于从殖民地时期的印度公务员考试到当代大众化的大学入学考试的历史变迁的分析，见 S. Deshpande, "Pass, Fail, Distinction"; A. Subramanian, *The Caste of Merit*, 157–63。

29. M. Premchand, "Bade Bhai Sahab" (1910), https://www.scribd.com/doc/6691922/ Bade-Bhai-Sahab.

30. 然而，贝利指出，德里学院（Delhi College）、印度教学院（Hindu College）和杰·纳拉扬·戈萨在巴纳拉斯创办的学院（Jay Narayan Ghosal's college）等精英机构确实培养了"一种新型的受教育者"，他们参与到宗教、文学和历史辩论之中。参见 C. Bayly, *Empire and Information*, 306–7。

31. K. Kumar, *Political Agenda of Education*, 68.

32. P. Bourdieu, "The Forms of Capital," 248.

33. K. Kumar, *Political Agenda of Education*, 39.

34. 参见 S. Bayly, "For Family, State and Nation: Achieving Cosmopolitan Modernity in Late-Socialist Vietnam," in *The Social Life of Achievement*, ed. N. J. Long and H. L. Moore (Oxford: Berghahn, 2013), 158–81。同时参见 P. Froerer, "Education, Inequality and Social Mobility," 704; P. Bourdieu, "The Forms of Capital," 95。

35. Oxfam India, "Education to Turn Mirrors into Windows," 2015, https://www.ox-famindia.org/subpage/220.

36. 印度政府人力资源开发部 2014 年的报告数据显示，小学教育的毛入学率为99.3%，小学高年级为 87.4%，中学下降到 73.6%，高中为 49.1%。2014 年，高等教育的入学率为 21.1%。参见 "Educational Statistics at a Glance," Government of India, Ministry of Human Resource Development, Bureau of Planning, Monitoring

and Statistics, New Delhi, 2014, http://www.educationforallinindia.com/educational_ statistics_at_glance-MHRD_2014.pdf。

37. 参见 P. Jeffery, "Hearts, Minds and Pockets," 13。原文强调。

38. B. A. Levinson, D. E. Foley, and D. C. Holland, eds., *The Cultural Production of the Educated Person: An Introduction* (Albany: State University of New York Press, 1996); P. Froerer, "Education, Inequality and Social Mobility," 696.

39. 参见 R. Jeffery, C. Jeffrey, and P. Jeffery, "Social Inequalities and the Privatisation of Secondary Schooling in North India," in *Educational Regimes in Contemporary India*, 41–61。在对北方邦农村青年男子的教育期望和结果的研究中，杰弗里及其同事发现，当地占主导地位的种姓通过从直接继承到变为"被调控的再生产"的形式来巩固他们的社会地位，这种形式利用现有的资本形式——财富、地位和社会关系——来确保获得优越的学校教育和政府工作的特权。相反，低等种姓缺乏经济、文化和社会资本，这对他们所能获得的教育的质量构成了巨大的障碍，并进而影响到他们的就业。见 M. Ciotti, "In the Past We Were a Bit 'Chamar': Education as a Self- and Community Engineering Process in Northern India," *Journal of the Royal Anthropological Institute* 12, no. 4 (2006): 899–916。

40. P. Bourdieu, "The Forms of Capital," 248. 在弗罗雷尔（P. Froerer）的文章《教育、不平等与社会流动性》（Education, Inequality and Social Mobility）中，我们也能看到这样的例子，弗罗雷尔探讨了恰蒂斯加尔邦农村地区阿迪瓦西人的教育与社会流动性状况。

41. K. Kumar, *Political Agenda of Education*, 37; O. Mendelsohn and M. Vicziany, *The Untouchables: Subordination, Poverty and the State in Modern India* (Cambridge: Cambridge University Press, 1998), 80–81.

42. V. Benei, *Schooling Passions: Nation, History, and Language in Contemporary Western India* (Stanford, CA: Stanford University Press, 2008); L. Fernandes, *India's New Middle Class*; C. Jeffrey, *Timepass*.

43. 关于父母对儿子和女儿不同的教育规划，参见 R. Chopra, "Sisters and Brothers"。关于不利条件如何结合以阻碍通过教育实现社会流动，参见 A. Krishna,

"Examining the Structure of Opportunity and Social Mobility in India: Who Becomes an Engineer?" *Development and Change* 45 (2014): 1–28.

44. P. Froerer, "Education, Inequality and Social Mobility," 710.

45. S. Deshpande, "Pass, Fail, Distinction," 14.

46. P. Bourdieu and J. Passeron, *Reproduction in Education*, 153.

47. C. L. Wendland, *A Heart for the Work*, 73.

48. 我感谢德什潘德关于考试作为一种社会制度的研究（S. Deshpande, "Exclusive Inequalities," "Pass, Fail, Distinction," 2006, 2010），以及苏布拉马尼安关于印度理工学院入学考试的研究（A. Subramanian, *The Caste of Merit*, 163–213），这些极大地丰富了我在后面章节中对 AIIMS 入学考试的分析。吉尔伯森（Amanda Gilbertson）对海德拉巴中产阶级学校教育的分析表明，教育系统中的价值观念既能促进阶级流动，也会随着阶级流动而改变。吉尔伯森发现，"国际"学校因其对于"体验"的强调而受到新近从农村迁移到城市的中上阶层父母的重视，他们认为比起那些以死记硬背为基础的教育，这将使他们的孩子在全球化的市场上具有更大优势。参见 A. Gilbertson, "'Mugging Up' versus 'exposure': International Schools and Social Mobility in Hyderabad, India," *Ethnography and Education* 9, no. (2014): 210–23; A. Gilbertson, "Cosmopolitan Learning, Making Merit, and Reproducing Privilege in Indian Schools," *Anthropology and Education Quarterly* 47 (2016): 297–313。北方邦较富裕的父母也对死记硬背的局限性表示担忧，他们把孩子送到市中心接受中学教育，让他们学习重要的批判性思维方式，认为这会帮助他们找到能向上流动的工作。参见 P. Jeffrey et al., "Social Inequalities," 2092; V. Benei, *Schooling Passions*。

49. S. Deshpande, "Pass, Fail, Distinction," 33.

50. A. Subramanian, *The Caste of Merit*, 178-81.

51. U. Rawal and D. Quazi, "Kota Suicides: In This Coaching Hotspot, Stress Snuffs out Lives," *Hindustan Times*, September 19, 2015.

52. S. Malhotra, "The Dream Factories," *Business Today*, May 12, 2013.

53. 2016 年，一家辅导机构培养了 AIIMS 入学考试前十名中的几名学生，以及印度理工学院入学考试的前三名。2017 年，一个机构声称包揽了 AIIMS 入学考试前十名，因此引发了人们的怀疑。一些机构被指控"购买"或为有前途的学生免去学费，以便在日益拥挤的市场中保持其声誉。见 D. H. Quazi, "AIIMS in Bag, Test Toppers Set New Goals: Neurosurgery, Research," *Hindustan Times*, June 15, 2016; *Hindustan Times*, "AIIMS MBBS Result 2017: Top 10 from One Kota Coaching School. Isn't It Odd?" June 15, 2017.

54. S. Bayly, "For Family, State and Nation," 161.

55. C. Bhagat，*Revolution Twenty20* (Delhi: Rupa Publications, 2011).

56. 一位马德拉斯理工学院校友回忆了他在印度南部一个辅导中心里日复一日的严苛生活，非常令人震惊，参见 A. Subramanian, *The Caste of Merit*, 198–202。他将那里描述为"一个监狱"，并对他的心理健康产生了破坏性的影响。

57. T. Ghosh, "Making of an Engineer: My Journey through School, Kota, and Depression," Youth Ki Awaaz, June 30, 2016, http://www.youthkiawaaz. com/2016/06/ kota-engineering-led-toepression/.

58. V S. Datta, "Kota Rocked by 5 Student Suicides in 1 Month," Indian Express, June 30, 2015; U. Rawal and D. Quazi, "Kota Suicides"; A. H. Quazi, "Student Suicides in Rajasthan's Kota Drop by 70%," *Hindustan Times*, November 8, 2017.

59. 丹德卡尔描述了她在马哈拉施特拉邦就读的大学里，较贫困的学生所承担的辅导贷款的压力。参见 V. Dandekar, "Reservations in Medical Education," 127。

60. S. Deshpande, "Pass, Fail, Distinction," 8; P. Bourdieu and J. Passaron, *Reproduction in Education*, 153–54.

61. S. Deshpande, "Pass, Fail, Distinction," 17.

62. 那些被录取但没有接受过苏希尔认为必要的英语教育的同学，往往会感到难以达到预期，并且缺乏机构的支持，正如我在第四章所讨论的。

63. 2014 年，一群 AIIMS 的学生为未来的考生提供在线的考试准备和指导服务。他们团队中的一名成员告诉我，他们特别注重培养学生回答判断分析题。2016 年，他们的一名学生在入学考试中名列前茅，之后该公司的知名度得到了提升。

64. A. Subramanian, *The Caste of Merit*, 179. 原文强调。

65. 参见 S. Deshpande, "Pass, Fail, Distinction," 18。丹德卡尔建议，如果想要大型考试能够更加有效地识别出考生是否具有从事某些特定职业的潜质，可以将多阶段和混合方法测试纳入其中。

66. S. Deshpande, "Pass, Fail, Distinction," 7.

67. A. Subramanian, *The Caste of Merit*, 171.

68. N. J. Long and H. L. Moore, eds., *The Social Life of Achievement*, 11, 13.

69. 关于数字人类学（有别于民族数学的小分支领域）的缓慢演变的讨论，从托马斯·克伦普（Thomas Crump）的鼓动和他对"数字的传说"的兴趣开始，参见 J. I. Guyer, N. Khan, and J. Obarrio, "Number as Inventive Frontier," *Anthropological Theory* 10, nos. 1–2 (2010): 36–61。他们详细评述了多学科视角下的"数字"概念——从明显的数学科学，到符号学及其关于意义的数学性语法观念，以及哲学和认知心理学——这些都可以成为人类学在民族志中呈现人类与数字之间的关系的方式。另见 T. Crump, *The Anthropology of Numbers* (Cambridge: Cambridge University Press, 1990), 146。

70. A. Appadurai, "Number in the Colonial Imagination," in *Orientalism and the Postcolonial Predicament: Perspectives on South Asia*, ed. C. A. Breckenridge and P. van der Veer (Philadelphia: University of Pennsylvania Press, 1993), 314–39.

71. S. Deshpande, "Pass, Fail, Distinction," 16.

72. S. Deshpande, "Exclusive Inequalities," 2442.

73. S. Deshpande, "Pass, Fail, Distinction," 19.

74. B. Cohn, *The Census, Social Structure and Objectification in South Asia, in An Anthropologist among the Historians and Other Essays* (Oxford: Oxford University Press, 1987).

75. N. Peabody, "Cents, Sense, Census: Human Inventories in Late Precolonial and Early Colonial India," *Comparative Studies in Society and History* 43, no. 4 (2001): 821.

76. I. Hacking, "Making Up People," in *Reconstructing Individualism*, ed. T. L.

Heller, M. Sosna, and D. E. Wellbery (Stanford, CA: Stanford University Press, 1985), 161–71.

77. A. Appadurai, "Number in the Colonial Imagination," 317.

78. Ibid., 320.

79. C. Stafford, "Numbers," 7.

80. Ibid., 1.

81. A. Appadurai, "Number in the Colonial Imagination," 334.

82. 在此影响下，世界卫生组织将其对孕产妇死亡的调查称为"数字之外"，参见 "Beyond the Numbers," Geneva, 2004, http://www.who.int/maternal_child_adolescent/documents/9241591838/en/。关于民族志如何在印度背景下发挥作用，参见 K. Gutschow, "Going 'Beyond the Numbers': Maternal Death Reviews in India," *Medical Anthropology* 35, no. 4 (2016): 322–70。

83. J. I. Guyer et al., "Number as Inventive Frontier," 37. 原文强调。

84. C. Stafford, "Numbers," 7. 原文强调。

85. P. Jeffery, "Hearts, Minds and Pockets," 20; Deshpande, "Pass, Fail, Distinction," 7.

86. S. Bregnbaek, *Fragile Elite: The Dilemmas of China's Top University Students* (Stanford, CA: Stanford University Press, 2016); P. Bourdieu, "The Forms of Capital," 88.

87. S. Deshpande, "Caste and Castelessness."

88. A. Subramanian, "Making Merit."

89. U. Rao, "Biometric Marginality: UID and the Shaping of Homeless Identities in the City," *Economic and Political Weekly* 48, no. 13 (2013): 71–77.

90. 然而，一些人仍然认为智力上的"才能"是上层种姓与生俱来的，这种天分在达利特人和阿迪瓦西人中很少见。在这些人看来，排名并非完全与生物学脱离。

91. A. Subramanian, *The Caste of Merit*, 191.

第四章　进入——"自由"

1. S. Tharu, M. M. Prasad, R. Pappu, and K. Satyanarayana, "Reservations and the

Return to Politics," *Economic and Political Weekly* 42, no. 49 (2007): 39–45.

2. 在 20 世纪 70 年代，马丹发现，强制出勤曾因学生的要求而暂停，之后又恢复了（T. N. Madan, *Doctors and Society*, 82）。后来，再次被暂停。

3. 电影《安慰剂》（*Placebo*，2015 年，库马尔导演）让人们初步了解了 AIIMS 的宿舍生活，在同一个房间里，既可以看到脱落的油漆，也可以看到苹果台式电脑。作为比较，可参考丹德卡尔对马哈拉施特拉邦一所政府医学院学生的研究，他们对自己的铁床（没有床垫）和可靠的水电供应表示感谢。一位学生自称每日要骑车 20 公里去大学，因为他的家庭负担不起已受到补贴的宿舍费（V. Dandekar, "Reservations in Medical Education," 126）。另见杰弗里（P. Jeffrey, *Timepass,* 75–78）对密拉特一所大学较差的基础设施的描述。

4. C. Jeffrey, *Timepass*, 81.

5. 正如尼哈和普利亚所说，校园里每年由学生组织的活动"脉搏"被认为是"丰富"学生生活的重要手段。由三年级学生组织的"脉搏"是一个重大事项，企业会被吸引前来赞助，并且据说这对关键岗位的学生来说是直接的丰富生活的手段。"脉搏"提供了参与备受期待的开幕演出"P-Wave"的创意和表演机会，同时也提供了管理和行政方面的任务。然而，2007 年"吉拉特报告"对 AIIMS 的种姓歧视进行了调查，其中提到参与"脉搏"受到排斥是这种歧视的一种表现形式。虽然学生们没有向我提出这个问题，但这并不意味着没有排斥事件发生。

6. 虽然最初对过渡时期的描述来自特纳在《象征之林》（*The Forest of Symbols*）中描述的赞比亚恩登布人的成年仪式，但学者们已经证明了这个概念可应用于各种当代背景下。见 A. Horvath, B. Thomassen, and H. Wydra, eds., *Breaking Boundaries: Varieties of Liminality* (New York: Berghahn, 2015)。关于"过渡"在人类学中的使用的历史概述，从范·热内普 1909 年的《过渡仪式》（*Rites of Passage*）开始，参见 B. Thomassen, "Thinking with Liminality: To the Boundaries of an Anthropological Concept," in *Breaking Boundaries*, 39–58。

7. V. Turner, *The Forest of Symbols*, 95–97.

8. Ibid., 105.

9. 所有关于性的讨论都是间接的。学生们指出女生可以不受限制地进入男生宿舍，有些人还长期居住在那里，就暗指了这一点。又比如，阿施施告诉我，他不得不在迎接 MBBS 新生的"戏新生"（ragging）期间为一名高年级学生购买避孕套。虽然自 2009 年以来，印度大学校园已经正式禁止"玩弄新生"，但在 AIIMS 这依然存在，尽管形式比之前温和（见电影《安慰剂》）。

10. L. Abraham, "Bhai-Behen, True Love, Time Pass: Friendships and Sexual Partnerships among Youth in an Indian Metropolis," *Culture, Health and Sexuality* 4, no. 3 (2002): 337–53.

11. V. Turner, *The Forest of Symbols*, 95, 100.

12. 关于印度平权行动的详尽历史，见 Marc Galanter, *Competing Equalities: Law and the Backward Classes in India* (New Delhi: Oxford University Press, 1984); O. Mendelsohn and M. Vicziany, *The Untouchables*; Z. Hasan, *Politics of Inclusion: Castes, Minorities, and Affirmative Action* (New Delhi: Oxford University Press, 2009). 关于整个南亚地区平权行动的人类学方面的最新研究，参见 A. Shah and S. Shneiderman, "Toward an Anthropology of Affirmative Action," *Focaal* 65 (2013): 3–16。

13. Z. Hasan, *Politics of Inclusion*, 87.

14. C. Jaffrelot, *India's Silent Revolution: The Rise of the Lower Castes* (London: Hurst, 2002).

15. 该请愿书基于三个理由对该政策提出质疑。第一，OBC 配额违反了宪法对机会平等的保障。第二，种姓不是"落后"的可靠指标。第三，拟议的配额威胁到了公共服务的效率。参见 V. Venkatesan, "The Dynamics of Medicos' Anti-Reservation Protests," 145。

16. 并非所有人都同意将富裕的 OBC 排除在保留政策之外。例如，德什潘德认为，如果假定歧视会随着财富的积累而消散，那么这样的决定就清空了"社会"的意义（S. Deshpande, "Caste and Castelessness," 37）。塔鲁及其同事也讨论了将社会歧视与经济剥夺混为一谈的问题（S. Tharu et al., "Reservations and the Return to Politics"）。哈桑讨论了关于使用种姓而不是经济阶层来确定保留资格的历史和当代辩论（Z. Hasan, *The Politics of Inclusion*）。

17. Z. Hasan, *Politics of Inclusion*, 103; V. Venkatesan, "The Dynamics of Medicos'

Anti-Reservation Protests."

18. Z. Hasan, *Politics of Inclusion*, 103.

19. A. Subramanian, "Making Merit."

20. 对于在马德拉斯理工学院才能如何与上层种姓成为同义词的详细叙述，参考 A. Subramanian, *The Caste of Merit*。

21. 转引自 S. Deshpande, "Caste and Castelessness," 37。

22. 参见 A. Subramanian, *The Caste of Merit*。乔普拉研究了小学课堂上教师对低种姓儿童的态度，他注意到近年来教师的态度有所改善，但有些人仍然相信学生内在的"可教育性"取决于其种姓。参见 R. Chopra, "Sisters and Brothers"。

23. 转引自 V. Venkatesan, "The Dynamics of Medicos' Anti-Reservation Protests," 148。在主要案件阿育王·库马尔·塔库尔（Ashoka Kumar Thakur）诉印度联邦一案中，同名的请愿人是最高法院的一名律师。文卡特桑（Venkatesan）在第 150—151 页谈到，司法系统不遵守用非冒犯性语言来措辞文书的规范，把原先的措辞纳入 2007 年那个延缓法令执行的临时决议中，这暴露了其种姓偏见及其对医疗界的罢工成员的偏袒。

24. Z. Hasan, *Politics of Inclusion*, 102–4.

25. Government of India, "Report of the Committee to Enquire into the Allegation of Differential Treatment of SC/ST Students in All India Institute of Medical Science [*sic*]," 2007, http://www.nlhmb.in/reports%20aiims.pdf.

26. Ibid., 60.

27. 电影《安慰剂》展示了在德卡任期内，一名 ST 学生自杀后，学生们在院长的平房外进行抗议。

28. Government of India, "Report of the Committee," 61–62.

29. A. Dhar, "AIIMS Rejects Thorat Report," *The Hindu*, September 20, 2007.

30. V. Adams, *Doctors for Democracy* (Cambridge: Cambridge University Press, 1998).

31. A. Subramanian, *The Caste of Merit*, 238.

32. V. Venkatesan, "The Dynamics of Medicos' Anti-Reservation Protests".

33. S. Deshpande, "Caste and Castelessness." 原文强调。

34. S. S. Jodhka and K. Newman, "In the Name of Globalisation: Meritocracy, Productivity and the Hidden Language of Caste," *Economic and Political Weekly* 42, no. 41 (2007): 4125–32.

35. "歧视" 是一个带有沉重含义的词语。当处于一个有相关历史（如 AIIMS）的环境中并且与种姓联系在一起时，它有戏剧性的，且往往是暴力的含义。2016 年 1 月，海德拉巴大学的达利特博士生罗希斯·韦姆拉在他和校园里的达利特政治团体成员受到制度性歧视后自杀。这起案件占据了头条新闻，并引发了一阵全国性的愤怒，然后就淡出了人们的视野。参见 P. Donthi, "From Shadows to the Stars: The Defiant Politics of Rohith Vemula and the Ambedkar Students Association," *The Caravan*, May 2016。关于同一所大学的达利特学生的第一人称反思，参见 N. Sukumar, "Quota's Children: The Perils of Getting Educated," in *Beyond Inclusion*, 205–21。

36. 虽然友谊团体并不是严格按照类别隶属关系划分的，但这种对话似乎基本上是这样。在丹德卡尔对马哈拉施特拉邦医学院学生的研究中，来自普通类别的受访者报告说，他们的朋友中有 78% 的人来自普通类别，22% 来自保留群体；而来自保留类别的受访者报告说，他们的朋友中，其他保留学生占比 48%，普通类别的人占比 52%。参见 V. Dandekar, "Reservations in Medical Education," 124。

37. 来自印度印地语中心地带以外的学生还有一个额外的挑战，那就是提高他们的印地语水平，以便与病人有效沟通。有些老师比其他人更能理解这项挑战。

38. A. James, "Keralites Shine in Delhi AIIMS Union Elections, Win All Posts Except One," *International Business Times*, July 23, 2015.

39. Government of India, "Report of the Committee," 53–58.

40. *The Hindu*, "Protest against Denial of Reservation at AIIMS," October 3, 2010; *The Statesman*, "AIIMS Faculty Demands Drive to Fill SC, ST Posts," September 15, 2015.

41. Forum for Rights and Equality, AIIMS, New Delhi, "Forum for Rights and

Equality to The Secretary, Ministry of Health and Family Welfare," January 19, 2015.

42. 尼基尔关于"用同一个盘子吃饭"的评论是指历史上，上层种姓拒绝与下层种姓分享餐具的歧视性做法，因为他们认为在这个过程中他们会被"污染"。

43. 参见 Government of India, "Report of the Committee," 32–36。在男生宿舍里，最明显的欺凌行为包括把学生锁在房间里，在他们的门上写下辱骂的信息，直到他们同意搬到宿舍的不同楼层。女生报告直接欺凌的人数较少，但那些保留类别的学生往往会形成自己的社群。很明显，我不能确定学生们在与我讨论时是否会有意保护 AIIMS 的形象。不过，他们中的许多人愿意以多样的方式批评该机构，包括在教师中的种姓歧视，这表明他们的反思是坦率的。此外，我在这里的目的不是要提供非此即彼的经验证明，而是要反思学生们**说了**什么，以及这对于这所机构的当下意味着什么。关于方法论的更多信息，见附录。

44. 2019 年 1 月，印度宪法第 124 次修正案规定，在高等教育机构和政府就业中，普通类别的经济弱势阶层有 10% 的名额。在撰写本书时，这项政策的后果尚未显现。最近对 445 所高等教育机构的分析表明，这部分学生已经占到总名额的 28%，这让人对该政策的证据基础产生怀疑。参见 B. Reddy et al., "New Reservation Policy: Is It Empirically Justifiable?" *Economic and Political Weekly* 54, no. 23 (June 8, 2019): 12–14。

45. A. Subramanian, *The Caste of Merit*, 238.

46. S. Deshpande, "Caste and Castelessness," 38.

47. A. Subramanian, "Making Merit," 293.

48. S. Deshpande, "Caste and Castelessness," 33; A. Subramanian, "Making Merit," 293; A. Subramanian, *The Caste of Merit*, 141.

49. A. Subramanian, "Making Merit."

50. S. Tharu et al., "Reservations and the Return to Politics."

51. S. Deshpande, "Caste and Castelessness."

52. S. Tharu et al., "Reservations and the Return to Politics," 39.

53. A. Subramanian, *The Caste of Merit*, 174.

54. S. Deshpande, "Caste and Tastelessness," 38.

55. Ibid.; A. Beteille, "The Reproduction of Inequality: Occupation, Caste and Family," *Contributions to Indian Sociology* 25, no. 1 (1991): 3–28; L. Fernandes, *India's New Middle Class.*

56. 目前，只有 OBC "奶油层"被法院命令排除在配额之外。然而，普里亚似乎认为自己是 ST "奶油层"的一部分，这一事实表明这些类别是多么的不固定，在争论平权行动应根据经济水平而不是种姓标准进行评定的不只有上层种姓。有关表列种姓和表列部落群体中的"奶油层"问题可能很快就会被列入政治议程。参见 S. Deshpande, "Caste and Castelessness," 37。

57. 参见 S. S. Jodhka and K. Newman, "In the Name of Globalisation"; A. M. Shah, "Job Reservations and Efficiency," *Economic and Political Weekly* 26, no. 29 (1991): 1732–24。这些反对意见包含西方政治思想现代史的回声，其中包括要在对等级制度的理解之上创造更公平的社会，即等级制度将基于人们不同的先天能力而持续存在。将天生智力差异合理化，使得社会的建立可以在遵照自然和理性的同时促进"美德和才能"。参见 J. Carson, *The Measure of Merit: Talents, Intelligence, and Inequality in the French and American Republics, 1750–1940* (Princeton, NJ: Princeton University Press, 2006); A. Subramanian, *The Caste of Merit*, 17–18。这种话语在西方并没有消失。2015 年美国最高法院法官安东宁·斯卡利亚（Antonin Scalia）在审理一起关于德克萨斯大学平权行动招生政策的案件时提出，黑人学生可能更适合去"能让他们成绩不错的慢速学校"，而不是在录取他们时已经考虑到种族因素的高竞争性大学。

58. A. Deshpande and T. E. Weisskopf, "Does Affirmative Action Affect Productivity in the Indian Railways?" (Working Paper No. 185, Centre for Development Economics, Delhi School of Economics, 2011), http://www.cdedse.org/pdf/work185.pdf; J. Parry, "Two Cheers for Reservation: The Satnamis and the Steel Plant," in *Institutions and In- equalities: Essays in Honour of Andre Beteille*, ed. J. Parry and R. Guha (New Delhi: Oxford University Press, 2009), 128–69.

59. S. Deshpande, "Pass, Fail, Distinction," 7.

60. V. Venkatesan, "The Dynamics of Medicos' Anti-Reservation Protests"; A. Subramanian, "Making Merit."

61. S. Deshpande, "Caste Quotas and Formal Inclusion in Indian Higher Education," in *Beyond Inclusion*, 41.

62. S. Pinto, "Development without Institutions," 358.

63. Ibid.

64. U. Zacharias, "To Race with the Able? Soft Skills and the Psychologisation of Marginality," in *Beyond Inclusion*, 291–92.

65. 斯尼格达·普纳姆（Snigdha Poonam）在《梦想家》（*Dreamers*）一书中描述了，在大城市以外的地区，有抱负的印度年轻人认为个性发展是成功的重要因素。越来越多的商业企业迎合了这种焦虑。

66. U. Zacharias, "To Race with the Able?"; L. Fernandes, *India's New Middle Class*, 68–69; S. Poonam, *Dreamers*.

67. P. Bourdieu, *Language and Symbolic Power*, ed. J. B. Thompson, trans. G. Raymond and M. Adamson (Cambridge, MA: Harvard University Press, 1991), 86.

68. 参见 U. Zacharias, "To Race with the Able?", 300。在我观察"脉搏"活动的开幕式时，语言所包含的复杂政治被抛到脑后，当时 AIIMS 的院长用纯正的印地语向来自印度各地的学生讲话。这发生在印度人民党执掌多数党政府的几个月内，该政府将提高印地语在官僚机构中的地位作为优先事项。

69. 在对马哈拉施特拉邦政府医学院的研究中，丹德卡尔发现 80% 的表列种姓和表列部落的学生报告说对英语作为教学语言感到有困难，而普通类别的学生只有 15% 感到有困难。只有 8% 的表列种姓和表列部落的学生表示在 MBBS 课程的任何方面都没有困难，而普通类别里这样的学生有 44%。参见 V. Dandekar, "Reservations in Medical Education," 122。

70. N. Pandhi, "Clinical Trials," *The Caravan*, October 2015.

71. T. N. Madan, *Doctors and* Society, 79.

72. S. Deshpande "Caste Quotas and Formal Inclusion in Indian Higher Education," 38.

73. Ibid., 15.

74. V. Turner, *The Forest of Symbols*, 101, 108. 原文强调。

75. B. Thomassen, "Thinking with Liminality," 46.

76. B. R. Ambedkar, *The Annihilation of Caste* (London: Verso, 2014).

77. V. Turner, *The Forest of Symbols*, 106.

第五章　学习的方式和方法——门诊印象

1. L. Cohen, "Operability: Surgery at the Margin of the State," in *Anthropology in the Margins of the State*, ed. V. Das and D. Poole (Santa Fe, NM: School of American Re- search Press, 2004), 165–90.

2. A. Pilnick and R. Dingwall, "On the Remarkable Persistence of Asymmetry in Doc- tor/Patient Interaction: A Critical Review," *Social Science & Medicine* 72, no. 8 (April 1, 2011): 1374–82.

3. M. T. Taussig, "Reification and the Consciousness of the Patient," *Social Science & Medicine. Part B: Medical Anthropology* 14, no. 1 (February 1, 1980): 8.

4. 可参考前卫生部长拉奥关于"专业化"医院管理的论点，见 S. K. Rao, *Do We Care?*, 400。

5. 马丹在 20 世纪 70 年代曾被告知，"自满情绪"已经渗透到教学计划中。有人告诉他，"学院存在分裂的状况"，一些教员支持彻底取消 MBBS。参见 T. N. Madan, Doctors and Society, 82。

6. B. Adkoli and R. Sood, "Faculty Development and Medical Education Units in India: A Survey," *National Medical Journal of India* 22, no. 1 (2009): 28–32; N. Anan- thakrishnan and R. Sood, "Curricula Battles: Is It Possible to Win the War Even If a Few Battles Are Lost?" *International Journal of User-Driven Healthcare* 2, no. 1 (2012): 82–85; R. Sood and T. Singh, "Assessment in Medical Education: Evolving Perspectives and Contemporary Trends," *National Medical Journal of India* 25, no. 6 (2012): 357–64.

7. 马丹在 20 世纪 70 年代做研究时被告知，年轻的教员害怕表达不同意见，公开讨论这些问题受到等级制度和僵化的机构结构的阻碍。参见 T. N. Madan,

Doctors and Society, 91。这一挑战并非 AIIMS 或印度所独有。关于英国医院的官僚主义演变，参见 B. S. Turner, *Medical Power and Social Knowledge* (London: Sage, 1987)。认真对待这一问题需要去了解机构变革的相关文献。关于人类学对这一领域的贡献，参见 S. Wright, ed., *Anthropology of Organizations* (London: Routledge, 1994)。

8. R. Baru, "Public Sector Doctors," 89–90.

9. M. Foucault, *The Birth of the Clinic: An Archaeology of Medical Perception* (New York: Vintage, 1994), 107.

10. F. W. Hafferty and R. Franks, "The Hidden Curriculum," 865.

11. B. S. Turner, *Medical Power and Social Knowledge*, 130.

12. 参见 A. Petryna, *Life Exposed: Biological Citizens after Chernobyl* (Princeton, NJ: Princeton University Press, 2002)。顺着这一思路，艾丽斯·斯特里特（Alice Street）认为巴布亚新几内亚的马当医院（Madang Hospital）是一个病人试图让自己被国家看到的场所，但他们往往被国家的目光所遗漏。参见 A. Petryna, *Biomedicine in an Unstable Place*, 13–14 ; J. Copeman, *Veins of Devotion: Blood Donation and Religious Experience in North India* (New Brunswick, NJ: Rutgers University Press, 2009); L. Cohen, "Operability"。

13. 本节中的小故事来自一次门诊：田野笔记，2014 年 4 月。继哈弗蒂和弗兰克斯关于"隐性课程"的探讨之后，奥唐奈（O'Donnell）指出隐性课程是如何通过空间以及言语发挥作用的。参见 O'Donnell, "Introduction: The Hidden Curriculum—a Focus on Learning and Closing the Gap," in *The Hidden Curriculum in Health Professional Education*, 14。观察 AIIMS 的环境，以及观察空间如何被以不同方式组织起来并如此持续下去，也可以被视作学生教育的一部分。

14. P. Bourdieu, *Distinction*. M. Mauss, "Techniques of the Body," in *Sociologie et Anthropologie*, 4th ed. (1935; Paris: Presses Universitaires de France, 1968), 364–86; R. Prentice, *Bodies in Formation*.

15. M. Pentecost and T. Cousins, "'The Good Doctor'" 4; A. Kleinman, *The Illness Narratives: Suffering, Healing, and the Human Condition* (New York: Basic

Books, 1988).

16. R. N. Cowell, *The Hidden Curriculum: A Theoretical Framework and a Pilot Study* (EdD diss., Harvard Graduate School of Education, 1972).

17. F. W. Hafferty and R. Franks, "The Hidden Curriculum," 865.

18. K. M. Ludmerer, *Time to Heal: American Medical Education from the Turn of the Century to the Era of Managed Care* (Oxford: Oxford University Press, 2005).

19. D. J. Flinders, N. Noddings, and S. J. Thornton, "The Null Curriculum: Its Theo- retical Basis and Practical Implications," *Curriculum Enquiry* 16, no. 1 (2006): 33–42; J. F. O'Donnell, "The Hidden Curriculum," 14.

20. J. S. Taylor and C. L. Wendland, "The Hidden Curriculum," 52.

21. 举例来说，在美国的一所医学院，隐性课程如何强化异性恋，可见 M. Murphy, "Hiding in Plain Sight: The Production of Heteronormativity in Medical Education," *Journal of Contemporary Ethnography* 45, no. 3 (2014): 256–89。

22. 本节中的小故事来自一次门诊：田野笔记，2015 年 5 月。关于 *takleef* 如何囊括了"症状概念、医疗投诉和不舒服的观念"之间的重叠，参见 V. Das, *Affliction*, 33。

23. 参见 S. Pinto, "'The Tools of Your Chants and Spells': Stories of Madwomen and Indian Practical Healing," *Medical Anthropology* 35, no. 3 (2015): 263–77; K. Ram, "Class and the Clinic"; C. Van Hollen, *Birth on the Threshold: Childbirth and Modernity in South India* (Berkeley: University of California Press, 2003)。这并不是说私营部门的沟通是没有问题的。参见 V. Datye, K. Kielmann, K. Sheikh, D. Deshmukh,S. Deshpande, J. Porter, and S. Rangan, "Private Practitioners' Communications with Patients around HIV Testing in Pune, India," *Health Policy and Planning* 21, no. 5 (2006): 343–52。

24. V. Das, *Affliction*, 221–22; E. S. Lazarus, "Theoretical Considerations for the Study of the Doctor-Patient Relationship: Implications of a Perinatal Study," *Medical Anthropology Quarterly* 2, no. 1 (1986): 34–58.

25. 正如我在第七章中指出的，2017 年的一项调查显示，在 AIIMS，22% 的患者对他们的医生的行为表示不满。我的研究助理普丽缇和我经常向病人保证，我们不是 AIIMS 的代表，我们不会把他们所说的话告诉该机构的任何人。尽管如此，我也清楚人们可能依然不明白我为什么要问他们问题，并且可能会根据我想听到的给我答案。

26. 听到这样的评论，值得回顾一下印度私人医生的规模和多样性。鉴于夏米拉病情的严重性，她说的可能是高知名度的私人医院的医生，而不是当地的诊所。正如达斯在《痛苦》（*Affliction*）一书中指出的，很少有人类学方面的研究来比较印度公共部门和私营部门的医疗质量和病人经验。需要更多这方面的研究，以解决简单化的公私二分法的问题。

27. J. S. Taylor and C. Wendland, "The Hidden Curriculum."

28. P. Bourdieu, *Distinction* ; K. Ram, "Class and the Clinic."

29. R. Prentice, *Bodies in Formation*.

30. V. Das, *Affliction*, 217.

31. M. Foucault, *The Birth of the Clinic*.

32. 参见 S. Pinto, "The Tools of Your Chants and Spells," 7. 原文强调。对于他们早期的论点，即专业必须通过捍卫专业知识的解释学维度来防止知识的"常规化"，以确保客户和专业人员之间的权力差异（即使所有其他因素都相同），参见 H. Jamous and B. Peloille, "Professions or Self-Perpetuating Systems? Changes in the French University-Hospital System," in *Professions and Professionalization*, ed. J. A. Jackson (Cambridge: Cambridge University Press, 1970), 109–52。

33. L. Fernandes, *India's New Middle Class*; S. K. Rao, *Do We Care?*

34. 布莱恩·特纳（Brian Turner）描述了医院组织与传统的韦伯的官僚制理论之间的分歧："经由医疗支配体系，在理性的官僚制度和医生的专业自主权之间的差异处，医院的权力结构出现了断裂。"参见 B. Turner, *Medical Power and Social Knowledge*, 160。这一点在 AIIMS 是成立的，从获得服务的过程中，可以很明显地看到个人关系在其中的深远影响。

35. K. Ram, "Class and the Clinic."

36. Ibid., 204，207–8.

37. P. Bourdieu, *Language and Symbolic Power*, 37; M. Taussig, "Reification and the Consciousness of the Patient."

38. B. Gerber, "Should We Use Philosophy to Teach Clinical Communication Skills?" *African Journal of Primary Health Care & Family Medicine* 8, no. 1 (November 16, 2016), 2.

39. 这一篇章中的小故事来自一次门诊：田野笔记，2015 年 2 月。

40. 关于"虚弱"（*kamzori*）和"身体疼痛"（*badan dard*）的报告在印度的诊所中很常见，医生经常引用这些报告来说明疑病症、躯体化障碍，或者特别是用来说明农村穷人的疾病的简单性。关于老年人对"虚弱"的理解，请见 B. Brijnath, *Unforgotten: Love and the Culture of Dementia Care in India* (New York: Berghahn, 2014); L. Cohen, *No Aging in India: Alzheimer's, The Bad Family, and Other Modern Things* (Berkeley: University of California Press, 1998)。关于低收入妇女中"虚弱"作为抑郁症的躯体化特征的方法，见 B. Pereira, G. Andrew, S. Pednekar, R. Pai, P. Pelto, and V. Patel, "The Explanatory Models of Depression in Low Income Countries: Listening to Women," *Journal of Affective Disorders* 102 (2007): 209–18。

41. 这一篇章中的小故事来自一次门诊：田野笔记，2015 年 2 月。

42. 参见 M. Foucault, *The Birth of the Clinic*, 114–15; F. Hafferty, "Beyond Curriculum Reform: Confronting Medicine's Hidden Curriculum," *Academic Medicine* 73, no. 4 (1998): 403–7。关于语言人类学开始如何处理医学话语，参见 J. C. Kuipers, "'Medical Discourse' in Anthropological Context: Views of Language and Power," *Medical Anthropology Quarterly* 3, no. 2 (1989). 99–123。有关这一问题在当下的体现，请见 J. M. Wilce, "Medical Discourse," *Annual Review of Anthropology* 38 (2009): 199–215。

43. 参见 M. Foucault, *The Birth of the Clinic*, 114。柯克帕特里克回顾了 20 世纪 60 年代她在旁遮普邦一个病房的研究。她写道，语言之间的"代码转换"被用来作为一种有意的手段，以控制与病人共享的信息；在当时专断的做法中，这也被认为是一种保护机制。参见 J. Kirkpatrick, *The Sociology of an*

Indian Hospital Ward, 88, 97–98。

44. 这一篇章中的小故事来自一次门诊：田野笔记，2015 年 2 月。

45. 患者对女医生的称呼为"先生"或"医生大人"（Doctor Sahab），这也体现出一直以来的权势性别化。

46. F. W. Hafferty and R. Franks, "The Hidden Curriculum," 865.

47. 这一篇章中的小故事来自一次门诊：田野笔记，2015 年 3 月。

48. 关于门诊观察的方法和伦理的说明，请见附录。

49. 达斯写道，在低收入地区，许多医生更强调对症状的治疗，而不是追求诊断，这导致慢性病被理解为一系列间歇性的急性发作。她以一位年轻妇女为例说明了这一点。这位妇女被告知有"低血压"，但医生其实并没有测量她的血压。达斯认为，像这样的情形"既不是'民间的'，也不是'专家的'"——它们表现出与艰苦的生活条件所带来的压力之间的联系，同时也带有"低收入社区典型的临床互动痕迹和特殊的护理生态"。参见 V. Das, *Affliction*, 20, 44。

50. 通过医生和私人实验室之间的关系，为了经济利益而进行过度检查的做法，已经成为印度医疗腐败话语中的一个关键套路——AIIMS 也不能幸免。不过，就本例中的病人以及 AIIMS 的其他许多病人而言，提供免费检查可以说是一种健康正义行为。

51. 我不太愿意把这称为激发解释模式的行为，因为它不是为了理解病人的主观疾病体验，也不是为了承认病人和医生之间的权力差异，而是为了掌握病人的物质条件，以便为准确的诊断建立一条更可靠的道路。可参考 A. Kleinman, *The Illness Narratives: Suffering, Healing, and the Human Condition* (New York: Basic Books, 1988)。对于 20 世纪 80 年代兴起的解释模式引发的理论反应的总结，参见 V. Das, *Affliction*, 27–29；E. S. Lazarus, "Theoretical Considerations"。

52. K. Ram, "Class and the Clinic," 206.

53. 这一篇章中的小故事来自一次门诊：田野笔记，2015 年 2 月。

54. M. DelVecchio Good, "The Medical Imaginary and the Biotechnical Embrace," in *Subjectivity: Ethnographic Investigations*, ed. J. Biehl, B. Good, and A.

Kleinman (Berkeley: University of California Press, 2007), 362–80; S. S. Amrith, *Decolonizing International Health*.

55. 萧伯纳在 1909 年为他的戏剧《医生的困境》(*The Doctor's Dilemma*) 所写的序言中（第 65—67 页），感叹英国全科医生和他们的病人之间的社会经济脱节：

> 只要在每一品脱的牛奶中加入半盎司的镭，就可以让世界上每一个孩子在他们一生中对所有的疾病绝对免疫，世界也不会变得更加健康。因为即使是皇太子——不，甚至是芝加哥肉食大王的儿子，也无法负担这种治疗。然而，医生是否会因此而不开处方，这一点值得怀疑。他们现在不顾一切地建议那些没钱去康沃尔过冬的人去埃及或达沃斯过冬，并在那些显然必须以牺牲必需品为代价才能获得这些奢侈品的家庭中下了喝香槟酒和老波尔多酒的命令，这常常让人怀疑一个人是否有可能在经历了医学训练之后还能保持一点常识。这种不体谅人的行为只有在这样的阶级中才能得到纠正，在这样的阶级中，贫穷即使在极力掩饰的情况下也十分明显，再加以掩饰也不足以让医生（他自己往往也不比病人好）认为英国家庭的年均收入约为 2000 英镑，且可以轻而易举地抛下家人、低价出售祖传宅邸，然后退休，到一个外国疗养院，致力于某种两年前还不存在的"治疗"，而且两年后可能也不会存在（除了作为保留一个一般旅馆的借口）。

56. S. Pinto, *Where There Is No Midwife*, 139; C. Van Hollen, *Birth on the Threshold*.

57. J. S. Taylor and C. Wendland, "The Hidden Curriculum," 52.

58. 关于这种现象在全球北方的体现，请见 N. Rose, *The Politics of Life Itself: Biomedicine, Power, and Subjectivity in the Twenty-First Century* (Princeton, NJ: Princeton University Press, 2006)。

59. S. Pinto, "Development without Institutions"; S. Pinto, *Where There Is No Midwife*.

60. K. Ram, "Class and the Clinic," 206; S. Pinto, "Development without Institutions."

61. Arthur Kleinman, "The Divided Self, Hidden Values, and Moral Sensibility in Medicine," *The Lancet* 377, no. 9768 (March 5, 2011): 804–5; V. Das, *Affliction*.

62. 这一篇章中的小故事来自一次门诊：田野笔记，2015 年 3 月。

63. R. E. Davis-Floyd and C. F. Sargent, eds., *Childbirth and Authoritative Knowledge: Cross-Cultural Perspectives* (Berkeley: University of California Press), 1997; S. Pinto, *Where There Is No Midwife*.

64. 另一个具有讽刺意味的时刻是，在我们去农村讨论卫生设施的路上，车前排的人从窗户扔出去一塑料袋的垃圾。当我们穿过一座桥时，我看着它在空中划出一道弧线，落向下面那条毫无生气的河流。

65. 参见 S. Mukherjee, "The Perfect Last Day of Mr Sengupta," *Granta* 124 (2013): 35–42。一位在美国接受培训的印度医生，讲述了他对 AIIMS 缺乏对病人隐私的保护的震惊。

66. J. S. Taylor and C. Wendland, "The Hidden Curriculum"; M. Lock and D. Gordon, eds., *Biomedicine Examined* (Dordrecht: Kluwer Academic Publishers, 1988).

67. B. Gerber, "Should We Use Philosophy to Teach Clinical Communication Skills?", 1.

68. L. M. Ahearn, *Living Language: An Introduction to Linguistic Anthropology* (Malden, MA: Wiley-Blackwell, 2012), 291; P. Bourdieu, *Language and Symbolic Power*; M. Foucault, "The Subject and Power," in *The Essential Foucault: Selections from the Essential Works of Foucault, 1954–1984*, ed. N. Rose and P. Rabinow (New York: New Press, 1994), 126–44.

69. B. Gerber, "Should We Use Philosophy to Teach Clinical Communication Skills?", 2.

70. A. Kleinman, "The Divided Self," 805.

71. B. Gerber, "Should We Use Philosophy to Teach Clinical Communication Skills?"; D. S. Jones, J. A. Greene, J. Duffin, and J. H. Warner, "Making the Case for History in Medical Education," *Journal of the History of Medicine and Allied Sciences* 70, no. 4 (2015): 623–52.

72. AIIMS Act, Rules and Regulations, All India Institute of Medical Sciences, New Delhi, June 2, 1956, https://www.aiims.edu/images/pdf/aiimsact.pdf.

73. T. N. Madan, *Doctors and Society*, 82–83.

74. V. Das, *Affliction*, 52.

75. A. Pratap and S. Pandit, "Maharashtra Goes on Strike as More Doctors Are Attacked," *Hindustan Times*, March 23, 2017; D. C. Sharma, "Rising Violence against Health Workers in India," *The Lancet* 389 (10080) (2017): 1685.

76. A. Ruddock, "Behind the Self-Defence Lessons for AIIMS Doctors Lies the Failure of Indian Medical Education," *Scroll.in*, May 27, 2017. https://scroll.in/pulse/838661/behind-the-self-defence-lessons-for-aiims-doctors-lies-the-failure-of-indian-medical-education.

77. F. W. Hafferty and R. Franks, "The Hidden Curriculum," 866.

第六章 毕业——优秀的结果

1. M. Pentecost and T. Cousins, "The Good Doctor," 5.

2. 正如我在第一章中指出的，尽管医学专业人士更喜欢"亚专科"（subspecialization）这个更准确的术语，但我使用"超级专科"（superspecialization）来呼应学生使用的语言。

3. J. Chua, *In Pursuit of the Good Life*, 191.

4. N. J. Long and H. L. Moore, *The Social Life of Achievement*.

5. J. Das and J. Hammer, "Strained Mercy: The Quality of Medical Care in Delhi" (Policy Research Working Paper No. 3228, World Bank, September 2004).

6. 马丹说明了这一转变，他指出，在 20 世纪 70 年代，人们并不认为所有的 MBBS 毕业生都会直接去读研究生。参见 T. N. Madan, *Doctors and Society*, 63。

7. B. Lefebvre, "The Indian Corporate Hospitals: Touching Middle Class Lives."

8. 此处还有一个重要的法律障碍，非专科医生会被禁止完成特定的医疗操作。在心脏外科医生德维·谢蒂（Devi Shetty）的例子中，如果他要进行剖腹产手术，他可能会失去他的执照。参见 D. Shetty, "Fixing Healthcare," *Seminar*, September 2015。

9. 在我进行研究的时候，实习期是为期 12 个月的临床训练，包括以下轮转：内科（6 周）、外科（6 周）、在巴拉布格尔的农村工作（12 周）、儿科（4 周）、妇产科（4周）、意外／急诊（4周）、麻醉科（2周）、眼科（2周）和选修课（8周）。

10. 关于这个话题，马丹在 1980 年写道："一些受访者质疑实习后免去考试是否明智。他们坚持认为，印度学生是以考试为导向的，他们中的大多数并不认真对待实习。"参见 T. N. Madan, Doctors and Society, 81。印度国家医学委员会法案提议了全国 MBBS 毕业考试（NEXT），以解决国内医学教育质量不均衡的问题。评论家们认为，这种考试应该按照美国医师执照考试的方式强调技能测试。参见 S. D. Bhaduri, "The NEXT Promise," *Indian Express*, 8 May, 2018; S. Rao and S. Naik, "Supreme Court Directive on Making NEET Compulsory Is Move in the Right Direction," *Indian Express,* May 10, 2016。

11. "AIIMS PG Topper Interview: Dr. Shuvadeep Ganguly, 10th Rank, November 2015," https://pgblazer.com/aiims-pg-topper-interview-dr-shuvadeep-ganguly-10th- rank-november-2015/.

12. 在我写作本书时，AIIMS 正在进行系统升级，其中包括电子化医疗记录。在未来几年里，值得观察的是这将如何改变病人的就医体验以及对监测病人的影响。

13. 这一篇章中的小故事来自一次门诊：田野笔记，2015 年 3 月。

14. V. Das, *Affliction*, 217–18.

15. L. Fernandes, *India's New Middle Class*, xv; R. Lukose, *Liberalization's Children: Gender, Youth, and Consumer Citizenship in Globalizing India* (Durham, NC: Duke University Press, 2009).

16. J. Baudrillard, *The Consumer Society*, 218.

17. 这一发展与美国的历史趋势一致，美国是另一个历史上国家很少参与医疗服务的国家。参见 G. Weisz, *Divide and Conquer: A Comparative History of Medical Specialization* (Oxford: Oxford University Press, 2008)。

18. D. Graeber, *Toward an Anthropological Theory of Value: The False Coin of Our Own Dreams* (New York: Palgrave, 2001), 76; T. Otto and R. Willerslev, "'Value as Theory': Comparison, Cultural Critique, and Guerilla Ethnographic Theory," *HAU: Journal of Ethnographic Theory* 3, no. 1 (2013): 1–20.

19. D. Graeber, *Toward an Anthropological Theory of Value*, 76–77.

20. Ibid., 3.

21. M. Weber, *Economy and Society: An Outline of Interpretive Sociology* (Berkeley: University of California Press, 1978), 205–307.

22. S. Pinto, "The Tools of Your Chants and Spells," 6.

23. J. Chua, *In Pursuit of the Good Life*, 191.

24. N. J. Long and H. Moore, *The Social Life of Achievement*, 13.

25. H. Moore, *Still Life: Hopes, Desires and Satisfactions* (Cambridge, UK: Polity Press, 2011), 76.

26. A. Szakolczai, "Liminality and Experience: Structuring Transitory Situations and Transformative Events," in *Breaking Boundaries*, 11–38.

27. 在《分而化之》（*Divide and Conquer*）中，乔治·韦茨（George Weisz）对英国、法国、德国和美国的专科化历史进行了优雅的比较概述，对于专科化可能会盖过全科发展的担忧非常普遍。在低收入和中等收入国家，关于专科化的研究仍然很少，但有一些例外，如埃克斯（Ecks）对印度胃肠病学家的研究，参见 S. Ecks, "Spectacles of Reason: An Ethnography of Calcutta Gastroenterologists," in *New Politics of Vision*, ed. J. Edwards, P. Harvey, and P. Wade (Oxford, UK: Berghahn, 2010), 117–35。虽然人们对此的研究兴趣日益增长，但到目前为止，研究的重点是特定专科的发展，而不是专科化本身的性质及其对疾病和医疗护理的影响。关于印度急诊医学的发展和管理，近期有一个有价值的例子，请见 V. Sriram, R. Baru and S. Bennett, "Regulating Recognition and Training for New Medical Specialties in India: The Case of Emergency Medicine," *Health Policy and Planning* (July 2018): 1-13。

    虽然这不是我在 AIIMS 的研究重点，但对特定专科的特点以及学生选择的决定性因素的审视也是重要的研究领域。这方面的研究在全球北方相对成熟，而其他地方则没有充分展开。参见 D. Album and S. Westin 2008, "Do Diseases Have a Prestige Hierarchy? A Survey among Physicians and Medical Students," *Social Science & Medicine* 66 (2008): 182–88; W. Leeming, "Professionalization Theory, Medical Specialists and the Concept of 'National

Patterns of Specialization,'" *Social Science Information* 40, no. 3 (2001): 455–85。在 AIIMS 也有例子说明特定领域持续存在的性别关联，安佳丽被一位之前做外科医生的叔叔告知，有一些"女孩永远不能做的事情［包括手术］，因为她们必须抚养孩子"。

28. N. J. Long and H. Moore, *The Social Life of Achievement*, 22.

29. 这一篇章中的小故事来自一次门诊：田野笔记，2015 年 3 月。

30. S. Bayly, "For Family, State and Nation," 158.

31. Ibid.

32. 电影《医生之死》（*Ek doctor ki maut*，1990 年，辛哈导演）描述了一位有前途的年轻研究医生的象征性死亡，他因发明麻风病疫苗而得到个人赞誉，也因而扰乱了政治等级制度，被驱逐到一个村庄。某些逆潮流而动的人偶尔会被大都市的精英们奉为英雄，比如在恰蒂斯加尔邦经营社区卫生项目"人民健康扶助团"的 AIIMS 校友（A. Ruddock，"Incorrect Dosage"），但绝大多数的乡村医生只能得到他们的病人的承认。而这种承认也不一定是积极的。2016 年 9 月，一张照片在推特上流传：两名男子带领一支葬礼队伍穿过一个村庄，他们举着一条横幅，上面印有一位医生的脸，和指责她造成病人死亡的文字。有关医生在拉贾斯坦邦农村被不满的病人家属威胁的例子，见 J. Killmer, "Village Doctors and Vulnerable Bodies: Gender, Medicine, and Risk in North India" (PhD diss., Syracuse University, 2018)。

33. L. Cohen, *No Aging in India*.

34. M. Porecha, "Do You Still Have a Family Physician?" *dna*, February 23, 2014, https://www.dnaindia.com/health/report-do-you-still-have-a-family-physician-1964306.

35. L. Fernandes, *India's New Middle Class*, 134.

36. 在我研究期间，六所新成立的 AIIMS 的社区医学系在其名称中附加了"和家庭医学"，但在写作本书时，还没有家庭医生被招入教职，这主要是因为 AIIMS 不招收国家委员会管理的证书课程的毕业生。

37. 参见 K. S. Jacob, "Politics of Medical Education in India," *Economic and Political Weekly* 51, no. 12 (2006): 12–15; R. Jeffery, *Politics of Health in India*。在本

书写作期间，印度医学委员会正在接受议会审查，并将由国家医疗委员会取代。

38. 到 1974—1975 年，AIIMS 每年的门诊病人已经超过 45 万，这一事实证明了这种快速增长。参见 T. N. Madan, *Doctors and Society*, 45。在最近的一次电视采访中，AIIMS 的现任院长兰迪普·古勒里亚（Randeep Guleria）博士说："AIIMS 是一家三级医院，但它也是一家综合医院。"

39. 关于急诊医学如何在印度作为专科出现，参见 V. Sriram et al., "Regulating Recognition and Training"。

40. T. N. Madan, *Doctors and Society*, 84. 原文强调。

41. 这一篇章中的小故事来自一次门诊：田野笔记，2015 年 3 月。

42. A. Subramanian, "Making Merit," 300.

43. Ibid., 292.

44. C. L. Wendland, *A Heart for the Work*, 157–59; M. Pentecost and T. Cousins, "The Good Doctor," 5.

45. 对于 AIIMS 校友移民的量化研究，参见 M. Kaushik, A. Jaiswal, N. Shah, and A. Mahal, "High-End Physician Migration from India," *Bulletin of the World Health Organization* 86, no. 1 (2008): 40–45。

46. T. N. Madan, *Doctors and Society*, 82.

47. R. Baru, "Public Sector Doctors in an Era of Commercialisation"; V. Das, *Affliction*.

48. 关于这一叙事的经典版本，参见 P. Varma, *The Great Indian Middle Class* (New Delhi: Penguin, 2007)。关于这怎样被当作让传统家庭结构瓦解的问题，参见 L. Cohen, *No Aging in India*。

49. R. Baru, "Public Sector Doctors in an Era of Commercialisation."

50. P. Bala, *Medicine and Medical Policies in India*; S. K. Rao, *Do We Care?*

51. AIIMS 的教职被禁止在私营部门从事额外工作，但医生在从 AIIMS 强制退休后转至商业医疗机构工作的情况并不少见。正因为新德里 AIIMS 的独特地位，新的全印度医学院一直在为招到足够的教员而努力。G. S. Mudur, "Mirror AIIMS Hobbled by Faculty Shortage," *The Telegraph*, February 1, 2019.

52. S. Nundy, K. Desiraju, and S. Nagral, *Healers or Predators?*

53. S. Bayly, "For Family, State and Nation," 177.

54. 参见 J. Killmer, "Village Doctors and Vulnerable Bodies"。长期以来，一直存在城市视角下的印度村庄形象。关于农村与缺乏之间的联系，参见 S.Pinto, *Where There Is No Midwife*。关于甘地、尼赫鲁和安贝德卡的政治思想中对村庄的看法有何不同的论述，参见 S. S. Jodhka, "Nation and Village: Images of Rural India in Gandhi, Nehru and Ambedkar," *Economic and Political Weekly* 37, no. 32 (2002): 3343–53. 电影《故土》（*Swades*, 2004, 哥瓦力克导演）讲述了一个不在印度本土居住的印度人从美国回到印度乡村的反应，小说《英语，八月》[U. Chatterjee, *English, August* (London: Penguin, 1988)]讲述了一位城市公务员被派往一个村庄的故事。

55. 关于初级医疗服务中心的多种缺陷的概述，参见 Patel et al., "Assuring Health Coverage for All in India," 2426–27. 关于 21 世纪初在国家农村健康计划下振兴农村初级医疗服务的努力的全面概述，参见 S. K. Rao, *Do We Care?*, 298–387。

56. 参见 K. D. Rao, S. Ramani, S. Murthy, I. Hazarika, N. Khandpur, M. Choksi, S. Khanna, M. Vujicic, P. Berman, and M. Ryan, "Health Worker Attitudes toward Rural Service in India: Results from Qualitative Research," Health, Nutrition, and Population Unit, Human Development Network, World Bank, 2010, http://siteresources.worldbank.org/HEALTHNUTRITIONANDPOPULATION/Resources/281627109569814 0167/HealthWorkerAttitudesTowardRuralServiceinIndia.pdf. 与城里人的看法相反，并不是所有医生都拒绝到农村从业。在对恰蒂斯加尔邦农村医生的研究中，谢赫及其同事发现，与当地的个人联系、与配偶同住、投身公共服务的道德心、与同事的积极关系，以及（少量）经济奖励是影响医生前往农村实践的重要因素。参见 K. Sheikh, B. Rajkumari, K. Jain, K. Rao, P. Patanwar, G. Gupta, K. R. Antony, and T. Sundararaman, "Location and Vocation: Why Some Government Doctors Stay on in Rural Chhattisgarh," *International Health* 4 (2012): 192–99. 不过，最近的一篇文章根据对同一批人的采访，强调了一些长期需求，包括设施的改善、安全程度的提高、住房的改善、更好的学校、持续的培训以及相

关行政部门对他们工作的认可。参见 K. Sheikh, S. Mondal, P. Patanwar, B. Rajkumari, and T. Sundararaman, "What Rural Doctors Want: A Qualitative Study in Chhattisgarh State." *Indian Journal of Medical Ethics* 1, no. 3 (2016): 138–44.

57. M. Pentecost and T. Cousins, "The Good Doctor," 5.

58. C. Wendland, *A Heart for the Work*, 197–98; J. Livingstone, *Improvising Medicine*.

59. M. DelVecchio Good, "The Medical Imaginary," 324.

60. A. Gupta, *Red Tape: Bureaucracy, Structural Violence, and Poverty in India* (Durham, NC: Duke University Press, 2012); S. Pinto, *Where There Is No Midwife*; B. Singh, *Poverty and the Quest for Life: Spiritual and Material Striving in Rural India* (Chicago: University of Chicago Press, 2015).

61. 拉贾斯坦邦农村缺少必要的设备，这使那里的医生感到挫折，他们认为自己的作用已经沦为分诊。参见 J. Killmer, "Village Doctors and Vulnerable Bodies"。

62. 同样，这也不是什么新鲜事。在讨论同一话题时，马丹的一位对话者回答："这是对人才和资源的白白浪费……不需要像我们这样的专家来满足民众的日常医疗需求。"参见 T. N. Madan, *Doctors and Society*, 93–94。

63. A. Subramanian, *The Caste of Merit*, 154.

64. C. L. Wendland, *A Heart for the Work*, 172–92.

65. V. Das, *Affliction*, 25.

66. 塞缪尔·谢姆（Samuel Shem）在他有关医学教育非常出名的一本小说《神之地》[*House of God* (London: Black Swan, 1978)] 中描述了这种文化。也可参见 H. S. Becker, B. Geer, E. C. Hughes, and A. L. Strauss, *Boys in White: Student Culture in Medical School* (Chicago: University of Chicago Press, 1961); D. Pollock, "Training Tales: U. S. Medical Autobiography," *Cultural Anthropology* 11, no. 3 (1996): 339–61; S. Sinclair, *Making Doctors: An Institutional Apprenticeship* (Oxford, UK: Berg, 1997)。

67. C. L. Wendland, *A Heart for the Work*, 203.

68. Ibid., 108.

69. M. Pentecost and T. Cousins, "The Good Doctor," 3.

70. 在第四章中，我讨论了普鲁什和苏希尔作为 AIIMS 的 SC 和 ST 保留类别的学生的经历。如果没有进一步的研究，我无法对这些隶属关系及其政治化和他们的职业抱负之间的关系提出观点。在加拉莱特（K. Garalytė）关于德里贾瓦哈拉尔·尼赫鲁大学学生的博士论文中，她挑战了一种将达利特人的社会流动解释为必然包含"回报社会"的冲动的叙述，正如诺代（J. Naudet）所讨论的那样。参见 K. Garalytė, "Dalit Student Movement in India: From Identity Politics to Counter Culture Movement" (Kaunas, Lithuania: Vytautas Magnus University, 2016); J. Naudet, "'Paying Back to Society': Upward Social Mobility among Dalits," *Contributions to Indian Sociology* 42, no. 3 (October 1, 2008): 413–41。AIIMS 保留类别的有些学生谈到想要改革卫生和治理系统（例如桑托什和塔西），其实他们的一些高种姓的同学（包括安佳丽和尼哈）也是如此。他们能在多大程度上实现这些愿望还有待观察，但实际情况是，在这四个人中，安佳丽和尼哈出于自己的原因，计划申请到美国读研究生。而同样是 ST 学生的普里亚，在观念上，她则倾向于为她的祖先的村庄做出贡献，但她有更迫切的野心，她要在南德里开一家私人皮肤病诊所和水疗中心。

71. 在 20 世纪 70 年代的一次类似讨论中，马丹被他的一个对话者问道："为什么要期望我像耶稣基督一样？"参见 T. N. Madan, *Doctors and Society*, 71。

72. 参见 K. Sheikh and J. Porter, "Disempowered Doctors? A Relational View of Public Health Policy Implementation in Urban India," *Health Policy and Planning* 26 (2011): 83–92; K. Kielmann, D. Deshmukh, S. Deshpande, and S. Rangan, "Managing Uncertainty around HIV/AIDS in an Urban Setting: Private Medical Providers and Their Patients in Pune, India," *Social Science & Medicine* 61, no. 7 (2005): 1540–50。

73. 特里汉在纽约担任心脏外科医生后，于 2009 年在德里郊外的古尔冈创办了一家多专科医院（Medanta）。他被认为在政府卫生政策的方向方面有很大的影响力，据说是往私人利益方向发展。参见 V. Krishnan, "Private

Practice: How Naresh Trehan Became One of India's Most Influential Doctor-Businessmen," *The Caravan*, February 2015。特里汉和另一位心脏病专家、印度第一家商业连锁医院阿波罗的创始人普拉萨普·雷迪（Prathap Reddy），可以算是印度最有名的医生商人。他们对私营医疗领域的影响表明，临床医生对"健康、权力和社会生活的其他方面"的改造可以从不同的角度来理解。参见 S. M. Holmes, A. C. Jenks, and S. Stonington, "Clinical Subjectification: Anthropologies of Contemporary Biomedical Training," *Culture, Medicine, and Psychiatry* 35, no. 2 (2011): 105。

74. D. Graeber, "It Is Value That Brings Universes into Being," *HAU: Journal of Ethnographic Theory* 3, no. 2 (2013): 231.

75. P. Chatterjee, "You Must Repay Society's Debt, Modi Tells Young AIIMS Doctors," *Indian Express*, October 21, 2014.

76. A. Kalra, "India Slashes Health Budget, Already One of the World's Lowest," *Reuters*, December 23, 2014.

77. M. Foucault, "Technologies of the Self," in *Technologies of the Self: A Seminar with Michel Foucault*, ed. L. H. Martin, H. Gutman, and P. H. Hutton (Amherst: University of Massachusetts Press, 1988); A. Pandian, "Devoted to Development: Moral Progress, Ethical Work, and Divine Favor in South India," *Anthropological Theory* 8, no. 2 (2008): 159–79; L. Cohen, "Operability"; M. Pentecost and T. Cousins, "The Good Doctor."

第七章 对抗不平等——印度医学教育的未来

1. 印度公共卫生基金会（Public Health Foundation of India, PHFI）的主席斯里纳特·雷迪（Srinath Reddy）博士是 AIIMS 的前心脏内科主任。

2. S. Pinto, "Development without Institutions," 355.

3. T. N. Madan, *Doctors and Society*, 79.

4. A. Ruddock, "AIIMS Teaches Its Doctors What to Ask a Patient: It Must Also Teach Them How," Scroll.In, February 22, 2017, https://scroll.in/pulse/829959/aiims-teaches-its-doctors-what-to-ask-a-patient-it-must-also-teach-them-how-to.

5. M. M. A. Bhat, "Hate Crimes in India," *Jindal Global Law Review*, August 4, 2020, https://doi.org/10.1007/s41020-020-00119-0.

6. P. B. Mehta, *The Burden of Democracy*, 120.

7. C. Bambra et al., "The COVID-19 Pandemic and Health Inequalities," *Journal of Epidemiology and Community Health*, June 13, 2020: 1–5.

8. S. Sengupta and M. K. Jha, "Social Policy, COVID-19 and Impoverished Migrants: Challenges and Prospects in Locked Down India," *International Journal of Community and Social Development* 2, no. 2 (2020): 152–72.

9. L. Lingam and R. S. Sapkal, "COVID-19, Physical Distancing and Social Inequalities: Are We All Really in This Together?," *International Journal of Community and Social Development* 2, no. 2 (2020): 173–90; A. Konikkara, "How a Healthcare System Partial to Privatization Fails the Poor," *The Caravan*, July 29, 2020, https://caravanmagazine.in/health/how-healthcare-partial-to-privatisation-fails-the-poor.

10. R. Wilkinson and K. Pickett, *The Spirit Level: Why Equality Is Better for Everyone*, Penguin Sociology (London: Penguin Books, 2010).

11. M. M. A. Bhat, "Hate Crimes in India."

12. The Wire, "After 3-Year Delay, Government Releases Farmer Suicide Data," November 8, 2019, https://thewire.in/agriculture/farmer-suicides-data.

13. D. Narayan, "India's Abuse of Women Is the Biggest Human Rights Violation on Earth," *The Guardian*, April 27, 2018, https://www.theguardian.com/commentisfree/2018/apr/27/india-abuse-women-human-rights-rape-girls.

14. S. Deshpande, "Pass, Fail, Distinction," 5.

15. Ibid.

16. V. Ramalingaswami, *Medicine, Health and Development*, 8–9.

17. 参见 J. S. Taylor and C. Wendland, "The Hidden Curriculum," 51。原文强调。

18. Government of India, "All India Institute of Medical Sciences Act, 1956," 6.

19. B. Gerber, "Should We Use Philosophy to Teach Clinical Communication Skills?"; D. S. Jones, J. A. Greene, J. Duffin, and J. H. Warner, "Making the

Case for History in Medical Education"; A. Kleinman, "The Divided Self "; M. Pentecost and T. Cousins, "The Good Doctor."

20. A. Kleinman, "The Divided Self," 805.

21. 魏尔肖认为："政治家、实践人类学家，必须找到实际解决这些问题的方法"。参见 J. P. Mackenbach, "Politics Is Nothing but Medicine at a Larger Scale: Reflections on Public Health's Biggest Idea," *Journal of Epidemiology and Community Health* 63, no. 3 (March 1, 2009): 181–84; H. Jack Geiger, "The Political Future of Social Medicine: Reflections on Physicians as Activists," *Academic Medicine* 92, no. 3 (2017): 282–84.

22. M. Pentecost and T. Cousins, "The Good Doctor," 7.

23. V. Adams and S. R. Kaufmann, "Ethnography and the Making of Modern Health Professionals," *Culture, Medicine, and Psychiatry* 35, no. 2 (2011): 318.

附录　方法论

1. A. Gupta, *Red Tape*; M. S. Hull, *Government of Paper: The Materiality of Bureaucracy in Urban Pakistan* (Berkeley: University of California Press, 2012).

2. 关于这个故事更长的版本，参见 A. Ruddock, "Notes from the Waiting Room: Seeking Research Access to the All India Institute of Medical Sciences (AIIMS)," LSE Field Research Method Lab, June 16, 2017, https://blogs.lse.ac.uk/fieldresearch/2017/06/16/notes-from-the-waiting-room-aiims/。

3. P. Abrams, "Notes on the Difficulty of Studying the State," *Journal of Historical Sociology* 1 (1988): 58–89.

4. M. Inhorn, "Privacy, Privatization, and the Politics of Patronage: Ethnographic Challenges to Penetrating the Secret World of Middle Eastern, Hospital-Based In Vitro Fertilization," *Social Science & Medicine* 59, no. 10 (2004): 2095–108.

5. A. Street, *Biomedicine in an Unstable Place*, 31.

6. C. Geertz, *The Interpretation of Cultures: Selected Essays* (New York: Basic Books, 2000).

7. 关于有权势的人物的原型，参见 M. Inhorn, "Privacy, Privatization," 2097。

8. D. Fassin, "Why Ethnography Matters," 630; M. Inhorn, "Privacy, Privatization," 2096.

9. 英霍恩讲述了她在开罗一家教学医院的相似经历，参见 M. Inhorn, "Privacy, Privatization," 2100。

10. 我与 AIIMS 的院长进行了一次会面，这是我为获得访问权所做的长期努力中最迷茫的时刻之一，因为他让我找教务长，而我在一年前就已这样做过。但后来我发现幸运的是，现在这个职位已经换了人。在我离开德里之前，我试图安排与院长进行一次面谈，但我的请求没有得到回应。

11. G. Wind, "Negotiated Interactive Observation," 83–85.

12. S. Zaman, "Poverty and Violence, Frustration and Inventiveness: Hospital Ward Life in Bangladesh," *Social Science & Medicine* 59, no. 10 (2004): 2025–36; M. Nichter, *Global Health: Why Cultural Perceptions, Social Representations, and Biopolitics Matter* (Tucson: University of Arizona Press, 2008).

13. 柯尔斯滕·贝尔有篇深度文章《抵制可通约性》，探讨她认为的知情同意和研究伦理之间的不可通约，她特别提到了民族志实践，并深入探讨了这些主题。参见 K. Bell, "Resisting Commensurability: Against Informed Consent as an Anthropological Virtue." *American Anthropologist* 112, no. 3 (2015): 1–12; Charles Bosk, "Irony, Ethnography, and Informed Consent," in *Bioethics in Social Context*, ed. C. Barry Hoffmaster (Philadelphia: Temple University Press, 2001); S. van der Geest, "Confidentiality and Pseudonyms: A Fieldwork Dilemma from Ghana," *Anthropology Today* (2003): 14–18。

14. S. van der Geest, "Confidentiality and Pseudonyms."

15. S. Turner, "The Silenced Assistant: Reflections of Invisible Interpreters and Research Assistants," *Asia Pacific Viewpoint* 51 (2010): 206–19.

16. 正如我在第六章中所讨论的，许多人把实习这一年作为备考研究生入学考试的机会，从而忽视了去获得更多的临床经验。

17. J. Clifford, "Introduction: Partial Truths," in *Writing Culture: The Poetics and Politics of Ethnography*, ed. J. Clifford and G. E. Marcus (Berkeley: University of California Press, 1986), 1–26.

18. 参见 C. Wendland, *A Heart for the* Work, 235。正如温德兰所指出的，比较理想的研究医生成长过程的方法是纵向研究法，但面对时间和资金的条件限制，这很难实现。在丹德卡尔关于马哈拉施特拉邦医学教育配额政策的研究中，她确实去寻找了她所研究的学院的毕业生（尽管没有她曾经认识的学生），以追踪他们的职业轨迹和生活方式，参见 V. Dandekar, "Reservations in Medical Education in Maharashtra," 128–29。

19. J. Clifford and G. E. Marcus, eds., *Writing Culture: The Poetics and Politics of Ethnography*; M. Lynch, "Against Reflexivity as an Academic Virtue and Source of Privileged Knowledge," *Theory, Culture and Society* 17, no. 3 (2000): 26–54.

20. D. J. Banks, "Minorities in American Anthropology: A Personal View," *Histories of Anthropology Annual* 3, no. 1 (2007): 222–46; D. A. Davis and C. Craven, *Feminist Ethnography: Thinking through Methodologies, Challenges, and Possibilities* (Lanham, MD: Rowman & Littlefield Publishers, 2016); E. Lewin and W. L. Leap, *Out in Public: Reinventing Lesbian/Gay Anthropology in a Globalizing World* (Hoboken, NJ: Wiley, 2009).

21. Z. Wool, "What I Wish I Knew About Anthropology and Disability: Notes to- ward a More Enabling Anthropology," *Anthro{dendum}* (blog), January 10, 2018, https:// anthrodendum.org/2018/01/10/what-i-wish-i-knew-about-anthropology-and-disability- notes-toward-a-more-enabling-anthropology/.

22. 关于患有慢性病的年轻学者在学术界的经历，参见 A. Ruddock, "Making Visible: Chronic Illness and the Academy," *Sociological Review* (blog), October 17, 2017, https://www.thesociologicalreview.com/making-visible-chronic-illness-and-the-academy/。

23. E. Samuels, "Six Ways of Looking at Crip Time," *Disability Studies Quarterly* 37, no. 3 (2017), https://dsq-sds.org/article/view/5824/4684.

24. 在《没有助产士的地方》（*Where There Is No Midwife*）一书中，萨拉·平托把她自己的怀孕并被迫回到美国家中接受医疗护理的经历编织进北印度农村的分娩和流产经验中，并反思这对她与农村妇女互动的影响。虽然在这本书中我的病没有类似的呈现，但可以准确地说，我经历了与病人共鸣的时刻，这些时刻因我们生活的物质条件之间的差距而变得很感人。这样的时刻在表明 AIIMS 病人的现实经历，虽然不一定更准确，但肯定比仅仅通过带有同情的观察和采访给我的印象和影响更深。关于这个主题的思考，参见 K. Narayan, *Alive in the Writing: Crafting Ethnography in the Company of Chekhov* (Chicago: University of Chicago Press, 2012)。

参考文献

Abraham, L. "Bhai-Behen, True Love, Time Pass: Friendships and Sexual Partnerships among Youth in an Indian Metropolis." *Culture, Health and Sexuality* 4, no. 3 (2002): 337–53. https://doi.org/10.1080/13691050110120794.

Abrams, P. "Notes on the Difficulty of Studying the State." *Journal of Historical Sociology* 1 (1988): 58–89.

Acharya, S. S. "Health Equity in India: An Examination through the Lens of Social Exclusion." *Journal of Social Inclusion Studies* 4, no. 1 (2018): 104–30. https://doi.org/10.1177/2394481118774489.

Adams, V. *Doctors for Democracy.* Cambridge: Cambridge University Press, 1998.

Adams, V., and S. R. Kaufmann. "Ethnography and the Making of Modern Health Professionals." *Culture, Medicine, and Psychiatry* 35, no. 2 (2011): 313–20. https://doi.org/10.1007/s11013-011-9216-0.

Adkoli, B., and R. Sood. "Faculty Development and Medical Education Units in India: A Survey." *National Medical Journal of India* 22, no. 1 (2009): 28–32.

Ahearn, L. M. *Living Language: An Introduction to Linguistic Anthropology.* Malden, MA: Wiley-Blackwell, 2012.

Album, D., and S. Westin. "Do Diseases Have a Prestige Hierarchy? A Survey among Physicians and Medical Students." *Social Science & Medicine* 66 (2008): 182–88. https://doi.org/10.1016/j.socscimed.2007.07.003.

Ambedkar, B. R. *Annihilation of Caste: The Annotated Critical Edition.* Edited by S. Anand. London: Verso, 2014.

Amrith, S. S. *Decolonizing International Health: India and Southeast Asia, 1930–65.* Basingstoke, UK: Palgrave Macmillan, 2006.

Ananthakrishnan, N., and R. Sood. "Curricula Battles: Is It Possible to Win the War Even If a Few Battles Are Lost?" *International Journal of User-Driven Healthcare* 2, no. 1 (2012): 82–85.

Anderson, W. "Postcolonial Technoscience." *Social Studies of Science* 32, no. 5–6 (2002): 643–58.

Anderson, W., and H. Pols. "Scientific Patriotism: Medical Science and National Self-Fashioning in Southeast Asia." *Comparative Studies in Society and History* 54, no. 1 (2012): 93–113. https://doi.org/10.1017/S0010417511000600.

Appadurai, A. "Number in the Colonial Imagination." In *Orientalism and the Postcolonial Predicament: Perspectives on South Asia*, edited by C. A. Breckenridge and P. van der Veer, 314–39. Philadelphia: University of Pennsylvania Press, 1993.

Arnold, D. *Colonizing the Body: State Medicine and Epidemic Disease in Nineteenth-Century India*. Berkeley: University of California Press, 1993.

———. "Nehruvian Science and Postcolonial India." *Isis* 104, no. 2 (2013): 360–70.

Arnoldy, B. "In India, the Challenge of Building 50,000 Colleges." *Christian Science Monitor*, January 16, 2012. https://www.csmonitor.com/World/Asia-South-Central/2012/0116/In-India-the-challenge-of-building-50-000-colleges.

Baer, H., M. Singer, and I. Susser, eds. *Medical Anthropology and the World System: Critical Perspectives*. Santa Barbara, CA: Praeger, 2013.

Bajpai, V., and A. Saraya. "For a Realistic Assessment: A Social, Political and Public Health Analysis of Bhore Committee." *Social Change* 41, no. 2 (2011): 215–31.

Bala, P. *Medicine and Medical Policies in India: Social and Historical Perspectives*. Lanham, MD: Lexington Books, 2007.

Bambra, C., R. Riordan, J. Ford, and F. Matthews. "The COVID-19 Pandemic and Health Inequalities." *Journal of Epidemiology and Community Health* 74, no. 11 (2020): 964–68. https://doi.org/10.1136/jech-2020-214401.

Banerjee, M. *Why India Votes?* Abingdon, UK: Routledge, 2014.

Banks, D. J. "Minorities in American Anthropology: A Personal View." *Histories of Anthropology Annual* 3, no. 1 (2007): 222–46. https://doi.org/doi: 10.1353/haa.0.0028.

Baru, R. "Public Sector Doctors in an Era of Commercialisation." In *Health Providers in India: On the Frontlines of Change*, edited by K. Sheikh and A. George, 81–96. Routledge: New Delhi, 2010.

Baru, R., A. Acharya, S. Acharya, K. Nagarak, and A. K. Shiva Kumar. "Inequities in Access to Health Services in India: Caste, Class and Region." *Economic and Political Weekly* 55, no. 38 (2010): 49–58.

Baudrillard, J. *The Consumer Society: Myths and Structures*. London: Sage, 1998.

Bayly, C. *Empire and Information: Intelligence Gathering and Social Communication in India, 1780–1870*. Cambridge: Cambridge University Press, 1996.

Bayly, S. "For Family, State and Nation: Achieving Cosmopolitan Modernity in Late-

Socialist Vietnam." In *The Social Life of Achievement.*, edited by N. J. Long and H. L. Moore, 158–81. Oxford, UK: Berghahn, 2013.

Baziak, A. T., and R. K. Denton. "The Language of the Hospital and Its Effects on the Patient." In *Social Interaction and Patient Care*, edited by J. K. Skipper and R. C. Leonard, 272–77. Philadelphia: J. B. Lippincott, 1965.

Becker, H. S., B. Geer, E. C. Hughes, and A. L. Strauss. *Boys in White: Student Culture in Medical School.* Chicago: University of Chicago Press, 1961.

Bell, K. "Resisting Commensurability: Against Informed Consent as an Anthropological Virtue." *American Anthropologist* 112, no. 3 (2015): 1–12. https://doi.org/10.14288/1.0223104.

Benei, V. *Schooling Passions: Nation, History, and Language in Contemporary Western India.* Stanford, CA: Stanford University Press, 2008.

Beteille, A. "The Reproduction of Inequality: Occupation, Caste and Family." *Contributions to Indian Sociology* 25, no. 1 (1991): 3–28.

Bhaduri, S. D. "The NEXT Promise." *Indian Express*, May 8, 2018. http://indianexpress.com/article/opinion/columns/mci-next-medical-education-mbbs-exam-5167293/.

Bhat, M. Mohsin Alam. "Hate Crimes in India." *Jindal Global Law Review*, August 4, 2020. https://doi.org/10.1007/s41020-020-00119-0.

Bhatia, P. "Government Directs AIIMS to Go Bilingual." *Medical Dialogues*, January 26, 2015.

Bosk, C. "Irony, Ethnography, and Informed Consent." In *Bioethics in Social Context*, edited by C. Barry Hoffmaster, 199–220. Philadelphia: Temple University Press, 2001.

Bourdieu, P. *Distinction: A Social Critique of the Judgement of Taste.* Abingdon, UK: Routledge, 2010.

———. "The Forms of Capital." In *Handbook of Theory and Research for the Sociology of Education*, edited by J. Richardson, 241–58. New York: Greenwood Books, 1986.

———. *Language and Symbolic Power.* Edited by J. B. Thompson. Translated by G. Raymond and M. Adamson. Cambridge, MA: Harvard University Press, 1991.

Bourdieu, P., and J. Passeron. *Reproduction in Education, Society and Culture.* London: Sage, 2015.

Bradbury, R. *Fahrenheit 451.* London: HarperCollins, 1998.

Bregnbæk, S. *Fragile Elite: The Dilemmas of China's Top University Students.* Stanford, CA: Stanford University Press, 2016.

Brijnath, B. *Unforgotten: Love and the Culture of Dementia Care in India.* New York: Berghahn, 2014.

Business Standard. "AIIMS at 60: Tree Planted by Queen Elizabeth Lost to Termites," October 2, 2016. http://www.business-standard.com/article/pti-stories/aiims-at-60-tree-planted-by-queen-elizabeth-lost-to-termites-116100200124_1.html.

———. "Harsh Vardhan Upholds Power to Remove Chaturvedi from AIIMS," September 28, 2014. http://www.business-standard.com/article/economy-policy/harsh-vardhan

-upholds-power-to-remove-chaturvedi-from-aiims-114092500037_1.html.

———. "Nadda Urged to Increase Accommodation for AIIMS Doctors," July 28, 2016. http://www.business-standard.com/article/news-ians/nadda-urged-to-increase -accommodation-for-aiims-doctors-116072801224_1.html.

———. "Sanjiv Chaturvedi: The Man Who Uncovered AIIMS Corruption," July 29, 2015. https://www.business-standard.com/article/current-affairs/aiims-whistle-blower -sanjiv-chaturvedi-wins-ramon-magsaysay-award-115072900348_1.html

Carson, J. *The Measure of Merit: Talents, Intelligence, and Inequality in the French and American Republics, 1750–1940*. Princeton, NJ: Princeton University Press, 2006.

Chakrabarti, P. *Bacteriology in British India: Laboratory Medicine and the Tropics*. Rochester, NY: University of Rochester Press, 2012.

———. *Medicine and Empire: 1600–1960*. Basingstoke, UK: Palgrave Macmillan, 2013.

———. "'Signs of the Times': Medicine and Nationhood in British India." *Osiris* 24, no. 1 (January 1, 2009): 188–211. https://doi.org/10.1086/605975.

Chandra, N. "Eight Hours, 30 Doctors and a New Lease of Life. Conjoined Twins with Fused Chest, Abdomen Separated Successfully at AIIMS." *India Today* 22 (July 2013): 10.

Chatterjee, P. "You Must Repay Society's Debt, Modi Tells Young AIIMS Doctors." *Indian Express* (October 21, 2014). http://indianexpress.com/article/delhi/you-must-repay-societys-debt-modi-tells-young-aiims-doctors/.

Chatterjee, U. *English, August*. London: Penguin, 1988.

Chopra, R. "Sisters and Brothers: Schooling, Family and Migration." In *Educational Regimes in Contemporary India*, edited by R. Chopra and P. Jeffery, 299–315. New Delhi: Sage, 2005.

Chua, J L. *In Pursuit of the Good Life: Aspiration and Suicide in Globalizing South India*. Berkeley: University of California Press, 2014.

Ciotti, M. "In the Past We Were a Bit 'Chamar': Education as a Self- and Community Engineering Process in Northern India." *Journal of the Royal Anthropological Institute* 12, no. 4 (2006): 899–916. https://doi.org/10.1111/j.1467–9655.2006.00369.x.

Clifford, J. "Introduction: Partial Truths." In *Writing Culture: The Poetics and Politics of Ethnography*, edited by G. E. Marcus and J. Clifford, 1–26. Berkeley: University of California Press, 2009.

Clifford, J., and G. E. Marcus, eds. *Writing Culture: The Poetics and Politics of Ethnography*. Berkeley: University of California Press, 2009.

Cohen, L. *No Aging in India: Alzheimer's, The Bad Family, and Other Modern Things*. Berkeley: University of California Press, 1998.

———. "Operability: Surgery at the Margin of the State." In *Anthropology in the Margins of the State*, edited by V. Das and D. Poole, 165–90. Santa Fe, NM: School of American Research Press, 2004.

Cohn, B. "The Census, Social Structure and Objectification in South Asia." In *An Anthropologist among the Historians and Other Essays*, 224–54. Oxford: Oxford University Press, 1987.

Coser, R. L. *Life in the Ward*. East Lansing: Michigan State University Press, 1962.

Crawford, D. G. *A History of the Indian Medical Service 1600–1913*. 2 vols. London: W. Thacker, 1914.

Crook, N., ed. *The Transmission of Knowledge in South Asia: Essays on Education, Religion, History, and Politics*. New Delhi: Oxford University Press, 1996.

Crump, T. *The Anthropology of Numbers*. Cambridge: Cambridge University Press, 1990.

Dandekar, V. "Reservations in Medical Education in Maharashtra: An Empirical Study." In *Beyond Inclusion: The Practice of Equal Access in Indian Higher Education*, edited by S. Deshpande and U. Zacharias, 95–144. New Delhi: Routledge, 2013.

Das, J. "India's Informal Doctors Are Assets Not Crooks." SciDevNet, April 24, 2016. http://www.scidev.net/global/health/opinion/india-informal-doctors-assets-crooks. html.

Das, J., and J. Hammer. "Strained Mercy: The Quality of Medical Care in Delhi." World Bank Policy Research Working Paper 3228 (September 2004). https://openknowledge. worldbank.org/handle/10986/14725.

Das, V. *Affliction: Health, Disease, Poverty*. New Delhi: Orient Blackswan, 2015.

Datye, V., K. Kielmann, K. Sheikh, D. Deshmukh, S. Deshpande, J. Porter, and S. Rangan, Private practitioners' communications with patients around HIV testing in Pune, India, *Health Policy and Planning* 21, no. 5 (2006): 343–52. https://doi.org/10.1093/heapol/czl021.

Davis, D. A., and C. Craven. *Feminist Ethnography: Thinking through Methodologies, Challenges, and Possibilities*. Lanham, MD: Rowman & Littlefield Publishers, 2016.

Davis-Floyd, R. E., and C. F. Sargent, eds. *Childbirth and Authoritative Knowledge: Cross-Cultural Perspectives*. Berkeley: University of California Press, 1997.

DelVecchio Good, M. "The Medical Imaginary and the Biotechnical Embrace." In *Subjectivity: Ethnographic Investigations*, edited by J. Biehl, B. Good, and A. Kleinman, 362–80. Berkeley: University of California Press, 2007.

Deo, M. G. "Doctor Population Ratio for India—The Reality." *Indian Journal of Medical Research* 137, no. 4 (2014): 632–35.

Deshpande, A., and T. E. Weisskopf. "Does Affirmative Action Affect Productivity in the Indian Railways?" Working Paper No. 185, Centre for Development Economics, Delhi School of Economics, 2011. http://www.cdedse.org/pdf/work185.pdf.

Deshpande, S. "Caste and Castelessness: Towards a Biography of the 'General Category.'" *Economic and Political Weekly* 47, no. 15 (2013): 32–39.

———. "Exclusive Inequalities: Merit, Caste and Discrimination in Indian Higher Education Today." *Economic and Political Weekly* 41, no. 24 (2006): 2438–44.

Deshpande, S., and U. Zacharias, eds. "Caste Quotas and Formal Inclusion in Indian Higher Education." In *Beyond Inclusion: The Practice of Equal Access in Indian Higher Education*, 13–47. New Delhi: Routledge, 2013.

Deshpande, S. "Pass, Fail, Distinction: The Examination as Social Institution." Third Majorie Sykes Memorial Lecture presented at the National Council of Educational Research and Training, Regional Institute of Education, Ajmer, March 3, 2010. https://www.academia.edu/36917384/Pass_Fail_Distinction_The_Examination_as_a_Social_Institution.

Dhar, A. "AIIMS Rejects Thorat Report." *The Hindu*, September 20, 2007. https://www.thehindu.com/todays-paper/tp-national/tp-newdelhi/AIIMS-rejects-Thorat-report/article14838292.ece.

Donner, H. *Domestic Goddesses: Maternity, Globalisation and Middle-Class Identity in Contemporary India*. Aldershot, UK: Ashgate, 2008.

Donthi, P. "From Shadows to the Stars: The Defiant Politics of Rohith Vemula and the Ambedkar Students Association." *The Caravan*, May 2016.

Drèze, J., and A. Sen. *An Uncertain Glory: India and its Contradictions*. London: Allen Lane, 2013.

D'Silva, J. "India's Private Medical Colleges and Capitation Fees." *BMJ*, no. 350 (2015). http://dx.doi.org/10.1136/bmj.h106.

Duranti, A. *Linguistic Anthropology*. Cambridge: Cambridge University Press, 1997.

Dutta, S. "Kota Rocked by 5 Student Suicides in 1 Month." *Indian Express*, June 30, 2015. https://indianexpress.com/article/india/india-others/love-affair-home-sickness-academic-pressure-behind-rising-suicide-cases-in-kota-police/.

Ecks, S. "Bodily Sovereignty as Political Sovereignty: 'Self-Care' in Kolkata (India)." *Anthropology & Medicine* 11, no. 1 (2004): 75–89. https://doi.org/10.1080/1364847042000204906.

———. "Spectacles of Reason: An Ethnography of Calcutta Gastroenterologists." In *New Politics of Vision*, edited by J. Edwards, P. Harvey, and P. Wade, 117–35. Oxford: Berghahn, 2010.

Economic Times. "Govt Plans Exit Exam for All MBBS Students." *Economic Times*, July 27, 2016. http://health.economictimes.indiatimes.com/news/industry/govt-plans-exit-exam-for-all-mbbs-students/53409969.

Eisenberg, L., and A. Kleinman. *The Relevance of Social Science to Medicine*. Dordrecht: Reidel, 1981.

Farmer, P. *Infections and Inequalities: The Modern Plagues*. Berkeley: University of California Press, 1999.

Fassin, D. "Why Ethnography Matters: On Anthropology and Its Publics." *Cultural Anthropology* 28, no. 4 (2013): 621–46. https://doi.org/10.1111/cuan.12030.

Fernandes, L. *India's New Middle Class: Democratic Politics in an Era of Economic Reform*. Minneapolis: University of Minnesota Press, 2006.

Finkler, K. "Biomedicine Globalized and Localized: Western Medical Practices in an Outpatient Clinic of a Mexican Hospital." *Social Science & Medicine* 59, no. 10 (2004): 2037–51. https://doi.org/doi: 10.1016/j.socscimed.2004.03.008.

Flinders, D. J., N. Noddings, and S. J. Thornton. "The Null Curriculum: Its Theoretical

Basis and Practical Implications." *Curriculum Enquiry* 16, no. 1 (1986): 33–42.

Forum for Rights and Equality, AIIMS, New Delhi. "Forum for Rights and Equality to the Secretary, Ministry of Health and Family Welfare," January 19, 2015.

Foucault, M. *The Birth of the Clinic: An Archaeology of Medical Perception*. New York: Vintage, 1994.

———. "The Subject and Power." In *The Essential Foucault: Selections from the Essential Works of Foucault, 1954–1984*, edited by N. Rose and P. Rabinow, 126–44. New York: New Press, 1994.

Fox, R. "Medical Uncertainty Revisited." In *Handbook of Social Studies*, edited by G. L. Albrecht, R. Fitzpatrick, and S. Scrimshaw, 409–25. London: Sage, 2000.

———. "The Evolution of Medical Uncertainty." *Health and Society* 58, no. 1 (1980): 1–49.

Froerer, P. "Education, Inequality, and Social Mobility in Central India." *European Journal of Development Research* 23 (2011): 695–711. https://doi.org/10.1057/ejdr.2011.43.

Fuller, C. J., and H. Narasimhan. "Information Technology Professionals and the New-Rich Middle Class in Chennai (Madras)." *Modern Asian Studies* 41, no. 1 (2007): 121–50. https://doi.org/10.1017/S0026749X05002325.

Galanter, Marc. *Competing Inequalities: Law and the Backward Classes in India*. New Delhi: Oxford University Press, n.d.

Galbraith, J. K. *The Affluent Society*. New York: Houghton Mifflin, 1998.

Garalytė, K. "Dalit Student Movement in India: From Identity Politics to Counter Culture Movement." Kaunas: Vytautas Magnus University, n.d.

Geest, S. van der, and K. Finkler. "Hospital Ethnography: Introduction." *Social Science & Medicine* 59, no. 10 (2004): 1995–2001. https://doi.org/10.1016/j.socscimed.2004.03.004.

Geiger, H. J. "The Political Future of Social Medicine: Reflections on Physicians as Activists." *Academic Medicine* 92, no. 3 (2017): 282–84.

Gerber, B. "Should We Use Philosophy to Teach Clinical Communication Skills?" *African Journal of Primary Health Care & Family Medicine* 8, no. 1 (November 16, 2016): e1–e4. https://doi.org/10.4102/phcfm.v8i1.1292.

Gesler, W. M. "Therapeutic Landscapes: Medical Issues in Light of the New Cultural Geography." *Social Science & Medicine* 34, no. 7 (1992): 735–46.

Ghosh, T. "Making of an Engineer: My Journey through School, Kota, and Depression," June 30, 2016. http://www.youthkiawaaz.com/2016/06/kota-engineering-led-to-depression/.

Gilbertson, A. "Cosmopolitan Learning, Making Merit, and Reproducing Privilege in Indian Schools." *Anthropology and Education Quarterly* 47 (2016): 297–313. https://doi.org/10.1111/aeq.12157.

———. "'Mugging up' versus 'Exposure': International Schools and Social Mobility in Hyderabad, India." *Ethnography and Education* 9, no. 2 (2014): 210–23. https://doi.org/10.1080/17457823.2013.878512.

Government of India. The All India Institute of Medical Sciences Act, 1956. https://www.
aiims.edu/images/pdf/aiimsact.pdf.

———. "Health Survey and Development Committee, Vols I–III." Calcutta, 1946. https://
www.nhp.gov.in/sites/default/files/pdf/Bhore_Committee_Report_VOL-1.pdf.

———. *Lok Sabha Debates*. Vol. 1, no. 2. New Delhi: Lok Sabha Secretariat, 1956.

———. "National Health Policy 2002." https://nhm.gov.in/images/pdf/guidelines/nrhm-
guidelines/national_nealth_policy_2002.pdf.

———. "National Health Policy 2015 Draft." https://www.nhp.gov.in/sites/default/files/
pdf/draft_national_health_policy_2015.pdf.

———. "Report of the Committee to Enquire into the Allegation of Differential Treat-
ment of SC/ST Students in All India Institute of Medical Science [*sic*]," 2007. https://
atrocitynews.files.wordpress.com/2008/05/reports-aiims.pdf.

Gowariker, A. *Swades*. DVD. Moserbaer, 2006.

Graeber, D. "It Is Value That Brings Universes into Being." *HAU: Journal of Ethnographic
Theory* 3, no. 2 (2013): 219–43. https://doi.org/10.14318/hau3.2.012.

———. *Toward an Anthropological Theory of Value: The False Coin of Our Own Dreams*. New
York: Palgrave, 2001.

Guha, R., and J. Parry, eds. "Two Cheers for Reservation: The Satnamis and the Steel
Plant." In *Institutions and Inequalities: Essays in Honour of Andre Beteille*, 128–69. New
Delhi: Oxford University Press, 1999.

Gupta, A. "Blurred Boundaries: The Discourse of Corruption, the Culture of Politics, and
the Imagined State." *American Ethnologist* 22, no. 2 (1995): 375–402.

———. *Red Tape: Bureaucracy, Structural Violence, and Poverty in India*. A John Hope
Franklin Center Book. Durham, NC: Duke University Press, 2012.

Gupta, D. "Tidy Up Delhi's AIIMS before Building Many More across India." *Times of
India*, July 21, 2014. http://blogs.timesofindia.indiatimes.com/toi-editorials/tidy-up-
delhis-aiims-before-building-many-more-across-india/.

Gutschow, K. "Going 'Beyond the Numbers': Maternal Death Reviews in India." *Medical
Anthropology* 35, no. 4 (2016): 322–37. https://doi.org/10.1080/01459740.2015.1101
460.

Guyer, J. I., N. Khan, and J. Obarrio. "Introduction: Number as Inventive Frontier." *Anthropo-
logical Theory* 10, nos. 1–2 (2010): 36–61. https://doi.org/10.1177/1463499610365388.

Hacking, I. "Making Up People." In *Reconstructing Individualism*, ed. T. L. Heller,
M. Sosna, and D. E. Wellbery, 161–71. Stanford, CA: Stanford University Press, 1985.

Hafferty, F. "Beyond Curriculum Reform: Confronting Medicine's Hidden Curricu-
lum." *Academic Medicine* 73, no. 4 (1998): 403–7. https://doi.org/10.1097/00001888-
199804000-00013.

Hafferty, F. W., and R. Franks. "The Hidden Curriculum, Ethics Teaching, and the Struc-
ture of Medical Education." *Academic Medicine* 69, no. 11 (1994): 861–71. https://doi.
org/10.1097/00001888-199411000-00001.

Haller, D., and C. Shore, eds. *Corruption: Anthropological Perspectives.* London: Pluto, 2005.

Hardiman, D., and P. B. Mukharji, eds. *Medical Marginality in South Asia: Situating Subaltern Therapeutics.* London: Routledge, 2012.

Harrison, M. *Public Health in British India: Anglo-Indian Preventive Medicine 1859–1914.* Cambridge: Cambridge University Press, 1994.

Hartocollis, A. "With Remarks in Affirmative Action Case, Scalia Steps into 'Mismatch' Debate." *New York Times*, December 10, 2015. https://www.nytimes.com/2015/12/11/us/with-remarks-in-affirmative-action-case-scalia-steps-into-mismatch-debate.html.

Hasan, Z. *Politics of Inclusion: Castes, Minorities, and Affirmative Action.* New Delhi: Oxford University Press, 2009.

Hill, A. V. "A Report to the Government of India on Scientific Research in India." Royal Society, 1944.

The Hindu. "Protest against Denial of Reservation at AIIMS," October 3, 2010. http://www.thehindu.com/todays-paper/tp-national/tp-newdelhi/protest-against-denial-of-reservation-at-aiims/article810496.ece.

Hindustan Times. "22 New AIIMS Coming up across the Country, Says Health Minister Nadda." August 25, 2018. https://www.hindustantimes.com/india-news/22-new-aiims-coming-up-across-the-country-says-health-minister-nadda/story-tVpsnOCrvUpkbr2U4Xm5sJ.html.

———. "AIIMS MBBS Result 2017: Top 10 from One Kota Coaching School. Isn't It Odd?" June 15, 2017. https://www.hindustantimes.com/editorials/aiims-mbbs-result-2017-top-10-from-one-kota-coaching-school-isn-t-it-odd/story-6mm65fff3DhyMBu5gIYvVK.html.

———. "AIIMS MBBS 2017 Results: Men Outperform Women, Only 4,905 out of 2.8 Lakh Candidates Clear Exam." June 15, 2017. http://www.hindustantimes.com/education/aiims-mbbs-2017-results-men-outperform-women-only4905-of-2-84-lakh-candidates-clear-exam/story-05fBvANVRBLaMbHpqCyodP.html.

———. "Meet AIIMS MBBS Entrance Topper: Haryana Boy Navsheen Singhal." June 19, 2015.

Hull, M. S. *Government of Paper: The Materiality of Bureaucracy in Urban Pakistan.* Berkeley: University of California Press, 2012.

Illich, I. *Medical Nemesis: The Expropriation of Health.* New York: Pantheon Books, 1982.

India Today. "17 Kg Tumour Removed from Woman's Abdomen." March 4, 2015. http://indiatoday.intoday.in/story/aiims-doctor-remove-17-kg-tumour-from-bihar-woman-abdomen/1/422254.html.

Inhorn, M. "Privacy, Privatization, and the Politics of Patronage: Ethnographic Challenges to Penetrating the Secret World of Middle Eastern, Hospital-Based In Vitro Fertilization." *Social Science & Medicine* 59, no. 10 (2004): 2095–2108. https://doi.org/10.1016/j.socscimed.2004.03.012.

Iqbal, N. "Kashmir Pellet Gun Victims Pin Their Hopes on Doctors at AIIMS." *Indian

Express, July 27, 2016. https://indianexpress.com/article/india/india-news-india/kashmir-pellet-gun-victims-aiims-2938977/.

Jacob, K. S. "Politics of Medical Education in India." *Economic and Political Weekly* 51, no. 12 (2016): 12–15.

Jaffrelot, C. *India's Silent Revolution : The Rise of the Lower Castes.* London: Hurst, 2002.

James, A. "Keralites Shine in Delhi AIIMS Union Elections, Win All Posts Except One." *International Business Times*, July 23, 2015. http://www.ibtimes.co.in/keralites-shine-delhi-aiims-union-elections-win-all-posts-except-one-640243.

Jamous, H. and B. Peloille. "Professions or Self-Perpetuating Systems? Changes in the French University-Hospital System." In *Professions and Professionalization*, edited by J. A. Jackson, 109–52. Cambridge: Cambridge University Press, 1970.

Jayal, N. G. *Citizenship and Its Discontents: An Indian History.* Cambridge, MA: Harvard University Press, 2013.

Jeffery, P. "Introduction: Hearts, Minds and Pockets." In *Educational Regimes in Contemporary India*, edited by R. Chopra and P. Jeffery, 13–38. New Delhi: Sage, 2005.

Jeffery, R. "Recognizing India's Doctors: The Institutionalization of Medical Dependency, 1918–39." *Modern Asian Studies* 13, no. 2 (1979): 301–26.

———. *The Politics of Health in India.* Berkeley: University of California Press, 1988.

Jeffery, R., C. Jeffrey, and P. Jeffery. "Social Inequalities and the Privatisation of Secondary Schooling in North India." In *Educational Regimes in Contemporary India*, edited by R. Chopra and P. Jeffery, 41–61. New Delhi: Sage, 2005.

Jeffrey, C. *Timepass: Youth, Class, and the Politics of Waiting in India.* Stanford, CA: Stanford University Press, 2010.

Jeffrey, C., P. Jeffery, and R. Jeffery. "Reproducing Difference? Schooling, Jobs, and Empowerment in Uttar Pradesh, India." *World Development* 33, no. 12 (2005): 2085–2101. https://doi.org/10.1016/j.worlddev.2005.07.006.

Jha, D. N. "Humble till the End: A Patient AIIMS Will Remember Forever—Times of India." *Times of India*, August 27, 2018. https://timesofindia.indiatimes.com/city/delhi/humble-till-the-end-a-patient-aiims-will-remember-forever/articleshow/65446154.cms.

———. "No Takers for Seats in AIIMS Patna, Raipur." *Times of India*, October 2014. http://timesofindia.indiatimes.com/home/education/news/No-takers-for-seats-in-AIIMS-Patna-Raipur/articleshow/44646599.cms.

Jodhka, S. S. "Nation and Village: Images of Rural India in Gandhi, Nehru and Ambedkar." *Economic and Political Weekly* 37, no. 32 (2002): 3343–53.

Jodhka, S. S., and K. Newman. "In the Name of Globalisation: Meritocracy, Productivity and the Hidden Language of Caste." *Economic and Political Weekly* 42, no. 41 (2007): 4125–32.

Jones, D. S., J. A. Greene, J. Duffin, and J. H. Warner. "Making the Case for History in Medical Education." *Journal of the History of Medicine and Allied Sciences* 70, no. 4

(2015): 623–52.

Kafka, F. *The Castle*. London: Vintage, 2005.

Kalra, A. "India Slashes Health Budget, Already One of the World's Lowest." *Reuters*, December 23, 2014. https://www.reuters.com/article/idUSKBN0K10XZ20141223.

Kasper, J., J. A. Greene, P. E. Farmer, and D. S. Jones. "All Health Is Global Health, All Medicine Is Social Medicine: Integrating the Social Sciences Into the Preclinical Curriculum." *Academic Medicine* 91, no. 5 (2016). https://journals.lww.com/academicmedicine/Fulltext/2016/05000/All_Health_Is_Global_Health,_All_Medicine_Is.15.aspx.

Kaur, R. A. "Speech to Parliament," 1956.

Kaushik, M., A. Jaiswal, N. Shah, and A. Mahal. "High-End Physician Migration from India." *Bulletin of the World Health Organization* 86, no. 1 (2008): 40–45.

Kielmann, K., D. Deshmukh, S. Deshpande, and S. Rangan. "Managing Uncertainty around HIV/AIDS in an Urban Setting: Private Medical Providers and Their Patients in Pune, India." *Social Science & Medicine* 61, no. 7 (2005): 1540–50. https://doi.org/0.1016/j.socscimed.2005.02.008.

Killmer, J. "Village Doctors and Vulnerable Bodies: Gender, Medicine, and Risk in North India." PhD, Syracuse University, 2018.

Kirkpatrick, J. *The Sociology of an Indian Hospital Ward*. Calcutta: KLM, 1979.

Kleinman, A. *The Illness Narratives: Suffering, Healing, and the Human Condition*. New York: Basic Books, 1988.

Kleinman, A. "The Divided Self, Hidden Values, and Moral Sensibility in Medicine." *The Lancet* 377, no. 9768 (March 5, 2011): 804–5. https://doi.org/10.1016/S0140-6736(11)60295-X.

Kluckhohn, C. "Values and Value-Orientations in the Theory of Action: An Exploration in Definition and Classification." In *Toward a General Theory of Action*, edited by T. Parsons and E. Shils. Cambridge, MA: Harvard University Press, 1951.

Kohli, A. *Poverty amid Plenty in the New India*. Cambridge: Cambridge University Press, 2006.

Konikkara, A. "How a Healthcare System Partial to Privatization Fails the Poor." *The Caravan*, July 29, 2020. https://caravanmagazine.in/health/how-healthcare-partial-to-privatisation-fails-the-poor.

Krishna, A. "Examining the Structure of Opportunity and Social Mobility in India: Who Becomes an Engineer?" *Development and Change* 45 (2014): 1–28. https://doi.org/10.1111/dech.12072.

Krishnan, V. "Most Medical Colleges Show Little Interest in Research: Study." *The Hindu*, 2016. http://www.thehindu.com/todays-paper/tp-national/most-medical-colleges-show-little-interest-in-research-study/article8501007.ece.

———. "Private Practice: How Naresh Trehan Became One of India's Most Influential Doctor-Businessmen." *The Caravan*, February 2015. https://caravanmagazine.in/reportage/naresh-trehan-medanta-private-practice.

Kuipers, J. C. "'Medical Discourse' in Anthropological Context: Views of Language and Power." *Medical Anthropology Quarterly* 3, no. 2 (1989): 99–123.

Kumar, A. *Placebo*. Storyteller Ink. Netflix, 2014.

Kumar, K. *Political Agenda of Education: A Study of Colonialist and Nationalist Ideas*. New Delhi: Sage, 2005.

Kumar, R. "Why Family Medicine Is a Good Career Choice for Indian Medical Graduates?" *Journal of Family Medicine and Primary Care* 3, no. 1 (2014): 1–2.

Lahariya, C. "Mohalla Clinics of Delhi, India: Could These Become Platform to Strengthen Primary Healthcare?" *Journal of Family Medicine and Primary Care* 6, no. 1 (2017): 1–10. https://doi.org/10.4103/jfmpc.jfmpc_29_17.

Lambert, H. "Medical Pluralism and Medical Marginality: Bone Doctors and the Selective Legitimation of Therapeutic Expertise in India." *Social Science & Medicine* 74, no. 7 (April 1, 2012): 1029–36. https://doi.org/10.1016/j.socscimed.2011.12.024.

Leeming, W. "Professionalization Theory, Medical Specialists and the Concept of 'National Patterns of Specialization.'" *Social Science Information* 40, no. 3 (2001): 455–85. https://doi.org/10.1177/053901801040003005.

Lefebvre, B. "The Indian Corporate Hospitals: Touching Middle Class Lives." In *Patterns of Middle Class Consumption in India and China*, edited by C. Jaffrelot and P. van der Veer, 88–109. New Delhi: Sage, 2008.

Levinson, B. A., D. E. Foley, and D. C. Holland, eds. *The Cultural Production of the Educated Person: An Introduction*. Albany: State University of New York Press, 1996.

Lewin, E., and W. L. Leap. *Out in Public: Reinventing Lesbian / Gay Anthropology in a Globalizing World*. Readings in Engaged Anthropology. Wiley, 2009.

Lingam, L., and R. S. Sapkal. "COVID-19, Physical Distancing and Social Inequalities: Are We All Really in This Together?" *International Journal of Community and Social Development* 2, no. 2 (2020): 173–90. https://doi.org/10.1177/2516602620937932.

Livingston, J. *Improvising Medicine: An African Oncology Ward in an Emerging Cancer Epidemic*. Durham, NC: Duke University Press, 2012.

Lock, M., and D. Gordon, eds. *Biomedicine Examined*. Dordrecht, The Netherlands: Kluwer Academic Publishers, 1988.

Long, N. J., and H. L. Moore, eds. *The Social Life of Achievement*. Oxford, UK: Berghahn, 2013.

Ludmerer, K. M. *Time to Heal: American Medical Education from the Turn of the Century to the Era of Managed Care*. Oxford: Oxford University Press, 2005.

Lukose, R. *Liberalization's Children: Gender, Youth, and Consumer Citizenship in Globalizing India*. Durham, NC: Duke University Press, 2009.

Lynch, M. "Against Reflexivity as an Academic Virtue and Source of Privileged Knowledge." *Theory, Culture and Society* 17, no. 3 (2000): 26–54. https://doi.org/10.1177/026327 6002205 1202.

Mackenbach, J P. "Politics Is Nothing but Medicine at a Larger Scale: Reflections on

Public Health's Biggest Idea." *Journal of Epidemiology and Community Health* 63, no. 3 (March 1, 2009): 181–84. https://doi.org/10.1136/jech.2008.077032.

Madan, T. N., ed. *Doctors and Society: Three Asian Case Studies: India, Malaysia, Sri Lanka.* Ghaziabad: Vikas, 1980.

Malhotra, S. "The Dream Factories." *Business Today,* May 12, 2013. http://www.businesstoday.in/magazine/cover-story/kota-coaching-institutes-brand-iit/story/194170.html.

Manuel, T. "India Produces 50,000 Doctors a Year. If Only Medical Education Were Better Regulated." *The Wire* 28 (August 2015). http://thewire.in/9427/medical-colleges-mci-mbbs/.

Mehta, P. B. *The Burden of Democracy.* New Delhi: Penguin Random House India, 2003.

Mendelsohn, O., and M. Vicziany. *The Untouchables: Subordination, Poverty and the State in Modern India.* Cambridge: Cambridge University Press, 1998.

Miller, H. *Medicine and Society.* Vol. 352. London: Oxford University Press, 1973. http://www.bmj.com/content/352/bmj.i1338.

Moore, H. L. *Still Life: Hopes, Desires and Satisfactions.* Cambridge, UK: Polity Press, 2011.

Mudur, G. S. "Mirror AIIMS Hobbled by Faculty Shortage." *The Telegraph,* January 2, 2019.

Mukherjee, S. "The Perfect Last Day of Mr Sengupta." *Granta* 124 (2013): 35–42.

Murphy, M. "Hiding in Plain Sight: The Production of Heteronormativity in Medical Education." *Journal of Contemporary Ethnography* 45, no. 3 (November 6, 2014): 256–89. https://doi.org/10.1177/0891241614556345.

Murthy, P., A. Sarin, and S. Jain. "International Advisers to the Bhore Committee: Perceptions and Visions for Healthcare." *Economic and Political Weekly* 48, no. 10 (2013): 71–77.

Mutha, S., and J. I. Takayama. "Insights into Medical Students' Career Choices Based on Third- and Fourth-Year Students' Focus-Group Discussions." *Academic Medicine* 72, no. 7 (1997): 635–40.

Nagarajan, R. "State Councils Blame MCI for Mess in Data on Doctors." *Times of India,* August 16, 2018.

Nampoothiri, D. D. "Confronting Social Exclusion: A Critical Overview of the CREST Experience." In *Beyond Inclusion: The Practice of Equal Access in Indian Higher Education,* edited by S. Deshpande and U. Zacharias, 252–88. New Delhi: Routledge, 2013.

Narain, J. P. "Is Ayushman Bharat a Game Changer?" *Indian Express,* February 7, 2018. http://indianexpress.com/article/opinion/is-ayushman-bharat-a-game-changer-national-health-insurance-scheme-5054394/.

Narayan, D. "India's Abuse of Women Is the Biggest Human Rights Violation on Earth." *The Guardian,* April 27, 2018. https://www.theguardian.com/commentisfree/2018/apr/27/india-abuse-women-human-rights-rape-girls.

Narayan, K. *Alive in the Writing: Crafting Ethnography in the Company of Chekhov.* Chicago: University of Chicago Press, 2012.

Naudet, J. "'Paying Back to Society': Upward Social Mobility among Dalits." *Contributions to Indian Sociology* 42, no. 3 (October 1, 2008): 413–41. https://doi.org/10.1177/006996670804200304.

Nehru, J. *Jawaharlal Nehru's Speeches.* Vol. 2, *1949–1953.* Delhi: The Publications Division, 1958.

Nichter, M. *Global Health: Why Cultural Perceptions, Social Representations, and Biopolitics Matter.* Tucson: University of Arizona Press, 2008.

Nundy, S., K. Desiraju, and S. Nagral, eds. *Healers Or Predators? Healthcare Corruption in India.* Oxford University Press, 2018.

O'Donnell, J. F. "Introduction: The Hidden Curriculum—A Focus on Learning and Closing the Gap." In *The Hidden Curriculum in Health Professional Education,* edited by J. F. O'Donnell and F. W. Hafferty, 1–20. Lebanon, NH: Dartmouth College Press, 2014.

Otto, T., and R. Willerslev. "'Value as Theory': Comparison, Cultural Critique, and Guerrilla Ethnographic Theory." *HAU: Journal of Ethnographic Theory* 3, no. 1 (2013): 1–20.

Oxfam India. "Education to Turn Mirrors into Windows," 2015. https://www.oxfamindia.org/subpage/220.

Pandey, D. "Child Rape Victim Shifted to AIIMS as Outrage Spreads." *The Hindu,* April 20, 2013. http://www.thehindu.com/todays-paper/child-rape-victim-shifted-to-aiims-as-outrage-spreads/article4635436.ece.

Pandhi, N. "Clinical Trials." *The Caravan,* October 2015.

Pandian, A. "Devoted to Development: Moral Progress, Ethical Work, and Divine Favor in South India." *Anthropological Theory* 8, no. 2 (June 1, 2008): 159–79. https://doi.org/10.1177/1463499608090789.

Pandit, C. G. *My World of Preventive Medicine.* New Delhi: Leipzig Press, 1982.

Panikkar, K. N., T. Joseph, Geetha G., and M. A. Lal. *Quality, Access and Social Justice in Higher Education.* New Delhi: Pearson, 2011.

Patel, V., R. Parikh, S. Nandraj, P. Balasubramaniam, K. Narayan, V. K. Paul, A. K. S. Kumar, M. Chatterjee, and K. S. Reddy. "Assuring Health Coverage for All in India." *Lancet* 386 (2015): 2422–35.

Pentecost, M., and T. Cousins. "'The Good Doctor': The Making and Unmaking of the Physician Self in Contemporary South Africa." *Journal of Medical Humanities,* August 23, 2019. https://doi.org/10.1007/s10912-019-09572-y.

Pereira, B., G. Andrew, S. Pednekar, R. Pai, P. Pelto, and V. Patel. "The Explanatory Models of Depression in Low Income Countries: Listening to Women." *Journal of Affective Disorders* 102 (2007): 209–18.

Petryna, A. *Life Exposed: Biological Citizens after Chernobyl.* Princeton, NJ: Princeton University Press, 2002.

Phadke, A. "Regulation of Doctors and Private Hospitals in India." *Economic and Political Weekly* 41, no. 6 (2016): 46–55.

Phalkey, J. "Introduction: Science, History, and Modern India." *Isis* 104, no. 2 (2013): 330–36.

Pilnick, A., and R. Dingwall. "On the Remarkable Persistence of Asymmetry in Doctor/Patient Interaction: A Critical Review." *Social Science & Medicine* 72, no. 8 (April 1, 2011): 1374–82. https://doi.org/10.1016/j.socscimed.2011.02.033.

Pinto, S. "Development without Institutions: Ersatz Medicine and the Politics of Everyday Life in North India." *Cultural Anthropology* 19, no. 3 (2004): 337–64. https://doi.org/10.1525/can.2004.19.3.337.

———. "'The Tools of Your Chants and Spells': Stories of Madwomen and Indian Practical Healing." *Medical Anthropology* 35, no. 3 (2015): 263–77.

———. *Where There Is No Midwife: Birth and Loss in Rural India*. Oxford, UK: Berghahn, 2008.

Pollock, D. "Training Tales: U.S. Medical Autobiography." *Cultural Anthropology* 11, no. 3 (1996): 339–61.

Poonam, S. *Dreamers: How Young Indians Are Changing Their World*. Delhi: Penguin Random House India, 2018.

Porecha, M. "Do You Still Have a Family Physician?" *dna*, February 2014. http://www.dnaindia.com/health/report-do-you-still-have-a-family-physician-1964306.

Potnuru, B. "Aggregate Availability of Doctors in India: 2014–2030." *Indian Journal of Public Health* 61, no. 3 (January 7, 2017): 182. https://doi.org/10.4103/ijph.IJPH_143_16.

Powell-Jackson, T., A. Acharya, and A. Mills. "An Assessment of the Quality of Primary Health Care in India." *Economic and Political Weekly* 48, no. 19 (2013): 53–61.

Prakash, G. *Another Reason: Science and the Imagination of Modern India*. Princeton, NJ: Princeton University Press, 1999.

Pratap, A., and S. Pandit. "Maharashtra Goes on Strike as More Doctors Are Attacked." *Hindustan Times*, March 23, 2017. https://www.hindustantimes.com/mumbai-news/maharashtra-strike-goes-on-as-another-doctor-is-hit/story-kwBngewRpYk5XzqH9KXafP.html.

Premchand, M. *Bade Bhai Sahab*. https://www.scribd.com/doc/6691922/Bade-Bhai-Sahab, 1910.

Prentice, R. *Bodies in Formation: An Ethnography of Anatomy and Surgery Education*. Durham, NC: Duke University Press, 2013.

Priyam, M. *Contested Politics of Educational Reform in India: Aligning Opportunities with Interests*. New Delhi: Oxford University Press, 2015.

Qadeer, I., K. Sen, and R. Nayar. *Public Health and the Poverty of Reforms: The South Asian Predicament*. New Delhi: Sage, 2001.

Quazi, A. H. "AIIMS in Bag, Test Toppers Set New Goals: Neurosurgery, Research." *Hindustan Times*, June 15, 2016. http://www.hindustantimes.com/education/aiims-in-bag-test-toppers-set-new-goals-neurosurgery-research/story-moYwSyIjiuMvTD fQjJsJNL.html.

———. "Student Suicides in Rajasthan's Kota Drop by 70%." *Hindustan Times*, November 8, 2017. https://www.hindustantimes.com/india-news/student-suicides-in-rajasthan-s-kota-drops-by-70/story-2Msn5Kwn8EFHqzZ8zIDS8L.html.

Raina, D., and S. I. Habib. *Domesticating Modern Science: A Social History of Science and Culture in Colonial India*. Chennai: Tulika, 2004.

Rajshekhar, M. "High Patient Inflow, Corruption, Nepotism and Talent Exodus: The Problems That Have Plagued AIIMS." *The Economic Times*, March 2015. http://articles.economictimes.indiatimes.com/2015-03-12/news/60048160_1_new-aiims-delhi-aiims-aiims-metro-station.

Ram, K. "Class and the Clinic: The Subject of Medical Pluralism and the Transmission of Inequality." *South Asian History and Culture* 1, no. 2 (2010): 199–212. https://doi.org/10.1080/19472491003590676.

Ramalingaswami, V. *Medicine, Health and Development. Ninth Jawaharlal Nehru Memorial Lecture, 13*. New Delhi, 1975.

Ramanna, M. *Western Medicine and Public Health in Colonial Bombay: 1845–1895*. New Perspectives in South Asian History Series. Sangam Books, 2002.

Rao, K. D., A. Bhatnagar, and P. Berman. "So Many, yet Few: Human Resources for Health in India." *Human Resources for Health* 10, no. 1 (August 13, 2012): 19. https://doi.org/10.1186/1478-4491-10-19.

Rao, K. D., S. Ramani, S. Murthy, I. Hazarika, N. Khandpur, M. Choksi, S. Khanna, M. Vujicic, P. Berman, and M. Ryan. "Health Worker Attitudes toward Rural Service in India: Results from Qualitative Research." Health, Nutrition, and Population Unit, Human Development Network, World Bank, 2010. http://siteresources.worldbank.org/HEALTHNUTRITIONANDPOPULATION/Resources/281627-1095698140167/HealthWorkerAttitudesTowardRuralServiceinIndia.pdf.

Rao, K. D., and A. Sheffel. "Quality of Clinical Care and Bypassing of Primary Health Centers in India." *Social Science & Medicine* 207 (2018): 80–88. https://doi.org/10.1016/j.socscimed.2018.04.040.

Rao, S., and S. Naik. "Supreme Court Directive on Making NEET Compulsory Is Move in the Right Direction." *Indian Express*, May 10, 2016.

Rao, S. K. *Do We Care? India's Health System*. New Delhi: Oxford University Press, 2017.

Rao, U. "Biometric Marginality: UID and the Shaping of Homeless Identities in the City." *Economic and Political Weekly* 48, no. 13 (2013): 71–77.

Rashid, T. "Dr. Ramadoss Plays the Boss, Pushes AIIMS Chief to Brink." *Indian Express*, June 15, 2006. http://archive.indianexpress.com/news/dr-ramadoss-plays-the-boss-pushes-aiims-chief-to-brink———/6562/0.

Ravi Rajan, S. "Science, State, and Violence: An Indian Critique Reconsidered." *Science as Culture* 14, no. 3 (2005): 1–17.

Rawal, U., and D. Quazi. "Kota Suicides: In This Coaching Hotspot, Stress Snuffs Out

Lives." *Hindustan Times*, September 19, 2015.

Reddy, A., B. S. Jose, P. Ambedkar, V. S. Reddy, and V. S. Nishikanth. "New Reservation Policy: Is It Empirically Justifiable?" *Economic and Political Weekly* 54, no. 23 (June 8, 2019): 12–14.

Rose, N. *The Politics of Life Itself: Biomedicine, Power, and Subjectivity in the Twenty-First Century*. Princeton, NJ: Princeton University Press, 2006.

Rosenberg, C. E. *Our Present Complaint: American Medicine, Then and Now*. Baltimore: Johns Hopkins University Press, 2007.

Ruddock, A. "AIIMS Teaches Its Doctors What to Ask a Patient. It Must Also Teach Them How." *Scroll.In*, February 22, 2017. https://scroll.in/pulse/829959/aiims-teaches-its-doctors-what-to-ask-a-patient-it-must-also-teach-them-how-to.

———. "Behind the Self-Defence Lessons for AIIMS Doctors Lies the Failure of Indian Medical Education." *Scroll.In*. https://scroll.in/pulse/838661/behind-the-self-defence-lessons-for-aiims-doctors-lies-the-failure-of-indian-medical-education.

———. "Incorrect Dosage." *The Caravan*, October 27, 2015. http://www.caravanmaga zine.in/perspectives/incorrect-dosage-india-blinkered-preference-specialist-doctors.

———. "Making Visible: Chronic Illness and the Academy." *Sociological Review* (blog), October 17, 2017. https://www.thesociologicalreview.com/making-visible-chronic-illness-and-the-academy/.

———. "Notes from the Waiting Room: Seeking Research Access to the All India Institute of Medical Sciences (AIIMS)." LSE Field Research Method Lab, June 16, 2017. https://blogs.lse.ac.uk/fieldresearch/2017/06/16/notes-from-the-waiting-room-aiims/.

Ruddock, A., and P. Chakrabarti. "The 'Indian Predicament': Medical Education and the Nation in India, 1880–1956." In *Medical Education: Historical Case Studies of Teaching, Learning, and Belonging in Honour of Jacalyn Duffin*, edited by D. Gavrus and S. Lamb. Montreal: McGill-Queens University Press, forthcoming.

Saez, L., and A. Sinha. "Political Cycles, Political Institutions and Public Expenditure in India, 1980–2000." *British Journal of Political Science* 40, no. 1 (2010): 91–113. https://doi.org/10.1017/S0007123409990226.

Samuels, E. "Six Ways of Looking at Crip Time." *Disability Studies Quarterly* 37, no. 3 (2017). https://dsq-sds.org/article/view/5824/4684.

Sarangapani, P. M. *Knowledge, Curricula, and Teaching Methods: The Case of India*. Revue Internationale d'éducation de Sèvres, 2014. http://ries.revues.org/3851.

Sengupta, S., and M. K. Jha. "Social Policy, COVID-19 and Impoverished Migrants: Challenges and Prospects in Locked Down India." *International Journal of Community and Social Development* 2, no. 2 (2020): 152–72. https://doi.org/10.1177/2516602 620933715.

Sethi, A. "The Mystery of India's Deadly Exam Scam." *The Guardian*, December 17, 2015. http://www.theguardian.com/world/2015/dec/17/the-mystery-of-indias-deadly-exam-scam.

Sethi, N. "Parliamentary Standing Committee Report on Corruption in the Hospital Has No Foundation: AIIMS." *Business Standard,* June 3, 2016. http://www.business-standard .com/article/current-affairs/parliamentary-panel-report-on-corruption-baseless -aiims-116060300042_1.html.

Shah, A., and S. Shneiderman. "Toward an Anthropology of Affirmative Action." *Focaal* 65 (2013): 3–162.

Shah, A. M. "Job Reservations and Efficiency." *Economic and Political Weekly* 26, no. 29 (1991): 1732–24.

Sharma, D. C. "Rising Violence against Health Workers in India." *The Lancet* 389, no. 10080 (May 5, 2017): 1685. https://doi.org/10.1016/S0140-6736(17)31142-X.

Sharma, D. C. "India Still Struggles with Rural Doctor Shortages." *The Lancet* 386, no. 10011 (2015): 2381–82. https://doi.org/doi: 10.1016/S0140–6736(15)01231-3.

Shaw, G. B. *The Doctor's Dilemma: A Preface on Doctors.* Project Gutenberg, 2009.

Sheikh, K., and A. George, eds. *Health Providers in India: On the Frontlines of Change.* New Delhi: Routledge, 2010.

Sheikh, K., S. Mondal, P. Patanwar, B. Rajkumari, and T. Sundararaman. "What Rural Doctors Want: A Qualitative Study in Chhattisgarh State." *Indian Journal of Medical Ethics* 1, no. 3 (2016): 138–44. https://doi.org/10.20529/IJME.2016.040.

Sheikh, K., and J. Porter. "Disempowered Doctors? A Relational View of Public Health Policy Implementation in Urban India." *Health Policy and Planning* 26 (2011): 83–92. https://doi.org/10.1093/heapol/czqo23.

Sheikh, K., B. Rajkumari, K. Jain, K. Rao, P. Patanwar, G. Gupta, K. R. Antony, and T. Sundararaman. "Location and Vocation: Why Some Government Doctors Stay on in Rural Chhattisgarh." *International Health* 4 (2012): 192–99. https://doi.org/10.1016 /j.inhe.2012.03.004.

Shem, S. *House of God.* London: Black Swan, 1978.

Shetty, D. "Fixing Healthcare." *Seminar,* September 2015. https://www.india-seminar. com/2015/675/675_devi_shetty.htm

Singh, B. [Baldev], ed. *Jawaharlal Nehru on Science and Society: A Collection of His Writings and Speeches.* New Delhi: Nehru Memorial Museum and Library, 1988.

Singh, B. [Brighupati]. *Poverty and the Quest for Life: Spiritual and Material Striving in Rural India.* Chicago: University of Chicago Press, 2015.

Singh, J. "Budget Allocation for Health Less than Half of 12th Plan Promises." *Live Mint,* April 28, 2016. http://www.livemint.com/Politics/BtgaCDbm8HWoAaRojrGfMN/ Budget-allocation-for-health-less-than-half-of-12th-Plan-pro.html.

Sinha, T. *Ek doctor ki maut.* Shemaroo, 1990.

Sood, R., and B. V. Adkoli. "Medical Education in India—Problems and Prospects." *Journal of the Indian Academy of Clinical Medicine* 1, no. 3 (2000): 210–12.

Sood, R., and T. Singh. "Assessment in Medical Education: Evolving Perspectives and Contemporary Trends." *National Medical Journal of India* 25, no. 6 (2012): 357–64.

Sriram, V., R. Baru, and S. Bennett. "Regulating Recognition and Training for New Medical Specialties in India: The Case of Emergency Medicine." *Health Policy and Planning*, July 23, 2018, 1–13. https://doi.org/10.1093/heapol/czy055.

Sriram, V., A. Hyder, and S. Bennett. "The Making of a New Medical Specialty: A Policy Analysis of the Development of Emergency Medicine in India." *International Journal of Health Policy and Management*, July 16, 2018. https://doi.org/10.15171/ijhpm.2018.55.

Sruthijith, K. K. "Delhi's Upscale Hospitals Are Turning Away the Poor in Whose Name They Got Land, Subsidies." *Huffington Post* (blog), September 20, 2015.

Stafford, C. "Numbers and the Natural History of Imagining the Self in Taiwan and China." *Ethnos* 74, no. 1 (2009): 110–26. https://doi.org/10.1080/00141840902751238.

The Statesman. "AIIMS faculty demands drive to fill SC, ST posts," September 15, 2015. http://www.thestatesman.com/news/delhi/aiims-faculty-demands-drive-to-fill-sc-st-posts/96957.html.

Still, C. "'They Have It in Their Stomachs but They Can't Vomit It Up'": Dalits, Reservations, and 'Caste Feeling' in Rural Andhra Pradesh." *Focaal* 65 (2013): 68–79. https://doi.org/10.3167/fcl.2013.650107.

Street, A. "Affective Infrastructure: Hospital Landscapes of Hope and Failure." *Space and Culture* 15, no. 1 (2012): 44–56. https://doi.org/10.1177/1206331211426061.

———. *Biomedicine in an Unstable Place: Infrastructure and Personhood in a Papua New Guinean Hospital*. Durham, NC: Duke University Press, 2014.

Street, A., and S. Coleman. "Introduction: Real and Imagined Spaces." *Space and Culture* 15, no. 1 (2012): 4–17. https://doi.org/10.1177/1206331211421852.

Subramanian, A. "Making Merit: The Indian Institutes of Technology and the Social Life of Caste." *Comparative Studies in Society and History* 57, no. 2 (2015): 291–322. https://doi.org/10.1017/S0010417515000043.

———. *The Caste of Merit: Engineering Education in India*. Cambridge, MA: Harvard University Press, 2019.

Sukumar, N. "Quota's Children: The Perils of Getting Educated." In *Beyond Inclusion: The Practice of Equal Access in Indian Higher Education*, edited by S. Deshpande and U. Zacharias, 205–21. New Delhi: Routledge, 2013.

Sundar, N. "India's Higher Education Troubles." *New York Times*, August 5, 2018, sec. Opinion. https://www.nytimes.com/2018/08/03/opinion/india-higher-education-modi-ambani-rss-trouble.html.

Sundararaman, T., I. Mukhopadhyay, and V. R. Muraleedharan. "No Respite for Public Health." *Economic and Political Weekly* 51, no. 16 (2016).

Szakolczai, A. "Liminality and Experience: Structuring Transitory Situations and Transformative Events." In *Breaking Boundaries: Varieties of Liminality*, edited by A. Horvath, B. Thomassen, and H. Wydra, 11–38. New York: Berghahn, 2015.

Taussig, M. T. "Reification and the Consciousness of the Patient." *Social Science & Medicine. Part B: Medical Anthropology* 14, no. 1 (February 1, 1980): 3–13. https://doi.

org/10.1016/0160-7987(80)90035-6.

Taylor, J. S., and C. Wendland. "The Hidden Curriculum in Medicine's 'Culture of No Culture.'" In *The Hidden Curriculum in Health Professional Education*, edited by F. W. Hafferty and J. F. O'Donnell, 53–62. Lebanon, NH: Dartmouth College Press, 2014.

Tharu, S., M. M. Prasad, R. Pappu, and K. Satyanarayana. "Reservations and the Return to Politics." *Economic and Political Weekly* 42, no. 49 (2007): 39–45.

Thomassen, B. "Thinking with Liminality: To the Boundaries of an Anthropological Concept." In *Breaking Boundaries: Varieties of Liminality*, edited by A. Horvath, B. Thomassen, and H. Wydra, 39–58. New York: Berghahn, 2015.

Times of India. "Tribal Student Hangs Self at AIIMS," March 10, 2012. http://timesof india.indiatimes.com/city/delhi/Tribal-student-at-AIIMS-hangs-self/articleshow /12139294.cms.

Turner, B. S. *Medical Power and Social Knowledge*. London: Sage, 1987.

Turner, S. "The Silenced Assistant: Reflections of Invisible Interpreters and Research Assistants." *Asia Pacific Viewpoint* 51 (2010): 206–19.

Turner, V. *The Forest of Symbols: Aspects of Ndembu Ritual*. Ithaca, NY: Cornell University Press, 1967.

UNFPA. "State of World Population 2017," 2017. https://www.unfpa.org/swop.

Unnikrishnan, M. K., and Sharma, A. "Misplaced Reverence for Super-Specialists Has Led to Lopsided Public Health Priorities in India." *Economic and Political Weekly* 53, no. 44 (November 3, 2018). https://www.epw.in/engage/article/misplaced-reverence-for-super-specialists-has-led-to-lop-sided-public-health-priorities-in-india.

Unnikrishnan, V. "AIIMS Director Mishra in Trouble: RS MPs Seek Privilege Motion." *Catch News*, August 3, 2016. http://www.catchnews.com/health-news/aiims-director-misra-in-trouble-rs-mps-seek-privilege-motion-1470225969.html/fullview.

van Gennep, A. *The Rites of Passage*. Translated by M. B. Vizedom and G. L. Caffee. Chicago: University of Chicago Press, 1961.

Van Hollen, C. *Birth on the Threshold: Childbirth and Modernity in South India*. Berkeley: University of California Press, 2003.

Varma, P. *The Great Indian Middle Class*. New Delhi: Penguin, 2007.

Venkatesan, V. "The Dynamics of Medicos' Anti-Reservation Protests of 2006." In *Health Providers in India: On the Frontlines of Change*, edited by K. Sheikh and A. George, 142–57. New Delhi: Routledge, 2010.

Weber, M. *Economy and Society: An Outline of Interpretive Sociology*. Berkeley: University of California Press, 1978.

Weisz, G. *Divide and Conquer: A Comparative History of Medical Specialization*. Oxford: Oxford University Press, 2005.

Wendland, C. L. *A Heart for the Work: Journeys Through an African Medical School*. Chicago: University of Chicago Press, 2010.

Wilce, J. M. "Medical Discourse." *Annual Review of Anthropology* 38 (2009): 199–215.

https://doi.org/10.1146/annurev-anthro-091908-164450.

Wilkinson, R., and K. Pickett. *The Spirit Level: Why Equality Is Better for Everyone*. Penguin Sociology. London: Penguin Books, 2010.

Wilson, C. "The Social Transformation of the Medical Profession in Urban Kerala: Doctors, Social Mobility and the Middle Classes." In *Being Middle Class in India: A Way of Life*, edited by H. Donner, 139–61. Abingdon, UK: Routledge, 2011.

Wind, G. "Negotiated Interactive Observation: Doing Fieldwork in Hospital Settings." *Anthropology and Medicine* 15, no. 2 (2008): 79–89. https://doi.org/10.1080/13648470802127098.

The Wire. "After 3-Year Delay, Government Releases Farmer Suicide Data." *The Wire*, November 8, 2019. https://thewire.in/agriculture/farmer-suicides-data.

Wool, Z. "What I Wish I Knew about Anthropology and Disability: Notes toward a More Enabling Anthropology." *Anthro{dendum}* (blog), January 10, 2018. https://anthrodendum.org/2018/01/10/what-i-wish-i-knew-about-anthropology-and-disability-notes-toward-a-more-enabling-anthropology/.

Wright, S., ed. *Anthropology of Organizations*. London: Routledge, 1994.

Zacharias, U. "To Race with the Able? Soft Skills and the Psychologisation of Marginality." In *Beyond Inclusion: The Practice of Equal Access in Indian Higher Education*, edited by S. Deshpande and U. Zacharias, 289–327. Routledge: New Delhi, 2013.

Zaman, S. *Broken Limbs, Broken Lives: Ethnography of a Hospital Ward in Bangladesh*. Amsterdam: Het Spinhuis, 2005.

———. "Poverty and Violence, Frustration and Inventiveness: Hospital Ward Life in Bangladesh." *Social Science & Medicine* 59, no. 10 (2004): 2025–36. https://doi.org/10.1016/j.socscimed.2004.03.007.

"薄荷实验"是华东师范大学出版社旗下的社科学术出版品牌，主张"像土著一样思考"（Think as the Natives），以期更好地理解自我、他人与世界。该品牌聚焦于社会学、人类学方向，探索这个时代面临的重要议题。相信一个好的故事可以更加深刻地改变现实，为此，我们无限唤醒民族志的魔力。

《香港重庆大厦:世界中心的边缘地带》

麦高登 著　杨玚 译

《特权:圣保罗中学精英教育的幕后》

西莫斯·可汗 著　蔡寒韫 译

《音乐神童加工厂》

伊莎贝拉·瓦格纳 著　黄炎宁 译

《学以为己：传统中国的教育》

李弘祺 著

《乳房：一段自然与非自然的历史》

弗洛伦斯·威廉姆斯 著　庄安祺 译

《美丽的标价：模特行业的规则》

阿什利·米尔斯 著　张皓 译

《喂养中国小皇帝：儿童、食品与社会变迁》

景军 主编　钱霖亮、李胜等 译

《给无价的孩子定价：变迁中的儿童社会价值》

维维安娜·泽利泽 著　王水雄等 译

《唐人街：镀金的避难所、民族城邦和全球文化流散地》

王保华、陈志明 主编　张倍瑜 译

《捡垃圾的人类学家：纽约清洁工纪实》

罗宾·内葛 著　张弼衍 译

《人行道王国》

米切尔·邓奈尔 著 马景超、王一凡、刘冉 译

《清算：华尔街的日常生活》

何柔宛 著 瞿宇航等 译

《看上去很美：整形美容手术在中国》

文华 著 刘月 译

《找工作：关系人与职业生涯的研究》

马克·格兰诺维特 著 张文宏 译

《道德与市场：美国人寿保险的发展》

维维安娜·泽利泽 著 姚泽麟等 译

《末日松茸：资本主义废墟上的生活可能》

罗安清 著 张晓佳 译

《母乳与牛奶：近代中国母亲角色的重塑（1895–1937）》

卢淑樱 著

《病毒博物馆：中国观鸟者、病毒猎人和生命边界上的健康哨兵》

弗雷德雷克·凯克 著 钱楚 译

《感情研究指南：情感史的框架》

威廉·雷迪 著 周娜 译

《培养好孩子：道德与儿童发展》

许晶 著 祝宇清译

《拯救婴儿？新生儿基因筛查之谜》

斯蒂芬·蒂默曼斯、玛拉·布赫宾德 著 高璐 译

《金钱的社会意义：私房钱、工资、救济金等货币》

维维安娜·泽利泽 著 姚泽麟等 译

《成为三文鱼：水产养殖与鱼的驯养》

玛丽安娜·伊丽莎白·利恩 著 张雯 译

《生命使用手册》

迪杰·法桑 著 边和 译

《不安之街：财富的焦虑》

瑞秋·谢尔曼 著 黄炎宁 译

《寻找门卫：一个隐蔽的社交世界》

彼得·比尔曼 著 王佳鹏 译

《依海之人：马达加斯加的维佐人，一本横跨南岛与
非洲的民族志》

丽塔·阿斯图蒂 著 宋祺 译

《风险的接受：社会科学的视角》

玛丽·道格拉斯 著 熊畅 译

《人类学家如何写作：民族志阅读指南》

帕洛玛·盖伊·布拉斯科、胡安·瓦德尔 著 刘月 译

《亲密的分离：当代日本的独立浪漫史》

艾莉森·阿列克西 著 徐翔宁、彭馨妍 译

《亨丽埃塔与那场将人类学送上审判席的谋杀案》

吉尔·施梅勒 著 黄若婷 译

《实验室生活：科学事实的建构过程》

布鲁诺·拉图尔、史蒂夫·伍尔加 著 修丁 译

《德国电梯社会：一个欧洲心脏地区的危机》

奥利弗·纳赫特威 著 黄琬 译

《封面之下：一本小说的创作、生产与接受》

克莱顿·柴尔德斯 著 张志强、王翡 译

《离开学术界：实用指南》

克里斯托弗·卡特林 著 何啸风 译

《影子母亲》

卡梅隆·林·麦克唐纳 著 杨可 译

《诊所在别处》

托德·迈耶斯 著 姚雨萌 译

《特殊待遇：来自亚洲一流医院的医学生》

安娜·鲁多克 著 于茗骞 译

○ 薄荷实验·中文原创

《生熟有道：普洱茶的山林、市井和江湖》

张静红 著

《过渡劳动：平台经济下的外卖骑手》

孙萍 著

《薄暮时分：在养老院做田野》

吴心越 著